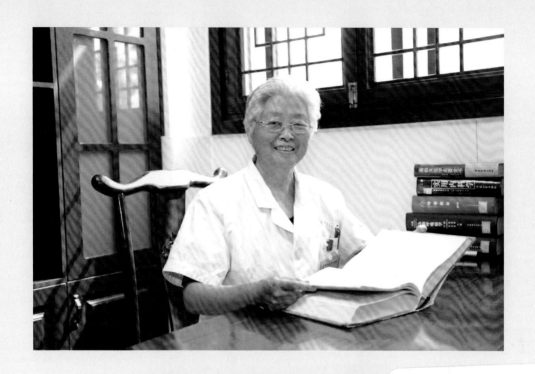

U0148314

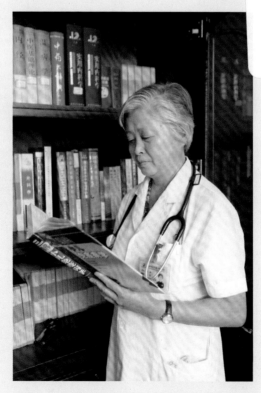

求真尚美 励志笃行

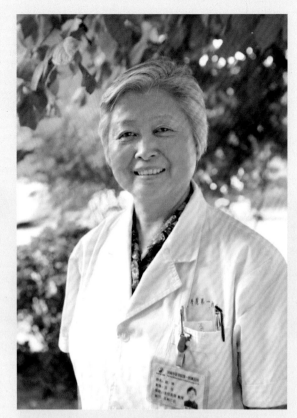

初心如磐　奋楫致远

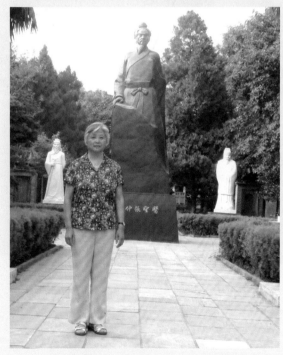

拜医圣仲景　感恩天地　仁心常怀

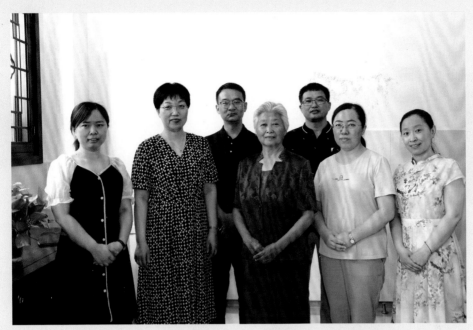

桃李不言　下自成蹊

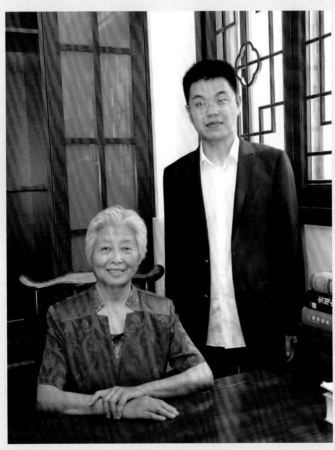

一脉相承　薪火相传

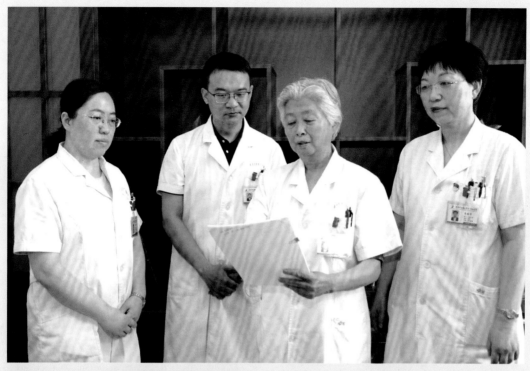

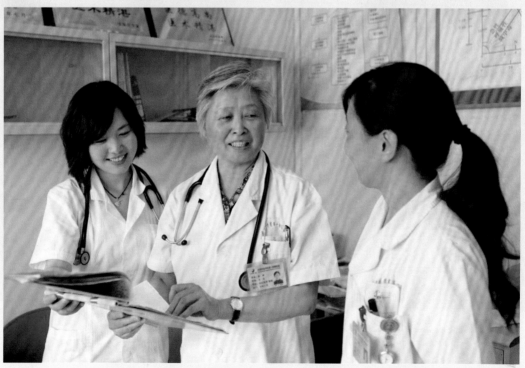

严慈相济 教学相长

赵坤疑难危重病症验案集

主编 赵坤 李刚

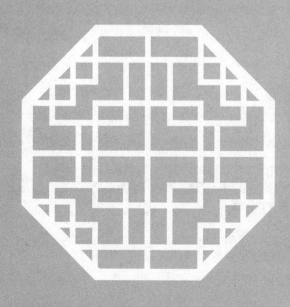

河南科学技术出版社
·郑州·

图书在版编目（CIP）数据

赵坤疑难危重病症验案集 / 赵坤，李刚主编. —郑州：河南科学技术出版社，2023.1

ISBN 978-7-5725-0860-8

Ⅰ.①赵… Ⅱ.①赵… ②李… Ⅲ.①疑难病–中医临床–经验–中国–现代 Ⅳ.①R249.7

中国版本图书馆CIP数据核字（2022）第220999号

出版发行：河南科学技术出版社

　　地址：郑州市郑东新区祥盛街 27 号　　邮编：450016

　　电话：（0371）65788613　65788625

　　网址：www.hnstp.cn

策划编辑：武丹丹

责任编辑：王婷婷

责任校对：臧明慧

封面设计：张　伟

责任印制：张艳芳

印　　刷：河南省环发印务有限公司

经　　销：全国新华书店

开　　本：787mm×1 092mm　1/16　印张：19.5　字数：373 千字　插页：36

版　　次：2023 年 1 月第 1 版　　2023 年 1 月第 1 次印刷

定　　价：108.00 元

本书编委会

主　编　赵　坤　李　刚
副主编　张　岩　郭彦荣
编　委　陈小松　王　丛　于素平

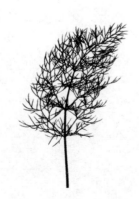

赵坤，女，教授，主任医师，博士生导师，中医药传承博士后导师。现任河南中医药大学第一附属医院、河南省中西医结合儿童医院呼吸心血管病区名誉主任。第六批全国老中医药专家学术经验继承工作指导老师，全国名老中医药专家赵坤传承工作室建设项目指导老师，河南省名中医，河南省优秀专家，中国中医药高等教育学会儿科分会理事，河南省健康管理学会儿童分会副主任委员。

　　出身于中医世家，从事中医儿科临床教研40余年，擅长应用中医或中西医结合方法治疗儿童呼吸系统疾病、重症感染性疾病及急危重症，尤其对大叶性肺炎、肺脓肿、闭塞性细支气管炎、难治性哮喘等疾病具有独到的见解，创制"金苇肺热清""温肺化痰饮"等多种院内制剂，产生较大的社会反响。

　　李刚，男，硕士研究生，河南省儿童医院主治医师。工作期间荣获"郑州市技术标兵"称号，先后发表学术论文7篇。

夫医者，性命之学也；性命者，至精至贵者也。故医学，非才思聪慧者不可为之，非德厚心慈者亦不可为之。裘法祖先生有言："德不近佛者不可为医，才不近仙者不可为医。" 其实古人早有此说。明代医家裴一中《裴子言医·序》云："学不贯今古，识不通天人，才不近仙，心不近佛者，宁耕田织布取衣食耳，断不可作医以误世！"此语似乎苛刻，然颇值我侪杏林中人深思。医者仁术也。既择此神圣之职业，则须有悬壶济世之情怀，当不懈追求佛心仙技之境界，而终生笃行之。

　　夫文以载道，著书立说，乃安身立命之事。古人治学，谨之慎之，犹恐不及；观夫今之医书，可谓汗牛充栋，而因名利而为者，数不胜数，后学之人，多受其害。呜呼！世道急功近利，医风日下，医之初衷远矣。

　　赵坤教授，生于中医世家，自幼好学，其父业医，德厚业精，为中原名医。赵坤自幼目睹病患之疾苦，遂发怜悯之心，立志学医；追入医门，手不释卷，崇尚经典，尤嗜《黄帝内经》《伤寒杂病论》之学。其为医，至精至微，善取百家之长，不管长幼，无论中西；其为人，至诚至善，常资困厄之家，无欲无求，一心赴救。

　　明代大医张景岳于《景岳全书·小儿则总论》云："小儿之病，古人谓之哑科，以其言语不能通，病情不易测。故曰：宁治十男子，莫治一妇人；宁治十妇人，莫治一小儿。此甚言小儿之难也。"儿科之疾，其病急，其传变也速，治之尤为棘手。观今之用寒凉药盛行，害人匪浅，医者杀人而不自知，何其悲哉！小儿与成人体质本不同矣，矧夫幼儿身系一家之安危也。赵坤教授深研幼科，穷究其理，临证四十余载，用药多有桴鼓之效，声名远播，慕名求学者络绎不绝。然未有医著问世，实乃憾事。求者渐多，因其谦逊，尤恐其术不精，贻误后人，迟迟未有动笔。众人再三征询，遂录其所得、所感、所悟，历时五载，数易其稿，方成此书。名之曰《赵坤疑难危重病症验案集》。

今书稿一出，幸而阅之，不禁耳目一新。余所见儿科书籍，每每以病相论，多有相类；该书系经验辑录，专攻幼科，理贯中西，精论肺疾，旁及杂病，尤重急危重症之救治。是书共三章，医贵明理，理为先，置于首，此其一；案以载道，道者理也，案者尽详，复其初貌，以供考究，此其二；肺疾之外，录以杂病，病虽杂而方有验，此其三。华豫之地有此良医，实为小儿之幸，医道之复兴有望矣。

南宋学者史崧在《灵枢》序中有言："夫为医者，在读医书耳，读而不能为医者有矣，未有不读而能为医者也。不读医书，又非世业，杀人尤毒于梃刃。是故古人有言曰：为人子而不读医书，犹为不孝也。"赵坤教授乃为不知疲倦、勤奋苦读之人，之所以能完成《赵坤疑难危重病症验案集》此部佳作，除其四十余

2

年临证经验之积淀外，与其敏而好学、勤奋读书息息相关也。仅观其于该书中所引用之一百余部古籍内容，则可知其读书之多矣。此乃根本之学术也，正因其有志于根本学术，方能耐得寂寞，成就学业。于当今浮躁之世界，此等精神乃何其珍贵耳！

时值仲春之际，鸟语声声，惠风阵阵。此书付梓，必将为杏林百花园壮色也。承蒙赵坤教授不弃，嘱写序言，特为数语，欣然以赞其成。姑且充其序。

许敬生

2022年3月于郑州金水河畔问学斋

注：许敬生，著名中医药文化专家，河南中医药大学教授，中华中医药学会医古文研究分会原主任委员（现为名誉主任），全国"医古文资深名师"。现任世界中医药联合会儒医文化研究会副会长、河南省儒医文化研究会会长等多种学术职务。

前言

　　作为一名普通医务工作者，在退休之际，能将自己在临床中浅薄的认识供大家参考借鉴，我感到十分荣幸。书中主要介绍自己40余年的临床实践经验，并经过不断地归纳、总结、验证，整理而成。

　　在我从医的前30多年，工作重心在病房，临床中多采用中西并用的综合治疗。中西医各有优势，其治疗理念是有别的。在长期的临床实践过程中，我对现代医学的优势及不足有了进一步的认识，在诊疗中务求做出一个相对理性而客观的抉择。近10年来，虽门诊病房兼顾，但工作重心逐渐转移至门诊，遇到棘手的问题更多地去寻求中医的办法解决，并取得了较好的疗效，这更加坚定我对中医的信心。

　　5年时间独立思考，系统总结临床所得，深感中医之博大精深，起初通过学生收集病例保留这部分经验，以便教学及学术交流。然在临床诊疗中，常常会有人问及有无专著以供学习，我初不在意，随着问及的人越来越多，学生也多次催促，便决定整理经验，计划用一到两年的时间完成。在写作过程中，自感知识浅薄，发现诸多不足，故花加倍的时间重新学习经典，但初稿不尽如人意，吾深知学术的严谨性，故暂搁置下来。经过后来临床实践中的不断修正，从构思到编写完成，前后历时5年，而成今之初貌。

　　中医医论为中医学之基石，也是对临床实践的系统归纳总结，具有指导性意义。本书第一章"读经典 悟心得"为理论部分，从宏观角度认识客观世界，包括传统文化、中医对疾病的认识、天人合一等方面，进而从整体把握疾病发生、发展、演变的规律。

本书的第二章"典型病例分析"是医案，这些医案全部来源于自己亲身诊治的病例，书中收集详细数据，并附以图片。相对于理论而言，医案是客观事实的体现，更具有现实意义。在众多中医类书籍中，医案类占据很大一部分，因中医诊疗有很大的灵活性，故其理论也有不统一性，如同一个疾病不同的流派用不同的理论去解释。随着实践的深入，旧的理论将不断地被新的理论取代，不停地处于否定之否定的状态。医案作为对病例的真实记载，是一种客观事实，在启迪后学中起重要作用，无论社会如何发展永远不过时。客观真实的医案是临床第一手资料。因而医案部分是本书的重点，医案下附按语以供参考。

本书的第三章"内科、儿科杂症经验总结"，是由我的学生陈小松、陈天翼（博士）、李芸、李刚、韩玉霞、彭田芳、刘晓静、王丛、王诗媛、于素平（博士）等研究生在跟随我及我的父亲（全国名老中医赵时雨老先生）临证时所写的跟师体会，录于此以供大家参考。

本书并未沿袭以往按病归类的格式，而是重点突出肺系疾病及急危重症的诊治，积极倡导中医参与儿科危重症的治疗。中医能很大程度地提高急危重症儿童的生存率，改变人们对中医仅限于治疗慢性病及体质调理的认知。杂病部分重点论述临床切实有效的验方，以期造福患者。

由于时间仓促，书中有不尽完善之处，有待以后同道斧正。倘该书对大家有所帮助，接下来会继续完善，再续出版。同时衷心感谢给予该书支持的同道，特别感谢许敬生老师百忙之中对本书的详尽指导，感谢出版社及各位同道提出的宝贵意见，感谢诸位学生在本书编写过程中的默默付出。

赵　坤

目录

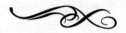

第一章

读经典

悟心得

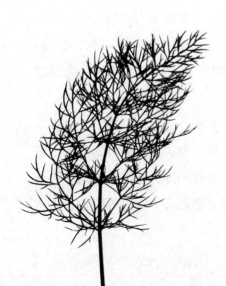

一、医之复兴始于文化

文化是一个国家、民族长久以来形成的一种生活方式、价值取向。它反映出一个民族的特性，带有一个时代、一个民族的印记，并深深影响人们处世的思维方式。一个国家的主流文化决定着一个国家的走向，而在我国历史长河中的主流文化便是以儒家思想为核心的传统文化。

文化也会伴随着时代与社会的变迁发生相应的变化。这种变化一种是内部的改革，一种是外部的影响，如西方文明传入我国的先导就是来华传教士对西方世界价值观的输入。且主流文化的影响及改变都是一个缓慢的过程。

西汉之后确立儒家思想的正统地位，并延续数千年。儒家思想注重人格道德修养、和谐共生的理念，古人概括为中庸思想，即主张为人处世不偏不倚，无过无不及。中医也主张"和"的思想，注重整体观念，以"和谐共生"为其生存之道，并以此去探寻生命的真谛，进而总结出自身生存、处世的法则。

生存是任何一种文明都避不开的话题。从某种程度而言，中医是伴随着传统文明出现的，诸多神话传说中均有体现。从神话的角度认识生命的起源，从天文学说认识阴阳五行，从象形文字的出现到中医的象思维，这都是受传统文化影响，国人特有的、原始的一种思维方式。

文化正如一个民族的血脉，体现着国家和民族的灵魂。传统文化虽然形式各样，但有其共性，中国功夫、国画与中医都是中国传统文化的重要载体，体现着传统文化的精神及精髓，与西方主流文化有着明显的区别。我国的太极拳与西方的拳击、格斗是中西方文化不同特点的一个重要体现，太极拳以顺势、借力、以柔克刚为其主要特点，避免直接对抗，而拳击、格斗更侧重于力量的对抗；在绘画方面，西方画详写实，重细节，国画则重意象，强调整体观；在医学方面，西方医学更多属于一种对抗医学，而中医重在调，顺势而为，以"平衡"为其准则。以上现象的差异均有其深刻的文化根源。

作为传统文化的一部分，中医不仅仅是一门技术，也是一门艺术，具有双重属性。技术指生产生活方面的经验、知识、技巧的总称，主要通过学习实践获得，侧重于实践及实用性，属于形而下。艺术是用具体的形式来表达人内心的情感及诉求，是一种严密的思维过程，需要深厚的文化积淀及人文修养，也是生活阅历的一种体现，属于形而上。不同民族生活于不同的文化背景之中，逐渐形成其独特的生活观念及思维方式。任何一种理论、学术思想的产生与发展亦受其文化背景的影响，不同的文化也会产生与之相适应的文明。医学的最终目的是解决人类的病痛，东西方医学因具有不同的文化背景，其看问题的角度、思维方式亦不相同。中医根植于中国的传统文化，并深受其影响，处处体现着传统文化的精髓，它以独特的视角看待事物和现象，有自己的灵魂。

中医的复兴在某种程度上与中国传统文化的复兴密切相关。任何一门技艺离开其赖以生存的土壤，都很难生存发展，正如我们学习某种语言一样，首先要了解其文化背景及相关知识，否则很难学到其精髓。文化对一个人的影响不仅仅表现在学识方面，还包括生活、思想的方方面面，是一种耳濡目染、潜移默化的影响。中医药文化进课堂、国外孔子学院的建立，意在复兴中国的传统文化，提升民族自信心、凝聚力。

我们处于传统文明与现代文明剧烈碰撞的时代，不可否认的一点是，一些优秀的传统文化与我们渐行渐远，不久的将来可能成为一种符号，最终被淹没在历史的长河中。但真正优秀的事物是经得起时间检验的，能流传下来的都会承载着某种东西，因而具有强大的生命力。我们数年内就能培养出优秀的西医临床医师，而培养一名优秀的中医师则需要20年甚至更长的时间，以致有人不禁感叹，失去了适合中医发展的土壤及合乎天地之道的思维方式，中医如何传承发展？因此，只有建立独特又强大的民族自信，方能在物欲横流的社会中不迷失，文化有自信，民族有希望。

二、人本质的认识

在希腊德尔菲神庙入口处有一段被风雨侵蚀两千多年的碑铭：认识你自己。纵使在科技高度发达的今天，我们对人本质的认识仍然充满无数未知。现代医学认为，人是由精子与卵子结合的受精卵发展而来，并逐渐形成拥有多系统的独立个体，受基因调控的一种精密生物。然而对于父母而言，尽管子女来源于同样的基因，但差别却很大，甚至样貌、性格截然不同，即便是孪生兄弟姐妹，随着时间的推移，彼此间的差异也愈发明显。因为总有一些未知的因素参与生命的进程。作为中国的传统医学，中医是怎么看待人的呢？《黄帝内经》（以下简称《内经》）云："天地合气，命之曰人。"认为人是天地之气结合的产物，是一种能量的集合体，这种能量包括三个方面：一是天地赋予的，二是父母赋予的，三是自己所获得的。精卵结合即阴阳二气的交感，精子和卵子都是富有生机的，精子乃阳多而阴少，卵子为阴多而阳少，二者交合，化育乃生。

中医是一门实践医学，深受传统文化的影响，医易同源，易乃大道，揭示万物的基本运行规律，人于天地万物之间，必然受其影响。在20世纪初，基因不为人所知，但它是客观存在的，聪明的父母也有愚笨的孩子，愚笨的父母同样也可能生出聪明的孩子，可见单一的遗传不可能完全解释这种现象。而中医将人纳入一个巨大的时空观中，时空能左右自然界的物候及其他自然现象，对人体的影响同样不可忽视，中医之五运六气便是对时空观最好的阐释。人在出生之初就已经被赋予了某种能量与信息，并伴随人的一生。

人自出生以后便开始独立适应社会的过程，这也是脏器逐渐发育成熟的过程，通过个体的活动来维持能量的收支平衡，并在此基础上形成一种较为固定的体质。中医认为人处于不同年龄阶段，具有不同的特点，如儿童时期容易受到惊吓，为胆气未壮的表现；梦游等为魂气未成，成而未藏。现代医学重视人体的形体结构及理化特性，即有形的部分，通过检查人体并予以治疗，力图使其指标趋同于一个基本区间。中医所说之人是物质和功能的系统综合体，以五脏为中心，五脏居于内，为机体运转的核心脏器。六腑者，负责人体能量的转化，从口腔到肛门，是人体能量转化的一个通道，人体通过六腑的受纳功能摄入能量。五脏六腑通过经络与人体各部联系在一起，并通过气与人体各部进行沟通联系。人的身体受神、气的支配，离开神，人体只是一个空壳，故形与神不可分离。人体功能的发挥为气的表现形式，气聚则人（神）聚，气散则神散。人体本质亦是一团气，这种气循着人体的经络，并按照一定的规律运行，经络不仅是气血运行的通道，同时也是能量和信息出入的通路。

健康的人体是形神相合的统一体，并在动态之中维持机体能量的平衡。就人体自身而言，脏腑间各有五行属性，在相互资生、依存、制约的条件下实现全身功能的平衡，通过皮毛感知外界，加强信息、能量的沟通交流，并实现内外气机的升降平衡。人体自身为一个完备的系统，对人体内部的能量做出精准的调配，以应对各种变化，并依据人体的需要来调整人体气血能量的分布，以对抗外来疾病的侵袭。人体自身正气是其抗邪的主要力量，而中医就是引导其正气复归于常。

人体的能量分布应为下实而上虚，内实而外虚。清阳发于上，浊阴走于下，头面和四肢均为人体的清窍，故为清阳之气所行，肾精充足，肾气鼓动，气化有权，脏腑阴精充足，自内而外达。然而小儿体质比较特殊，刚出生时，上部量大于下部量，心肝有余，肾常虚，小儿这种固有的体质决定了其上实下虚的病理特点。此外，老年人亦出现下虚上实的症状，与小儿病机相类，乃下元不固故也。

在众多科学领域中，人体生命科学是一门古老而又深奥的科学，之所以说古老，是因为自从人类诞生以来就开始研究它，但至今仍没有明白人从何处而来，又要到何处去，死亡的本质又是什么。即便是高度发达的现代科学，仍没有给出一个完美的解释。而中医作为传统文化的一部分，以其独特的思维方式去感知世界，对人体生命科学的认知具有独创性，值得我们去认识、发掘。

三、人法自然

纵观宇宙万物，都有其恒定不变的规律，即所谓道。推而广之，任何事物又有其自身的规律。20世纪40年代，人们开始提出生物全息理论，认为宇宙是不可分割的、各部之间紧密联系的整体，其中任何一个部分都包含着整体的信息，而克隆技术的成功也反证了该理论的真实性、可行性。这一理论的提出与中医学理论体系不谋而合，如中医的切脉、耳穴等。人体亦为一小宇宙，是一个相对独立的系统，且该系统是开放的，并时刻与自然界进行物质与能量的交换。人是自然大系统的一部分，是系统中的系统，因此它不可能离开自然而存在。

人们通过对自然现象的观察及想象，推知视野之外的世界，并以此认识、总结自然规律；中医对人体的认识，仍遵循系统学理论，采用黑洞理论效应，从整体上、功能表现上去推知人体内部脏腑的结构、气血运行的变化，而不破坏人体的整体系统。从认识来源而言，二者保持高度一致。依据系统论的观点，人效法天地，人生活在这种环境之中，要遵循并顺应其规律，同时人体的调摄及用药也要参照其规律，宇宙大人体，人体小宇宙，通过对人体，甚至人体某一结构的观察，亦能在一定程度上推理出自然界的变化。

《素问·宝命全形论》曰："天覆地载，万物悉备，莫贵于人，人以天地之气生，四时之法成。"人由自然而生，与其他事物相比，人得天地之全性，余物则得天地之偏性。任何事物都有其相对恒定的特性，人之形态结构亦与自然相应。西汉·刘安《淮南子·天文训》云："孔窍肢体，皆通于天。天有九重，人亦有九窍；天有四时以制十二月，人亦有四肢以使十二节；天有十二月以制三百六十日，人亦有十二肢以使三百六十节。"这些相应关系，体现了天人相应的特点。

自然对人的影响主要通过两种形式：一种是气的形式，通过六气影响机体，风寒暑湿燥火，对人体产生不同的影响。另一种是通过饮食物，天食人以五气，即自然界的各种气候变化，参与人体内外环境的沟通；地食人以五味，一方水土养一方人。由于不同人具有不同的体质特点，区域间具有不同的作物，因此形成了不同的饮食结构。而人生活的区域和气候不同，则通过不同的肤色、秉性表现出来，如非洲的黑种人、欧洲的白种人、亚洲的黄种人，西北人多粗犷、中原人多沉稳、江南人多婉约，无不体现出自然对人的影响。这种现象在动物界和植物界也有深刻的烙印，如很多动物长期生活在某种环境中，与周围环境相融合。中药历来讲究道地药材，同一种植物在不同季节、气候生长，其所含的有效成分也是不同的，因其所秉受天地之气不同。

自然是一个有机的整体，并有一个完整而独立的生态系统，通过自然界中各物种间相生相克的关系，推动万事万物的运动变化，使生态系统形成一个完整的生物链，如环无端，周而复始。人体是各种菌群的共生体，也是载体，各种菌群维持一种动态的平衡协调。体内各种菌群的和谐平衡，是人体健康的一个重要前提，一旦这种平衡被打破，便会导致疾病的发生。基于此，微生态疗法已被证实有确切疗效，且备受欢迎。

人作为万物之灵，在运用自身智慧创造并享受现代文明的同时，也在逐渐丧失一些与生俱来的东西及能力。思考不可见及预知未知世界是重要的原始能力，剧烈的自然灾害发生之前多是有预兆的，动物大多能感知诸如地震、海啸等自然灾害，而人却茫然不知，即便有先进的仪器也不一定能够达到动物预知的精准性。又如冬眠的动物到惊蛰那一天，多会从沉睡中苏醒。人则是通过观察，制定出二十四节气，来提醒自己适时从事农事活动。可以想象在远古时期，我们的祖先以天为盖、以地为席，对自然的感知可能要远远高于现在。古老而又传统的农耕文化似乎与我们渐行渐远，人与自然朴素的关系亦渐疏远。

人秉先天之气而生，形成一身之气即本气，并时刻受到自然之气的影响。中医学以其独特的智慧，处理天人相应的关系，最终达到一种天人合一、动态平衡的状态。天地之道规定着万事万物的运行方向，人体之气血运行亦遵循之。宇宙场对人体的影响是无时无刻不在的，人体的复杂性单用医学是不能完全解释的，如砒霜（三氧化二砷）是剧毒药，但能治疗白血病，诸如此类，值得我们深思。

四、医法自然

北京同仁堂名医馆馆长关庆维曾讲：中医是"生命医学"，西医是"生物医学"，同时中医又是高纬度的"象医学"。医学最早的起源便是对自然的观察。《素问·举痛论》曰："善言天者，必有验于人。"取类比象是常用的归纳自然规律的方法，中医学属于哲学思维体系。

中医从全方位看待自然，中医的研究对象不仅仅是人体自身，而是将人放在大自然及客观的系统之中去研究。首先，五运六气对地球环境产生影响，即对整个自然界都产生影响，当然人也不能例外；其次，四季更替主要是对自然界六气的影响，司天和在泉亦对人体产生影响，这都是中医在治疗疾病时要考虑的大前提。人体自身的体质和禀赋，对人体的影响尤为重要，同时应重视人体自身体质的差异性。

中医是一种用辩证的哲学观来讲述生命活动的现象，认为一切生命现象都是以气为基础，气聚则人生，气散则人亡。气者，行则健，滞则病，停则死。气者，属阳而主动。正如李可老中医所说：凡一处阳气不到便是病。中医认为人体元阳藏之于肾。肾者，水脏也，居于脾土之下，为人体阳气之根。人体阳气之本在于肾而非心，机体动能在中下焦，上焦之热多为标热、虚热，这就不难理解扶阳理论普遍盛行的原因了。古人云"万病不治，求之于肾"，"求之于肾"就是救阳气。

人体是阴阳的结合体，平衡是机体的常态，能量的收支也要平衡。白天人体处于补充能量的过程，夜间阳气缓缓释放，以促进整个人体的生长。地壳之下的阳气如同人体的元气，需要一个缓慢储存的过程，储存的多少与地壳的状态有关，比之于人，则与人体脾胃功能有关。正如自然中沙漠地区物质的比热容较小，所以阳气储存也较少。人体依靠水来涵养能量，水分的多少取决于机体状态，而地面上的生物（相当于人体之肝木）也是"能量储存"的一种主要方式，是气机沟通的一个桥梁。

人体阳气的运行与自然界阳气的运行相应。自然之中，阳气的运动周期主要分为两种形式：一种是以年为周期，如四季以春生、夏长、秋收、冬藏为四时特点，古人在此基础上制定二十四节气以指导农事活动，通过物候的变化推知自然阳气的运动变化。人于自然之中，四时之内，无时无刻不受时令的影响，并在不同季节可能罹患不同的时令病，如春多风温、夏多暑温……皆与体内阳气的升发、变动有关。另一种则是以日为周期，昼夜的更替代表着一天中阳气的升、降、出、入，人体以应之。如《素问·生气通天论》曰："阳气者，一日而主外，平旦人气生，日中而阳气隆，日西而阳气已虚，气门乃闭。" 描述一天中人体阳气的运动变化，人体的寤寐状态便与阳气的出入密切相关。这两个周期不是孤立的，而是相互交织共同进行的，年周期决定阳气升、降、浮、沉的深度，日周期则是在年周期基础上，阳气相对稳定层面上往返出入，因而中医治病要因时制宜，顺时而为，顺时而动，以顺应自然之气运行的规律。

一个人的体质在一定时期内是稳定的，意味着自身所携带的能量相对稳定。随着外部环境的变化，其分布部位有所不同，如夜卧血归于肝，外邪袭表，正气（即人体之气血）鼓动于外抗邪，故可见浮脉，这些均是机体的自我调节机制。谚语说："冬吃萝卜夏吃姜。"因冬天毛孔闭塞，阳气藏于内，中阳相对较足，而夏天阳气外越，中阳相对处于不足的状态，内寒外热，所以夏秋季节常发消化不良、腹泻腹痛等胃肠道疾病。生姜性热，是补阳气的好食材。因而从能量角度而言，中医治疗疾病，补其虚，疏其滞，调其分布。

地球外界有一个大气层，对地球起到保护作用，如果外界太空能量强，地球自身能量弱，气候就会发生异常变化，从而导致自然灾害的发生，五运六气便是基于此推知气候的变化。无论是人体对于地球还是地球对于宇宙，本气自虚则病，万事万物皆如此，本气一定要强于客气，否则可能导致疾病或灾害的发生。

五、物质能量交换

世界上的万事万物都是相互联系的，这种联系不仅体现在人与人之间，亦体现在整个自然、社会及宇宙间。宇宙间各星球所处的位置不同，相互间产生的作用力也不同，并对地球环境产生影响。就地球而言，其通过引力等的作用维系着整个大气层，即万有引力作用。同样，人也维系着自身周围的气场，俗话说"人活一口气"，最基本的维系没了，人的生命也随之结束。人生活在天地之间，无时无刻不在与自然进行着物质、能量及信息的交换，其中物质是有形的，能量介于有形和无形之间，信息则是无形的，只有这种交换畅通无阻，人与自然才能共生共存。运气学说的客观依据就是各星球的活动轨迹对地球环境的影响。

世界是唯物的，但限于现有的科学技术水平，有些事物并没有被人们认识，除目前所熟知的三维空间外，还有不为人知的多维空间，而世界的物质性不仅包括有形可见的物质，也包括肉眼所看不到的物质，如电子流、离子流、量子等。中国工程院院士樊代明曾指出：不恒定就看不到，看不到就等于没有吗？就像没发明显微镜时看不到细胞，但能说没有细胞吗？正如老子《道德经》所言："道可道，非常道。名可名，非常名。"此皆是将人与整个自然纳入考量的范畴，因而有些问题即便不能用现代科技解释，我们也不要轻易去否定它。如声音，太小的声音我们听不到，同样，超声波我们也听不到。人体无时无刻不与自然相通，时时刻刻都受到来自外界的影响，自然界的六气不仅仅代表着寒热温凉的特性，同时也是能量的一种外在表现。

人体自身也是一个能量的集合体，通过九窍、皮毛、腠理等途径进行着与外界能量及信息的交换。人立于天地之间，上接于天，下通于地，通过呼吸运动，与天进行清浊之气的交换；通过饮食消化，与地进行物质交换。《素问·六节藏象论》曰："天食人以五气，地食人以五味。"不同物质有不同的能量，各种食物也不例外，素食动物及肉食动物都携带不同的偏性，食肉过多则性情多彪悍，食素过多性情多温和。《庄子·内篇·齐物论》曰："天地与我并生，而万物与我为一。"因而不同食物进入人体后进行着不同的能量转化，进而对人体产生影响。

六、中医之动态平衡观

《素问·六微旨大论》曰："出入废，则神机化灭；升降息，则气立孤危。故非出入，则无以生、长、壮、老、已；非升降，则无以生、长、化、收、藏。"是以升降出入，无器不有。机体通过与外界不断地沟通联系，时刻都处在动态的平衡中，人体的体温、物质的交换、产热与散热的过程，在一定范围内维持相对稳定。

气机的动态平衡、寒热的动态平衡、人与外界环境的动态平衡，构成了人体的整个平衡系统。对于自然而言，气的运行有一定的趋向性。春夏之季，地气上升，万物生长，草木繁荣；长夏季节，地气上升，天气下降，二者势均力敌，气机盘踞于中焦，上下不得，故湿生矣；秋冬季节，天气下沉，天空中的湿度降到低值，故秋高气爽。二十四节气的变化本质就是自然界阳气升降浮沉的运动变化过程，其用来指导植物的种植与收割，植物因其生长位置固定，外界环境对其影响尤大。人体气机也应顺应自然界阳气的变化而变化。

自然界气流的方向，本能地由高压流向低压，即形成自然界的风。春天多东风，夏天多南风，冬天多北风，风的持续流动，使得寒热进行持续的沟通联系，并逐渐趋于平衡。就人体而言，气血从旺盛的地方流向薄弱的地方，同时气血还可通过自主调控应激分配，以适应人体脏器功能的需要，而影响气血自由流通的最主要因素则是郁。人与外界环境不断进行信息交换，地球与星球也存在着相互影响，五运六气与其关系密切相关，因而整个世界是一个相互联系的整体。

人体自身有较为完备的自我调节机制，而动力来源于五脏，因而中医认为，人体是以五脏为中心的整体，其中肝为通路，气血为沟通的媒介。依据外界环境的变化，通过皮毛散热以达到机体的恒定。"流水不腐，户枢不蠹"，人体之气血亦是如此，气血的平和是各脏腑功能间相互辅助、相互制约的平衡过程。运动是事物的基本属性，脏腑之间亦是如此，人体气机的运行，如脾升胃降、肝升肺降。中医认为无绝对的升和降，亦无绝对的寒和热，皆是在运动中达到一种动态的平衡。

中医治疗疾病的过程就是一个不断处理常量和变量的过程，在变动中把握疾病的变化。常量指人体气血的盛衰和脏腑的功能，即体质；变量包括外界环境的变化及饮食药物的影响，而外界环境又包括时令、节气、温度等各种变化。最终将常量、变量统一起来，做到以常达变，变中求常。阴阳二者的矛盾为事物运动的根源，五行的相互制约与消长促进事物向平衡的方向发展，促进事物的内在转化。矛盾具有普遍性及客观性，在斗争中求发展，其平衡状态的形成是一个在不断斗争中反复修正的过程，治疗疾病时应该出入相合、升降相因、寒热相伍。

从理论上而言，诸病无绝对的虚证，亦无绝对之实证，皆是相互夹杂而为病；就人体而言，机体脏腑气机的运转，各脏腑功能的协调，都有其对立面相互制约，在斗争中求发展，最终达到一种动态平衡。中医理论的阴阳学说主要调控对立的两个事物的关系，而五行学说则将人体生克制化皆纳于其中，更加精准地解说各脏腑间的联系。

人作为一个有机整体，其各个部分都是密切联系的。治病必求其本，标本兼治时应有所侧重，因本虚而致津液停聚者当治其本，因水饮蓄积而致功能失常者当治其标。以肺脏为例，脏有寒热，肺脏本寒，无力温化水饮，饮郁而化热，热蒸其津，津伤液耗，化而为痰。清·叶天士《临证指南医案·郁》云："气滞久则必化热，热郁则津液耗而不流，升降之机失度，初伤气分，久延血分。"此为本虚标实、本寒标热，故治当温其脏寒，清其标热。中药除寒热温凉之性外，尚有归经，各行其道，各为所用。

七、从阴阳平衡层次论亚健康

20世纪末，在一次全球医学讨论会上，专家们共同得出一条结论：最好的医学不是治好病的医学，而是让人不生病的医学。生命的本质是一种稳定的状态，而阴阳平衡是人追求的理想状态，中医为象医学，有诸于内必形诸外，《内经》曰："水火者，阴阳之征兆也。"阳主动而阴主静，阳主热而阴主寒，通过人体的功能状态，察知人体内部阴阳偏胜偏衰的变化。然而阴阳的平衡并不能代表人处于一种健康的状态，我们所追求的阴阳平衡是一种高水平状态的平衡。《素问·生气通天论》曰："阴平阳秘，精神乃治。"其中"平"是满之意，指阴液充足，阳气秘藏，则体健神旺。

如果阴阳俱虚，在某种程度上仍是一种平衡，亦可无明显不适症状，由于阴阳虚损状态，机体功能处于低水平的阴阳平衡。低水平的平衡体现在全身各个脏腑，在低水平的平衡状态下，机体代偿能力较低，即应对外界刺激，中和及缓冲能力较差，对外部环境变化的耐受力也较低，这种平衡很容易被打破，进而出现一系列症状。健康与疾病并不能截然分开，其转化是一个循序渐进的过程，转化过程中的状态现代医学称之为亚健康。亚健康指机体无明确的临床诊断，却过早地表现为身体功能降低，适应外界变化的能力减退，是介于健康和疾病之间的生理功能低下状态。

对于人体而言，症状的出现并不一定是坏事，有可能是一种机体驱邪的表现，人体自身本能地存在一种自我修复的能力。正如《伤寒论》云："虽暴烦，下利日十余行，必自止。"下利是正气驱邪外出的表现，临床症状并不能完全代表疾病的发生，其中一部分是机体代偿反应，即驱除邪气的排异反应。在机体的代偿期，有自我恢复的趋向，此时应该多注意休息，以助人体正气对抗外邪；当超出人体自我调节的范围，则预示着疾病的发生，需要我们做进一步干预。能量供需的关系在一定程度上决定着临床症状，阴阳充盛，应对外界刺激的能力较强，则正气能抵御外邪。阴阳处于低水平状态，只能维持基本的生命活动，临床症状虽然不明显，但机体功能处于一种相对低下的状态，一方面表现为应对外来刺激的能力较低，另一方面为机体活动状态较为低下。我们辨证论治，当从深层次认识疾病，正确客观地看待一切生命现象。人体的症状和意识、活动一样都是人体生命现象的表现。

症状与疾病有区别又有密切联系。一般而言，疾病都伴有症状的产生，且伴有疾病带来的不适及痛苦感，症状并不一定伴有痛苦感，很多时候为正气来复、驱邪外出的表现，而个人的主观感受在疾病预后的判断过程中起着重要作用。正如茯苓四逆汤证的昼日烦躁不得眠，夜而安静，其中烦躁亦为人体正气鼓动抗邪的一种表现。再如老年人，其身体在极度虚弱的情况下也很难表现出剧烈的临床症状。

临床中我们时常会遇到无证可辨的情况，即无明显的寒热症状。一般而言，症状及体征决定疾病的状态，此类患者多以功能状态低下为主要表现。小儿体质与成人相比有其自身的特点，并不仅仅是成人的缩影，儿童阴阳处于幼稚状态，机体的功能趋于一种相对低下的状态，阴阳稍有偏失则症状显现。阴阳是矛盾的统一体，总是处于一种动态的平衡，简称为"阴阳平衡"。阴阳平衡是维持人的一切生命活动正常运行的基础，是人体健康的保障。此处所言之平衡为机体高水平之平衡，中医辨证治疗疾病，应以不损害阴阳的对立面为前提。

现代医学多采用对症治疗的方式，即以消除症状为治疗的目标，而症状的产生是人体内在机体失衡的一种表现，也是正气参与抗邪的一种表现。就阴阳二者而言，阳主动而阴主静，正气者阳气也，驱邪外出，此期理应助阳，而非抑阳。譬如小儿发热，非皆阳有余，亦有因正气抗邪而致热，过用苦寒则损伤人体的阳气，热退而阴阳俱伤。临床中阳证易识，阴证难辨，加之小儿为纯阳之体，热证最多，故临床医者多用苦寒，易伤及脾胃，苦寒直折中阳，阳虚阴无以化，终致阴阳两虚。

八、阴阳本质为一种状态

宇宙形成初期，天地混沌，万物未分，处于一种虚无缥缈的状态，即太极状态，混沌之中，清者升，浊者降，阴阳分矣。精气学说阐述了万事万物的本源，认为万物皆由一气构成，即元气一元论；阴阳则是气的两种不同状态，这两种状态是一种相互依存又相互制约的关系，人体的动态平衡系统决定着二者相互制约克制，不能使任何一方无限制地增长或消减。

健康就是一种相对平衡的稳态，中医治疗疾病的过程，在某种意义上就是一个纠偏的过程，体现一个"和"字，即以平为期。宇宙的恒动性决定机体的平衡不是绝对的，而是在往复的动态变化中实现，正如商品的价格要围绕着价值上下波动，不能偏差太多，否则会出现问题。阴阳学说则是用来衡量人体功能状态是否失衡的理论，因而阴阳的本质更倾向于一种客观的状态，与现代医学中内环境较为相似，如内环境中的pH值、电解质等。

阴阳所表现出的状态是多种因素共同作用的结果。因而它不直接作用于某一脏腑，而是对全身脏腑功能起作用。在人体之中，阴阳为两种不同作用的能量，阳者主动，偏于发散、运动；阴者主静，偏于收敛、安静。这两种能量既不断斗争，又相互依存，最终呈现出一种状态。两种能量本为一体，并处于不断消长变化的过程，正如自然界气压一样，能量由高向低流动，最终趋于均衡。

阴阳作为一种能量，一种外在的状态，并不是虚无缥缈的，而是依附于一定的物质而存在，这种物质便是气血。相对于脏腑组织而言，津液具有较好的流动性，既可作为能量储存的方式，又可作为能量流动、沟通的方式。正如地球有大约3/4的部分被海洋占据，人体水分含量亦与此类同。

在人体中，经络为阴阳沟通的桥梁，并以气血作为载体传输。人通过水液（津液）的循环进行着周而复始的新陈代谢，血液中各种指标的变化时刻影响着身体的功能状态，并对机体产生作用。水的流动性及兼容性决定生命的运动性。在人体，体液是能量储存及蓄积的场所，调整阴阳平衡之目的就是使机体达到一种最佳的生理功能状态。

中药药性具有寒热温凉之不同，又具有升降浮沉的特性，同时又具有不同归经，是一种综合性的表现。药性通过调节身体的内在状态，促进身体功能的恢复，如酸中毒，机体的环境会影响细胞的生长和代谢，影响药物的吸收利用进而影响机体整体功能的发挥，内环境稳定，机体整体的功能也就容易恢复；又如腹泻严重时，补液、止泻的同时，维持机体内环境稳定同样十分重要。

运用阴阳学说指导辨证治疗，一方面要调整身体功能状态，另一方面要调控脏腑的生理功能，二者相辅相成。若机体内环境处于一个相对稳定的状态，脏腑功能也会良性运行，若局部出现相应的病变，可依据脏腑病变进行针对性治疗，即功能辨证治疗。例如，清涕明显，肺通调水道失职，可采用温肺行水之法，以助肺之通利，顺其性即为补。阴阳状态与局部功能二者的改变是相辅相成的，机体状态调整有利于局部功能的恢复，局部功能的改善又有利于整体功能的恢复。

阴阳自和是机体阴阳运动变化的总体趋势，在阴阳的整个运动变化过程中，不平衡是常态，平衡则是非常态，这里所说的平衡是绝对平衡。当阴阳失衡发生在一定的范围区间时，并不会导致疾病的发生，人体可以实施自我修复；而当其失衡超出一定的范围，超出机体调节的能力时，则会出现临床症状，即达到疾病状态。正如太极图中的阴阳鱼，阴阳二者无时无刻不在进行着交通融合，最终目的是使其趋于平衡状态。早在两千多年前，医圣张仲景就提出"阴阳自和者，必自愈"，指出机体阴阳自我调节、机体自我恢复的平衡机制。

状态医学是未来医学发展的一个重要方向，状态医学不是关注机体某一部位的病变，而是从整体去观察问题，进而提出解决问题的方案，较当今系统医学具有独特的优势。鲁兆麟教授说："中医是一门注重综合的状态医学，其描述的对象是病人的整体状态。"中医之阴阳观是对状态医学最好的诠释，状态医学在治未病、全身性疾病的调理方面具有重要作用，中药及针灸的双向调节作用，亦属状态医学的范畴。

九、五行的本质

对于广袤无垠的宇宙而言，生命的产生堪称一个奇迹，也是宇宙演化过程中的一个随机变量，整个宇宙万物及其发展都充满着不确定性及不可预测性。对于整个人类社会而言，整体呈螺旋式上升，每一次变革进步都是借助于理论思想的助推。人在漫长的生命实践过程中，逐渐演化，人与动物最主要的区别是具有独立思考、认识世界的能力，在认识世界的过程中逐渐形成了一系列的哲学思维体系，哲学能帮助人们更好地认识世界。古人认识世界是通过观察自然环境变化，总结其规律，并对其进行系统概括，这种规律具有普遍性，适用于生活的方方面面，也包括医学。

中医的发展是建立在中国古代哲学的基础之上，五行与阴阳一样都体现了对宇宙自然环境的认识，属于认识论的范畴。精气学说是对世界构成本源的认识，阴阳学说是对客观物质状态的认识。五行不仅仅代表自然界的五种物质，更多的是指五种不同运动的趋向，同时更进一步揭示了与事物内部深层次的联系，包括事物间的相生、相克。

公元前6世纪，西方自然哲学家们提出四元素"水、火、土、气"，与中医所言之五行有相类之处，虽然所处地域不同，但对自然的认识却具有某些共同点，因为他们都是对客观存在的认知。五行代表着五种不同的运动趋向，以及五种具有不同特性的能量，但凡具有能量的东西，都会具有不同的运动趋向性，如因苹果落地而发现的万有引力，人之所以在地球的任何方向、任何位置都能保持直立，很大程度上与引力作用有关。这种能量既包括我们看得见的，亦包括无形的能量信息，而事物间的变化是通过能量的相互作用发生的，物质只是五行的一个载体。

中医重道而轻器。器者，有形之物；道者，规律也，事物的运动趋向。事物间是普遍联系的，这种联系不是单一的，而是多层次、多方位的，因而需要不同的理论去阐释事物间的联系。以五行对应人体的五脏，是将普遍规律具体化的体现，五脏运动趋向表现在气机方面，如肝升肺降、脾升胃降，在下者宜升，在上者宜降，气机循环，如环无端。无论是黄元御的"一气周流，土枢四象"理论，还是彭子益的"圆运动"理论，都在强调人体的气机。这种关系较之阴阳更加具体，对于临床更有现实的指导意义。

临床病情的复杂性远远超出我们的预期，单一的理论及辨证方法往往不能够准确地辨识疾病的深层次病机，我们努力寻求综合性辨证手段，以多层次、多方面地反映疾病的病因病机。阴阳重状态，六经重部位，五行重运动，此为脏腑辨证的一种延伸和拓展，脏腑辨证侧重于其本身的特性，而五行学说更侧重于其内在关系。气的不同运动形式决定万物的不同状态，五行亦是如此。五行具有不同的特性，而以木、火、土、金、水为其代表，五行为意象性概念，重象而轻物，因此，古人重道而轻器，认为道为行而上，器为行而下。故运用五行学说指导治病，重点应放在五行的特性方面，并对自然界的万事万物进行归纳，此为中医之象。

五行之间具有相生相克的关系，进而维持内部环境的动态平衡。五行是一种多层次、多环节的制衡关系，每一行均在循环中扮有不同角色，并与其他几行交互联系。木、火、土、金、水为相生关系，对应自然界的春、夏、长夏、秋、冬，为一年四时之序的更替，也是一个正常生、长、化、收、藏的过程，而气机运行的过程，亦为一个能量周期运动变化的过程。气的聚是能量聚集贮藏的一种状态，气散的过程即能量释放的过程。五行的动态平衡是能量正常运行的条件，五行间动态失衡，首先要通过内部的生克制化去维持平衡，如不能实现自我调控与修复，则需要借助外部能量，中药治疗就是外部力量。临证要详细了解疾病所处的阶段，以了解气机的状态及趋向性，从而指导用药治疗。中医之哲学基础即精气学说、阴阳学说、五行学说，均深刻地阐述了中医的基本原理。

十、中医学的辩证思维

生命科学是一门复杂而有序的科学，迄今为止，还没有哪一个仪器的精密程度能与人体相比。现代医学从系统层次、结构功能方面研究人体，而中国传统医学则以整体动态平衡理论为指导探究人体。一个机体的正常运行，不仅依赖于正常形态的器官、基本物质的供应，而且还需要基本的秩序，有秩序、有规矩，机体才能朝着正常的方向运转，中医认为这种秩序在人体里是以气血经络运行的方向、盛衰及时间节律综合表现出来。中医的藏象学说就是对人体各脏腑的秩序进行初步的归类，并按照一定的方向进行运转，各脏腑都有其运行的路线及方向，且伴随着时间变化，脏腑气血亦有所变化，子午流注的原理也是基于此，就如同潮汐车道一般。人与天地相应，人只有与天地间的节律保持一致才能维持人体健康状态；人体不同脏腑与对应时辰相合，并保持一定的节律，协调人体气血的运行，最终达到一种有序的平衡。而在人体则表现为气机的运行，于脏腑而言就是气机的升降；于整个机体而言，则表现为气机的出入。

任何事物都包含着矛盾的两个方面，脏腑也是如此。对同一脏腑而言，对立双方有主次之分，以肺为例，肺主宣降，又因肺居高位，故以降为主，宣发为辅。为了达到机体整体的平衡状态，通过借助其他脏腑的特性，佐助其特性，如脾升胃降，肝升肺降，这是脏腑间协调平衡的一种表现。脏腑自身的不平衡性是机体运动的动力，促使机体的运转，并保持一种不断运动的状态。《素问·六微旨大论》曰："出入废，则神机化灭；升降息，则气立孤危。故非出入，则无以生、长、壮、老、已；非升降，则无以生、长、化、收、藏。是以升降出入，无器不有。"运动是事物的基本属性，而脏腑之间亦是如此，脏腑之气具有各自的特性，倘若人体要保持平衡协调，必须要有与其相互制约的脏腑。

中医思维是一种辩证思维模式，而非单独直线思维，无绝对的升和降，亦无绝对的寒和热，皆是在运动中达到一种动态的平衡。正如阴阳太极图一样，单独的阴、单独的阳都不能化生万物，只有相互交合，方能化育新生，阴阳二气要实现阴阳之交感，相互为用，互相融合，和谐而万物生。人体气机之升降出入，要在对立平衡中把握统一，升已而降，降已而升。就人体内外气机交换而言，出入也要达到一种平衡。人体是一个比较复杂而精密的系统，人体本身可以协调自身维持一种平衡状态，这种平衡不仅表现为动态的平衡，同时还表现为在相互制约中维持平衡，这种平衡要通过其对立面不断地进行修正。因而脏腑功能的协调要通过不同方面的干预，升的目的并不仅仅在于促使气机的上达，同时也为气机更好地下降做准备。因此，在疾病的治疗中，要从两方面着手，单一的升或降都不利于机体整体的平衡协调，要在对立中达到统一，进而实现机体的平衡。

古人构方也是辩证思维模式的体现，麻黄汤以宣发肺气为主，同时佐以杏仁苦降，防止宣散太过；群方之冠的桂枝汤，桂枝的外散配合白芍的内敛；临床中调和少阳的小柴胡汤，亦为升降同施。仲景深知其中之玄机，故于制方中有所体现。人体疾病产生的过程，很多时候是本气自病。如阳气盛，从阳化热，如本气虚，从阴化寒。临证诊病要分清标本，本是人体内的正气，标是人体外的邪气，非人体之所有。人体系统的复杂性，要求我们在临床诊疗过程中以辩证矛盾的眼光看问题，标本邪气一致时，辨证治疗相对比较容易，若二者出现不一致时，就很容易给辨证用药造成一定的迷惑性。

机体自我调节的复杂性，决定了我们认识疾病的复杂性。临床中遵循治病求本，然而其标证亦不可忽视，病理产物的祛除也有利于身体功能的恢复，当温则温，当清则清，观其脉症，标本兼治，寒温并行，悖反协同，方为至法。

十一、临证须透过现象看本质

症状是疾病过程中机体应对外来刺激产生的一种反应，其本质反映出机体正邪的状态。症状的出现提示我们积极寻找病因、病机，并针对病因、病机进行治疗。一般而言，症状的背后多有病邪的存在，然而也有一种情况，当正气驱邪外出时，正胜邪退、病邪外达也会导致临床症状的出现，这种症状是不需要特殊干预的；此外，以单纯消除症状为目的而做出的治疗方案，也往往容易掩盖疾病本质，此时表面看似无症，实则暗流涌动。症状不完全等同于疾病，疾病亦未必有外在症状，临证须透过现象看症状的内在本质。

病邪的存在是临床症状产生的内在原因，通过药物的作用，病邪减少，临床症状也应不断缓解。但在临床诊疗过程中，我常遇到一个奇怪的现象，服用温肺化痰饮（方见第一章二十四）的部分患儿经常出现腹泻现象，起初并未在意，久之发现此并非个例。观温肺化痰饮一方组成，皆为一派温阳之品，为何会导致腹泻？此后这个问题一直在我脑海中重现。一日见一患儿便中夹有黏条状物，方知为正气鼓动、痰涎从大便而出之表现。如果是病在三阴，由于自和能力不足，须借助温阳之药鼓动正气，阳气来复，驱邪外出。如太阴病"至七八日，虽暴烦，下利日十余行，必自止"，就是"脾家实，腐秽当去"的缘故；又如二人同去一家饭店且同时进食了一盘变质的食物，一人吐泻不止而另一人却安然无恙，以正常的思维来看，吐泻不止之人体质较差，而无反应之人体质较强，其实不尽然，人体有自我调控及修复过程，变质食物对身体而言是一种刺激，人体接触这类有害的物质后，本能反应是将其驱除体外，即正气抗邪的一个过程，倘人体正气亏虚，无力驱邪外出，则外邪会停于体内对人造成深层次的损害；再如，老年人身体较弱，抗御外邪的能力相对低下，因而外邪侵袭人体后，正气无力鼓动、对抗外邪，表现于外的症状也不明显，病邪往往容易直驱入里，导致病情快速进展而出现重症。据上我们可推知温阳药应用后出现腹泻，并不一定是疾病的加重，而是正气来复、驱邪外出的表现。

《尚书·说命》曰："若药不瞑眩，厥疾弗瘳。"这是说治病的时候如果不出现瞑眩反应，疾病难以痊愈。瞑眩反应大多表现为眩晕、呕吐、战汗或排便异常等，是患者在接受某些治疗后出现的一些身体应激反应。医多不察，遂改弦易辙，实难获效。此实非病态，乃机体自愈之机。判断病进还是病退，多从机体伴随症状进行判断，临床症状明显而已无所苦，为正胜邪退、驱邪外出的表现，预后佳。临床症状伴见痛苦貌抑或身体不适感，多为正邪抗争的疾病状态，其主观症状是临床判断的重要依据。当今由于客观的医疗环境，医者多明哲保身，用药也多有保守。中医之疗效除遵循辨证论治外，其用量也是临床疗效的重要方面，如日本医者渡边熙氏说："汉药之秘不告人者，即在药量。"中毒量和治疗量一直是医者所关心的一个问题，现代医学对药物的研究表明，某些药物的治疗量和中毒量是十分接近的，而有些药物二者之间的差别却很明显。现代医学根据儿童体重决定药物用量，而中医是一种宏观医学，除了结合患儿年龄、体重、体质外，还要对病情的轻重及对药物的反应等综合方面进行评估。病重药轻如石投大海，对疾病起不到明显的治疗作用；病轻药重，则可能引起药物的不良反应。《旧唐书·孙思邈传》道："胆欲大而心欲小，智欲圆而行欲方。"儿童用药不同于成人，临证用药尤当谨慎，但亦不可畏首畏尾，辨证精准，当重用时，可采用少量频服之法，既保证用药量，又可降低过量产生的危害。

我曾治一喘息患儿，张口抬肩，言不成句，其气若脱。患儿既往多次喘息，多次在我处服中药，必3剂而愈。然此次喘息较前有过之而无不及，我建议住院。家长坚持口服中药，无奈之余，予麻黄细辛附子汤加减，因患儿幼小，嘱1剂2日服尽，并嘱咐其不可离开医院，若服药不效，必须住院。其母亲喂药，不识用法，将1日之剂量顿服，患儿呕吐不止，其家人始初大惊，怨其母，后吐痰涎半碗余，症顿减十有七八，家属转忧为喜，后继予2剂巩固而愈。结合本例，我细思之，盖瞑眩，为正邪抗争之结果。正邪交争，其况有四：其一，正强邪弱，不发病，此病安；其二，正邪均盛，症状剧烈；其三，邪盛正虚，病情迅速进展，药物助正抗邪，这种情况最易出现排邪反应；其四，正邪皆弱，症状亦不剧烈。人体疾病的发生，实质是正邪交争而使人体阴阳失和，由于人体自愈能力有限，仅靠自身正气不能完全驱邪外出，当服药物后，人体正气可借助药力驱邪外出。人体阴阳恢复平和状态之前，正邪交争反应剧烈，故此例患儿出现呕吐频繁，痰涎去而正自安。

十二、时间医学在中医学中的应用

医学的主要目的是研究人体的生命活动，中医学侧重于研究生命活动的内在现象，故又可称为"象医学"。象的变化一方面与自身状态有关，另一方面又不断以时间、地点为转移。由于中医学研究整个生命过程，因而与时间的关系也很密切。

时间可以描绘出事物变化发展的节律，万事万物的发展都是一个完整的过程，而这个过程以时间为标记进行描述，代表着事物发展的阶段，同时还包含着深层次的内涵。时间在一定程度上影响着人体阴阳盛衰及运行的变化，如春主升发，具有升发之气；夏性炎热，具有炎上之性；秋主收敛，具敛降之能；冬主下沉，有闭藏之机。

宇宙变化具有相对的周期性，以运气学说进行划分，宏观方面六十年一甲子为一大周期，以此类推，还有季节律、月节律、节气、日节律及时辰节律，其中节气为古人长期生活实践得出的结果，与农事活动尤为密切，同时也反映了自然之气在一年中升、降、浮、沉的变化。这些节律的共同特点是都有一个完整的周期，并有特定的规律及变化趋向，这种规律应用于生命科学，称为时间节律。

天人相应是中医学的基本特点，是古人对天人关系的一种朴素认识，人立于宇宙间，与时空息息相关。人与自然的统一性，表现为人的生命活动与自然界的周期存在着明显的相关性，彼此保持着同步节律，日、月、星、辰的变化，在一定程度上影响着气、血、津、液的运动。时间决定着人体阳气的升降浮沉，同时与人体的气机变化有密切的关系。从广度方面而言，五运六气影响着整个自然环境，流行病及瘟疫的流行，多与气候的异常变化有关，非其时而有其气，为病原微生物的滋生提供了一个适宜生存的环境，流感及瘟疫的流行多随着时令季节改变而发生或消失。以自然界潮汐现象为例，当地球与月球处于特定的位置时，会产生不同的引力，周围事物及现象也会随之发生变化，而人作为其中的一部分，也会受到较大的影响，如女性的月经周期变化就与其有相应的联系。

现代医学在发展的进程中也逐步形成了自己的时间生物节律观。1729年，法国天文学家德曼仁观察到植物叶片随昼夜变化而发生周期变动，此后生物界开始重视对生命节律的研究。所谓时间节律就是生物体自身形成的内在规律，这种规律是为适应身体的各种需要而在漫长的进化过程中形成的。一切生命的活动都随着昼夜交替、四时更替等时间的变更而呈现周期性的变化，时间节律在生物体上的表现称为生物节律。这种生物节律在一定程度上决定着人体组织、细胞对外环境及内环境的敏感性、反应性，也决定着机体的功能状态。如人体的整个内分泌系统，对人体生理功能的调节起着重要作用，如糖皮质激素的分泌、生长激素的分泌及生物时间轴的调节等。

人体随昼夜变化而做出相适应的调节。生理状态下，人体的各种功能会根据外界阴阳消长做相应的调整，从而保持气血津液有规律地运行输布；病理状态下，外界阴阳的变化，会成为病情加重、宿疾复发的条件。同时，因人体阴阳消长会有不同的反应状态，故呈现出不同发病时间节律性。人体气血盛衰皆有定时，十二经脉、脏腑九窍、气血津液的循行流注皆按一定时辰有节律地往复循环，而十二经气血流注节律往往影响着疾病的发生和发展。当气血流注于某一经时，该经气血充沛，功能旺盛，可助正气抗邪，这就是中医子午流注的观点。

中医的辨证论治，证就是在某一特定时间阶段机体所处的功能状态，即具有明显的阶段性，时间节律的意义在于人应该顺应自身的节律特点。天人相应的观点要求我们行为处世、养生治病要顺应天时，人与外界的物质能量交换要顺应四时，还要遵循自身的时间节律，这是自然界不变的道。顺应天时、顺应自身特有的规律，真正做到"法于阴阳，和于术数"，让自身与自然保持统一。

时间医学在疾病的诊疗及预后的判断方面具有重要意义，从时间医学把握各经脉气血盈亏的变化，以预测疾病的发展。不同阶段，脏腑气血不同，并影响疾病的转归。在治疗时机及用药方面，亦有讲究，如《伤寒论》中说："病人脏无他病，时发热自汗出而不愈者，此卫气不和也，先其时发汗则愈，宜桂枝汤。"指出择时用药在疾病治疗时的重要意义。

十三、体质学是中医个体化的基石

中医是一门个体化的医学，个体化意味着诊疗对象的差异性，这种差异性决定我们治疗时要具有针对性。中医的个体化在某种意义上是体质的个体化，体质的差异性决定其病症、诊疗、处方用药的差异性。

体质是人的一种生理状态的综合表现，它以生理学为基础，这也是体质学说的一个重要特点。疾病的发生是因为人与自然运动不协调、不同步，二者间的平衡状态被打破，机体功能状态失常而导致的。人是自然界的一部分，并与自然保持较一致的节律，这是人体健康的前提。脏腑的功能对体质的影响尤为明显，人体之中脏腑具有不均衡性，就小儿体质而言，心肝有余，肺脾不足，肾常虚，其生理特点决定其患病的倾向性。了解这种生理状态，能更好地认识疾病的发生、发展与转归。

辨证论治的过程在一定程度上就是辨体质的过程。张景岳说："当识因人因证之辨，盖人者本也；证者，标也。证随人见，成效所由。故当以人为先，因证次之。"中医的"证"具有时相性，它只能反映疾病当前阶段的内在病机变化。病邪作用于人体，证会随着体质的变化而变化，即便是同一体质，随着时间的推移，证型也会变化，如阳证变阴证，实证变虚证。系统把握体质有利于提高辨证的精准性。

中西医对人体生理特点的认识不同，对人体质的评价标准亦不相同。西医的思维模式是一种现代科技广泛参与的诊疗，如血常规，其目标值限定在一定的区间中，然而对人固有的基础值却少做特别的区分。现代医学的精准化治疗及诊疗指南在某种程度上忽视了个体的差异性；而中医的模糊化治疗在一定程度上涵盖了病因和体质，是针对最终结果而做出的治疗方案。现代医学侧重于理化指标的变化，即物质层面，无论是脏腑结构还是生化指标，均是其体现；而中医更侧重于功能的变化，临床症状的出现及疾病的发生多建立在生理基础之上，生理功能决定病理表现，这是医学发展所遵循的基本方式，对生理特点的了解程度影响着对疾病的认知程度。

疾病的发生由外邪作用于机体，对于这两个主体而言，邪为标，体为本。绝对而片面地强调个体化不适合中医的大规模推广，这在一定程度上限制了中医的发展，因而体质辨识将是未来中医发展的一个方向。体质学将人体系统分类，则能在很大程度上减少辨证的复杂性并提高准确性，这项基础研究尤为重要。未来中医的发展方向将是"病-证-体"三位一体,方证对应及相关研究便是该理论的延伸。

小儿脏腑发展尚未成熟,因而其较成人具有更大的可调性。了解小儿固有体质对于指导临床用药具有重要的意义,通过系统调理改变其体质,从而达到预防疾病的目的,此为未来儿科发展的一个方向。纵观整个医学的发展,流派很多,不同的流派用药有很大的差异,对同一种疾病的认识也存在不同的看法,临床中我们发现相类体质人群患病具有聚集性,例如某一群体儿童生病容易罹患肺炎,有些则易罹患扁桃体炎,抑或是胃肠炎。而有些疾病为儿童易感的疾病,在成人则少见,即便是同样的疾病,临床表现也不尽相同,以轮状病毒性肠炎为例,有的以呕吐为主,有的则以腹泻为主,有的吐、泻均不明显,这虽与感染病毒有关,也与体质有一定关系,因而所谓专方专病也有一定的局限性。从某种意义上讲,专体专病更具有临床价值,如《伤寒论》中汗家、衄家、亡血家、尊荣人等为对人体质的划分雏形,值得我们今人学习,并推而广之。

新型冠状病毒肺炎疫情暴发后,清肺排毒汤得到了广泛的推广使用。突发的疫情是一个紧急的公共卫生事件,且该病具有强烈的传染性,故不适合中医一对一诊疗,但不可否认的是运气学说在推求外邪属性中起到的重要作用。观其组方共21味药,组方重点在于湿毒的治疗,并通过大方照顾更多不同体质的患者以提高临床适用范围。

当我们处理一个复杂问题且面临许多变量时,应最大限度地将变量转化成定量,以提高解决问题的精准性,这也是现代归纳学应解决的问题。中医在诊疗疾病中也应如此,病邪的归类整理、系统而详尽的体质划分能够在一定程度上简化辨证论治的过程,提升辨证的精准度。然而健康与疾病是个渐进性的过程,并没有一个明确的界限。不同个体的体质具有偏颇性,不同人对病邪的耐受性也不相同,而体质学说则能在一定程度上弥补其不足。

十四、从动态时空观看小儿体质

爱因斯坦说:"时间和空间是人们认识的错觉。宇宙万物在变化,所以让人们有了时间的概念。如果没有变化,那此刻便是永恒。"恒动是宇宙存在的一种形式,中医看问题采用的是一种动态的时空观,即将事物纳入一个特定的时间和空间之中观察,以时空而言,万物皆是具体且唯一的。正如古希腊哲学家赫拉克利特所言，人不能两次踏进同一条河流。如果将事物看成一个完整的过程，那么观其整个生长衰亡的过程则是有规律可循的。

矛盾是无时无刻不存在的，物质的运动性决定人们要用发展、变化的眼光看问题，通过观察事物运动变化的轨迹，进而发现其内在规律，则是人们所要达到的目标。宇宙是一个动静、恒变与不变的矛盾统一体，就事物发展的整个过程而言，它是一个循环往复的过程，即万事万物都有一个生长和消亡的过程。因而我们能够通过对整个事物发展过程的观察来发现其特定的规律，并以此来指导当下的活动。中医正是采用这种哲学的思维，将人都放在一个特定时空里观察其状态。中医即以不变的"道"应对万变的"象"，并以此来应对临床复杂的疾病及疾病变化状态。

宇宙的本质是物质，中医认为万物皆由精气构成，精气是不断运动变化的，并产生不同的"象"，因处的时空不同产生的结果也不同，然本质则一样。阴阳、五行产生后，对其运动状态做了一个详细的概括：阴阳为万物存在的一个状态，而五行则是对事物属性的概括，阴阳、五行都处于一个不断运动变化的过程，其变化有一定的内在规律可循，中医通过对自然和社会的观察，在阴阳五行学说指导下总结其规律进而指导临床。

中医的辨证论治是对时空观利用的最好体现，也是人类智慧的结晶，即以动态的、发展的、变化的眼光看问题，在运动变化中把握疾病的发展。事物虽然是运动变化的，然而在一定阶段有其相对恒定的特性，即事物在某一阶段有相对恒定性，这也是人之所以能把握事物特性的前提。如果将人的一生分为几个阶段，儿童时期应为肝木之朝气，青年应为火之热烈，中年应为土之敦厚，中老年应为秋之清肃，老年应为冬之寒凉。

人在整个生命过程中的某一特定时期具有各自的特点，其中相对较为稳定的特性，中医将其称为体质，体质在一定程度上反映该阶段身体的机体状态。小儿阶段在人体的整个生命过程中处于一个特定的时期，为事物发展的初始阶段。一个新事物、新生命的初期，具有稚嫩、多变、可调、可控的特点，就小儿而言，其为稚阴稚阳之体，阴阳稚嫩不足为其主要特点，无论是功能状态，还是应对外来刺激的能力都是低下的。正因其稚弱的特点，决定其内在结构的不稳定性，具有多变的特点。因其可变性，通过干预，促使其向健康的方向发展。小儿皮毛薄弱，又因肺藏魄，故更易受到外界环境的影响。自然界的六淫之气、惊吓及邪气的侵入，均因小儿形体稚嫩而使其易感多变，万物的初期皆可相类。

小儿体秉少阳，其性类木，以升发条达用事。少阳者为阳之初升，稚嫩不足，性恶苦寒；肝喜条达，郁则为害。肝木由肾水所化生，木象应春，主生长，木之生长必由肾水以荣养。就人体而言，五脏之中肾脏的生殖功能发育较晚，肾无实证，皆通过肝木泻于外，以促人体生长之机，正如我们日常所见，学龄期儿童记忆力较好；青春期常叛逆而躁动，记忆力次之；中年记忆力更次之。因小儿肾精初成，精聚而神会于脑，耳聪目明；青春期精气欲泄而不得泄，故而躁动；中年精气施泄，故而头空而脑鸣。小儿的身高增长也是在早期及青春期，亦与肾精的施泄有关，阳主升，阳气足则可荣于脑，故脑髓发育迅速。肾在下，脑在上，精亏于下，阳行于上，为上实而下虚之体。总体而言，阳气不足，故阳亢于上，气郁于中，精虚于下，此为儿科基本病理特点。于下当滋之补之，于中则疏之通之，于上则收之敛之，用药应当甘润酸敛而不宜苦寒直折，生而勿杀，赏而勿罚，此为治疗儿科疾病之正道。

十五、治神在儿科疾病诊疗中的意义

形神一体观是中医学的一大特点，气作为人体各部位沟通的媒介，为形神沟通转换的桥梁。气者，天地间极细微物质，静而为体，动则为神，万物本源为一，气处于不同的运动状态，具有不同的运动属性并分别构成人体的五脏六腑、四肢百骸。

《淮南子·原道训》指出："夫形者，生之舍也；气者，生之充也；神者，生之制也。一失位则三者伤矣。"这是古人对生命观的朴素认识。形气神则是人体生命活动的基本要素。"形"是人体生命活动的基础，"气"是人体生命基本构成单位及脏腑间沟通的媒介，"神"是人体生命的主宰。

生命活动是一个趋利避害的过程，在漫长的进化过程中，逐渐形成了应对刺激及外界环境变化的机制，如天气炎热时毛孔张开以利于散热，寒冷时毛孔收缩以减少热量的流失。气血的运行及分布与机体内部环境的变化也有密切的关系，如人在思考问题时气血向大脑汇聚；饮食之后气血向脾胃汇集以助消化；机体感受外邪后气血外达以助抗邪，故见浮脉。这一切都是机体对外界刺激做出的适应性反应，并朝着有利于机体的方面发展，而做出这种反应的前提便是有气的参与及信息的传递。

当机体通过自身调节机制难以使机体恢复正常的功能时，便需要通过借助外力达到治疗目的。以中药为例，其不仅具有自身的性味及归经，而且还有自身在体内运行的方式、状态、趋向，并以药物特有的运行方式，纠正人体气机异常的运行状态。药物发挥作用建立在人体正气的基础之上，药物功能的发挥通过人起作用。唐宗海在《本草问答·卷上一》中曰："人生本天亲地，即秉天地之五运六气以生五脏六腑。凡物虽与人异，然莫不本天地之一气以生，特物得一气之偏，人得天地之全耳。设人身之气偏胜偏衰则生疾病，又借药物一气之偏，以调吾身之盛衰，而使归于和平，则无病矣！"

气对人体有调控作用，神则对人体有主宰作用，在一定程度上管控气的运行。神定则病安，神乱则病出，如范进中举便是信息影响心神，导致气机逆乱而为病。形体和功能的关系又可以称为"体""用"关系，临床诊疗过程中主要是解决"体"的问题，而忽视"用"的层次，因为"体"是客观可见的事物，属于形而下，"用"属于不可见，属于形而上，"体""用"二者相互依存，互相为用。神属于高层次的"用"，神能驭气，气者，机体上下内外的构成物质，同时也是机体内部及外界沟通的桥梁。片面强调"体"的绝对主导地位，则容易忽略"用"的作用。事物间的作用是相互的，"体"影响"用"，神反过来也会对"体""用"产生重要影响。

神为气之精华部分所化生，并有赖其奉养。《素问·汤液醪醴论》曰："病为本，工为标。"认为患者的神机为本，医生的施治为标，若患者神机不能应答医生的治疗，那么治疗效果便不理想，即"标本不得，邪气不服"。《类经·汤液醪醴病为本工为标》中有论述："凡治病之道，攻邪在乎针药，行药在乎神气，故治施于外，则神应于中，使之升则升，使之降则降，是其神之可使也。若以药剂治其内而脏气不应，针艾治其外而经气不应，此其神气已去，而无可使矣。虽竭力治之，终成虚废已尔，是即所谓不使也。"因此，我们在治疗疾病时，须观其神，察其意，病重神佳则病可治，病轻而神志涣散，不可为之。观今之部分癌症患者，病未治，神先散乱。患者无所知，神清气爽，纵病深重，亦有可治之机；待已知所病，如内心惊恐，神惮散而不收，精无所归，气无所依，纵药切机，安能获效？盖无神引药入病所故也。故治病之先，必先治神。

脏腑者，神之根基；气血者，神之载体。小儿作为一个特殊的群体，脏腑未全、血气未充，其生理特点决定小儿之神未臻成熟，较之成人更易受外界环境影响。七情致病，首伤心神。心者，五脏六腑之大主，心神受扰，脏腑气机逆乱，疾病作矣，久之波及有形之体，此为导致疾病的重要环节。因而神志安定与否在儿科疾病的诊疗及预后方面有重要意义。情志刺激、恐怖电影、葬礼现场等不良的外在环境都可能扰动小儿心神，因此，应尽可能避免接触；父母的情绪及言谈举止对患儿神机亦会产生重要影响，如果家长过度焦虑，患儿病情也容易反复。神机受扰在儿科临床中尤为常见，医院的整体氛围及环境、诊疗过程中的惊恐刺激，都或多或少影响小儿之神，神乱则病难痊，神安则病易愈，对于惊恐哭闹的患儿辨证用药之中可少佐安神之药，以提高临床疗效。

随着社会经济的发展、人们生活水平的提高，心身疾病的发病率逐年增高，并逐渐改变以感染及传染病等为主导的传统疾病谱。在20世纪40年代，世界卫生组织就提出了"生物-心理-社会"医学模式，相信在不久的将来，心身医学将成为未来医学研究发展的很重要的方向。

十六、论督脉

《说文解字》中说："督，察也。"督脉者，居人体背部正中，为阳脉之海，总管一身之阳气。《难经集注》中吕广曰："督脉者，阳脉之海也。"

在络属关系上，督脉为髓之处，肾藏精，精生髓，随肾之阳气上达，直通于脑。其支脉络肾贯心，肾为先天之本，内涵元阳，心为阳中之阳，五脏六腑之大主，心肾二脏相交，又称为水火既济。《灵枢·经脉》篇中记载"人始生，先成精，精成而脑髓生"，而"肾藏精"，主骨生髓，可知督脉与肾、髓、脑关系密切。人体之阳气均赖于元阳之奉养，卫出下焦，下焦蓄藏先天之元阳，其气上达之通路有两条，一条是直接供应五脏，缓缓释放，促进五脏功能的发挥；另一条则是通过督脉直达于上，肾中精气经过督脉上达于脑。

在功能上，肾所藏之精，化为髓，充于骨间濡养骨骼，其传递通道就是督脉。肾无实证，督脉为肾精、肾气发泄的通路；肾阳亏虚，不能通过督脉上达于脑，致脑中阳气空虚。肾中内寄元阳，脑为精明之府，王清任阐发了人的"灵机记性不在心在脑"，认为耳、目、鼻、舌等的功能都与脑相关，故五窍之病变多与督脉相关。五脏六腑通过足太阳膀胱经背部的俞穴受督脉经气的支配，外感寒邪侵袭人体，亦可出现督脉病症，与邪气直中于脏类同，脏腑的功能活动亦与督脉有关。作为奇经八脉之一的督脉具有调节全身气血分布的作用，正如河流湖泊一样，督脉为阳脉之海，其循行过程中联络全身所有的阳经，对全身阳经的气血起着溢蓄、渗灌和调节作用。通过督脉经穴刺激经络，可调动人体自身免疫力。

在病因病机上，诸阳经皆上走头面而通于脑，且为诸阳交汇之场所，督脉盛则诸阳充盛，督脉虚则诸阳经亦不足。元神主宰一身之神，人体四肢百骸及一切生命活动均受控于元神，而脑为元神居处，又为髓海，"诸髓者皆属于脑"，肾主藏精生髓，髓依靠督脉上行输注于脑，督脉通畅则脑髓补益有道，元神得以安居。张锡纯直接提出"督脉者，又脑髓神经之所也"，故督脉虚，阳气不足，神志、精神亦不足。当人体阳气充盛，气血有余，督脉可以蓄积阳经多余的气血，全身各阳经的气血均上承于督脉，督脉的阳气有赖于全身各阳经气血的滋养。当人体阳经的气血不足时，督脉可以对全身其他阳经的气血起渗灌作用。督脉行于脊背正中，为全身阳气汇聚之处。年老阳气亏虚，则腰脊酸软、佝偻形俯。足太阳膀胱经循行于督脉两侧，两者有多处交会。足太阳膀胱经分布有五脏六腑的背俞穴，与五脏六腑经气相通。督脉阳气借助足太阳膀胱经得以通达五脏六腑。

十七、论宗气

中医起源于实践，效法于自然。中医法天象地，其运气学说阐述宇宙间万物对地球所产生的影响，观之自然，如月球通过引力对潮汐的影响。中医学的整体观念亦通过观察自然而来。自然界的火山喷发，对应于人体则犹如高热惊厥，人体下焦为阳气之根，于地球而言，地壳下高热的岩浆，为自然阳气之根，推动着地球的运转。

空气随着海拔的升高而愈加稀薄，天空中的水蒸气凝结成云，飘于天空之中，则是由地中蒸腾的大气托举而致，气总是处于一个由下而上的运动趋势，人体亦然。人体的能量中心在五脏，其次为六腑，并通过经络气血运达周身皮毛。小儿时期，机体下部能量储备不足，故而会出现心肝火旺标热等一系列表现；机体发育成熟以后，人体的下部量大于上部量，机体阳气重心开始下移，肾中元阳充足，阳气自下而上透达，托举胸中之脏腑，即胸中之大气，亦即中气。

谚语云"瑞雪兆丰年"，即为阳气潜藏较好的一种表现，阳气闭藏蓄积，则表寒，地面上之积雪有所存，来年阳气升发，有阳气则有生命。有这样一种现象：冬天外界气候严寒，而矿井下温度较高，炎炎夏日外界炽热，矿井下则如冬日一般寒冷，故井下作业的工人们，夏着棉衣，冬则赤体。以此喻人，说明人体阳气夏则开泄、冬则闭藏的状态。二十四节气的创立，是劳动人民顺应自然界阳气升降的规律而做出的总结，阳气的变动决定气候，气候决定物候，节气由此而生。

中医认为气是人体各部相互沟通联系的媒介，亦是维系人体生命的基础，布散到人体各处，其中宗气居于胸中，为人体上下之气沟通的桥梁，上接于肺，下通于肾，故其有贯心脉、行呼吸、资先天的功能。临床中肺气的过度耗散必然会累及宗气耗伤，故喘促日久，首伤宗气，次伤肾气，亦为母病及子。其次宗气由中焦脾胃之气及自然界清气所化生，脾胃亏虚，气血津液化源不足，亦可导致中气不足；下焦元阳不足，气化不及，激发无力，亦可致宗气不足。诚如张锡纯所言："此气且能撑持全身，振作精神，以及心思脑力、官骸动作，莫不赖乎此气。"《读医随笔》云："宗气者，动气也。凡呼吸、言语、声音，以及肢体运动，筋力强弱者，宗气之功用也。"宗气如天地间大气，离不开下焦元阳的托起，其气不足，托举无力，轻则气机下陷，甚则脏器脱垂。正如自然界地震过后，地下之阳气骤泄，其气无力托举空中之水气，震后常伴阴雨天气。

肺气、宗气、元气三者互资、互助、互生，由于宗气居于胸中，与肺气关系尤为密切，肺气伤必及宗气，宗气不足肺气亦难保全，临床二气同治；元气为气之本、诸气之根，且受宗气之滋养，宗气不足，元气无以滋养而亏耗。元气者，先天之气也，可养五脏气。《伤寒论》曰："少阴之为病，脉微细，但欲寐也。"元阳不足则表现为神气不足。宗气易于急剧耗损，而元气受肾之封藏，耗损则需要一个过程。

宗气、元气二者互滋互养，密不可分，故在治疗时，多二气同治，正如张锡纯在《医学衷中参西录·治大气下陷方》中论述：气分虚极下陷者，酌加人参数钱，以培气之本，或再加山茱萸数钱，收敛气分之耗散，以防气之涣散，使升者不复陷更佳。人参补充人体之元气，元气者，人体之原动力。大气者，以元气为根本，以水谷之气为养料，以胸中之地为宅窟也。然大气不足必有其因，或以素体禀赋不足，阳气储存匮乏，无力托举；或由久咳久喘，耗伤中气，中气虚则元气助之，久而久之，元气耗竭，中气必下陷无疑，故气虚初，予黄芪以补气，久必用人参、附子以固元气、资元阳。

十八、小儿发热当分生理与病理

发热为机体应对外界刺激而做出的一种本能反应，就其病因而言，可归纳为外感及内伤两方面；就机体自身状态而言，可分为虚实两方面。发热症状在儿科临床中尤为常见，且多具有热峰高、起病急的特点。小儿形体娇嫩，临床中须详分是生理性发热还是病理性发热。如因感染导致，经相关检查能够查到致病源及感染病灶，除发热外，亦可伴有咳嗽、呕吐、腹泻等其他症状，且临床症状比较明显，精神也多受影响，这种情况多为病理性发热，须观其脉症，随证治之。

儿科临床常见一个奇怪的现象，患儿体温升高到39～40℃时，精神还比较好；然而成人则不同，体温稍偏高，则多伴全身不适症状。单纯用机体的耐受力是不能解释的，究其原因与其特殊的体质状态有关。小儿在出生之前，母子一体，母体相当于一个天然屏障，但在其出生之后，成为一个独立的个体，这个过程可以看作胎儿与成人间的一个过渡期，周围对其而言是一个全新的环境，并充斥着多种病原体。病原体接触机体后，机体会产生过度的排斥反应，进而出现一系列症状。这是由于小儿免疫功能不成熟，故对外来刺激反应也较为敏感而剧烈，即机体自身对"自己"和"非己"的识别过程不健全。比如小儿接种疫苗，疫苗作为一种人工抗原，对人体而言是一种大分子异体蛋白，部分接种者在接种后产生免疫反应的现象在临床中比较普遍，这种反应可能与机体未曾接触该抗原，免疫记忆尚未建立有关。这种应激反应导致的发热多半是生理性的。

以幼儿急疹为例，其临床以高热为主要表现，小儿精神状态及饮食多如常，这种发热与中医变蒸较为类似。有医家认为：变者，变其情智，发其聪明；蒸者，蒸其血脉，长其百骸。民间也说，小孩发热一次就长一次智慧，同时还会长个子，这是有一定道理的。小儿体秉少阳，受自然界升发之机，初生犹如草木方萌之嫩芽，肾脏发育较晚，少阳之火在小儿机体的生长发育中发挥着重要作用，临床中会发现孩子发热前后的语言、行为等方面发生部分变化，如发热前还不会叫爸爸、妈妈，热退疹出后便会叫了，这并不是巧合，而是有其内在深层次的原因。观之自然，事物的生长均要有阳和热的参与，如春天种子发芽，需要阳气的温煦作用，以此推知，人体的生长也要有热的参与，高热是人体阶段性成长的一个客观条件，然而这种变化因体质不同而有所差别。《幼科全书》认为，小儿变蒸时，不热不惊，别无他证者，是为暗变，此受胎气壮盛故也。

小儿正气不足，阳气稚嫩，不足以运转体内精气血及津液，易致邪气郁滞而发病。治疗儿科外感发热类疾病不能盲目清热，譬如痰饮、食积，邪气郁久而致发热，邪为实，热为标，治当以祛邪，佐以清热。苦寒之药虽可清热，殊不知苦寒之品亦耗伤人体阳气。临床中我们常见这样一类患儿，病初以发热不适就诊，应用大量苦寒清热药后，热虽退，却出现咳嗽，甚则腹泻等表现，此为脾阳受损见证。脾为肺之母，脾气一伤，肺气首先受累，肺宣肃失职，肃降不及而为咳嗽；脾虚运化失司，清气不得上升而下陷，故见泄泻，因此临证治疗小儿热病，热清十之八九即可停用，后以顾护脾胃为要。阳主动而阴主静，世人皆畏阳热如虎，于阴寒则置之不顾，殊不知害人匪浅，为医者不可不察。

十九、小儿误汗及其转归

古人云：用药如用兵。因而临床用药亦有讲究。儿科为哑科，小儿有不适，不能言语，更需医者明察。然观《伤寒杂病论》一书，大幅篇章都在救误，临证诊疗，偏失者在所难免，医者不仅要有辨证识病之能，亦当有救坏病之技，如此方为上工。

在小儿疾病中，因于外感者尤为不少，外邪袭表，当宣而散之，予邪以出路。汗之得法，邪去正安，本为正治之法。观今人之用汗法，对其适应证盲目拓展，因发热而用之者，十有六七，继之而来的是一系列副作用。归纳汗法的主要作用，一者通过发汗带走体内多余的热量，如麻黄汤；二者开宣气机，如小青龙汤；三者引药或病邪以外达，如阳和汤。表证之汗法，为驱邪所设，当汗之有度，如仲景所云："遍身漐漐微似有汗者益佳，不可令如水流漓。"汗出太过，必伤人体正气。

中医之发汗解表剂，为外感表证所设，古人云"有一分恶寒，便有一分表证"，因而恶寒较发热在外感病辨证中具有更重要的地位。现代医学中以布洛芬为代表的非甾体抗炎药在临床中应用尤为广泛，并将其应用于各种发热性疾病，因其具有快速发汗、退热的作用，同时能够极大地改善不适症状，故广受医师及患儿家长的青睐。无论中药、西药，片面地通过发汗来退热，短期内虽然能改善机体的不适症状，但同时也会产生一系列不良反应。过汗最终导致病机的三种转归：伤阳、伤阴、伤气，以上在儿科疾病中表现尤为明显，至于表现出何种转归，与患者固有体质有密切关系。

小儿为稚阴稚阳之体，秉少阳之气，阳气稚嫩不足。临床中反复高热的患儿，若医师不加辨证，误用发汗解表及非甾体抗炎药，初起热可随汗而解，但因其未解决发热的深层次原因，数小时之后，其热旋升，如此循环往复，汗出太过，部分患儿甚至出现低体温现象，此为阳气散失太多、无力温煦机体之缘故。小儿有其独特体质，其发热大多与阳气亢盛的生理状态及免疫功能亢进有关，误汗则耗阴伤阳，久之阴阳两虚。临床中小儿在热病后期，无论是精神还是饮食量较前都有明显减少，此为正邪交争，正伤邪退，功能恢复的过程，轻者可待阴阳自和，病自愈。清·吴谦在《医宗金鉴》中曰："凡病，谓不论中风、伤寒一切病也，若发汗、若吐、若下、若亡血、若亡津液，施治得宜，自然愈矣。即或治未得宜，虽不见愈，亦不至变诸坏逆，则其邪正皆衰，可不必施治，唯当静以候之，待其阴阳自和，必能自愈。"倘患儿素体阳虚明显，汗后阳虚亦甚，故临床变证丛出，必以温阳之法治之，正如《伤寒论》中曰："太阳病，发汗，遂漏不止，其人恶风，小便难，四肢微急，难以屈伸者，桂枝加附子汤主之。"亦可见发汗过度而致体温不升、四肢偏凉、神疲倦怠等一派阳虚之症。

王冰云："寒之不寒，是无水也。"朱丹溪提出"阳常有余，阴常不足"，指出了小儿阴不足的特点。冯兆张曰："盖小儿初生，阴气未足，性禀纯阳，唯阴不足，阳有余。"小儿处于快速生长发育阶段，对水谷精微的需求较大，五脏未全，精微的化生亦不足，因而小儿阴常不足。高热之症，医者以麻、桂等发汗解表药治之，汗出热退，至夜，体温旋即复升，过汗误汗，耗气伤津，久则耗液，阴阳间维持的动态平衡被打破，阴亏则阳无以藏。《格致余论·恶寒非寒病恶热非热病论》言："阴虚则发热……阴气耗散，阳无所附，遂致浮散于肌表之间而恶热也。"热者寒之，施以寒凉之药，热只可暂降，终不可愈，何也？水不足故也，复投以汗法，初则阴伤不著，可见汗出，久则阴液煎熬，汗出乏源，热不见退，午后及夜间热甚，缘由阳昼出于表，夜入于里，入里之阳与里热相合，故见热甚；阴伤则津亏血少，中焦液耗，肠腑津亏，水不行舟，此为阳明误汗，致胃家实等一系列变证，当通腑泄热，急下存阴。倘无邪实，但见口唇干红、皮肤干燥、苔白厚而燥者，为阴气虚而有虚热之证，当补而兼清之，可于辨证方药中加增液汤，汗出有源，热随汗解。

气者，机体功能活动之动力；津血者，气之载体也。津汗同源，发汗过多，耗伤气津，中气耗伤，无力斡旋中焦气机，气滞于中，则见腹胀满。《伤寒论》曰："发汗后，腹胀满者，厚朴生姜半夏甘草人参汤主之。"气虚推动无力则见便秘，耗气明显表现为脏腑功能低下，无力运转，此便秘以排便无力为主要表现；津伤明显则表现为肠道津亏、便质干结。前者重在补气健脾，后者重在润肠。今之小儿便秘者尤多，重用生白术治疗小儿便秘，究其原因，一则可养脾阴，二则补气以助动力，故可获效。临证不可但见腹胀、便秘而投以硝黄以泻之，必犯虚虚之戒。气为血之帅，血为气之母，行气之时可佐以活血之药。《金匮要略·惊悸吐衄下血胸满瘀血病脉证治》曰："病人胸满，唇痿舌青，口燥，但欲漱水，不欲咽，无寒热，脉微大来迟，腹不满，其人言我满，为有瘀血。"行气之时，勿忘活血。然亦有因虚而滞者，当补之，如《景岳全书》中说："若实而误补，随可解救，虚而误攻，不可生矣。"医者不可不察。

二十、临证须分少火、壮火

人体中气、血、津、液，凡能为机体所用者，皆为人体之精华，机体任何功能的发挥必然要建立在一定的物质基础之上，在不断地消耗与补充中完成新旧更替。若气血津液运行失常，不能为机体所利用，则会导致疾病的发生。如瘀血为血液运行失常，不循常道所致；痰饮水湿为津液运行失常所致。气作为人体生命活动的动力之源，安其位、循其经，为生理之气，又名少火；反之则为病理之气，又名壮火。

临床中人们往往将阳气与热联系在一起，这是失之偏颇的。阳气属人体之正气，为人体的生命活动提供能量，病理状态下的热和火则会耗伤人体的正气。《素问·阴阳应象大论》曰："壮火食气，气食少火。壮火散气，少火生气。"小儿发热多为少火偏亢。少火者，人体生理之火，即正气，宜缓缓透发而不宜过泄，正常之时，化生营卫及各脏腑之气以护卫机体。例如小儿之变蒸，为人体生理之火，其为人体正气的一种表现方式，当病邪侵犯人体，正气奋起抗邪，正邪交争剧烈，故见发热等表现。壮火者，为病理之火，多由气血津液郁滞日久，郁而化热，此热多由邪气产生，为一种邪热，病多属实。小儿作为一个新生体，免疫功能尚不完善，某些方面表现为亢进，对外来刺激反应也较为敏感而剧烈，可能与未接触抗原，尚未建立完善的免疫记忆有关，故小儿之发热，多与免疫亢进因素有关。从圆运动的角度而言，小儿为少阳之体，其性象木，木主条达、升发。纵观儿科之疾病，发热之症尤为多见，为阳气过于升散之表现，此阳不可过于清泄，因其为人体之相火，宜于敛降，从而减少正邪交争的剧烈程度，以减轻对机体的损伤。壮火之热，多为郁火，因由病邪而致，其性属实，邪去而正自安，热自退。亦有因伏邪而致热者，此热非外感，亦非阳气外散，乃正虚邪气侵袭人体，伏藏于体内，待机而发，此病发在里，一派壮热表现，治当直清里热，或透邪以外达。

壮火多为郁火，郁火有两种：一种为兼夹痰湿、瘀血而致之火。盖火热为无形之邪，多依附于他邪而为病，治疗壮火重在祛邪，邪去则火孤毒散，故清壮火必以祛邪为先。二为因气滞致郁。正常阳气宜缓缓释放，邪束肌表，阻遏气机，则气不得外散，郁而为热，治当火郁发之，以散邪火。少火的治疗当慎用攻法，以防耗伤正气。少火之气偏亢，浮越于外，当遵《内经》之旨，"散者收之"，不可过用苦寒之药，否则必伤正气。少火宜助，壮火宜除。临床中同样是发热表现，当分清是壮火还是少火：壮火致热，以邪热为主，壮火耗气，最伤人体，火性炎上，扰乱心神，故可见神疲乏力等症；少火致病，热势虽高，但正气未损，患者多精神如常，且多有自愈之趋向。临证须详细辨别。

临床中小儿疾病是一个复杂的过程，少火为人体之阳气，壮火则为气血、痰湿郁滞而导致的病变，少火和壮火在某种程度上相伴存在，二者间又有密切的联系。少火为生理之火也为阳气，小儿素禀少阳之体，阳气相对较为稚嫩，且容易耗伤；同时正气的亏虚、机体各脏腑动力的不足，又会导致病理产物的郁滞，反过来还会耗伤人体的正气，如此循环往复。因而小儿固有的这种体质，决定了病机的复杂性。临床中我们在治疗儿科疾病时，常常遇到虚不受补的情况。四诊合参，本虚证俱，然稍补则滞，甚则内火上攻，若施以苦寒，折其热势，则益加克伐中焦，损伤正气。单纯的虚证和单纯的实证在临床中并不多见，攻补兼施应用更广泛，攻在于攻病邪的蓄积，补在于补正气的亏耗，故小儿疾病之治，当扶正气，抑壮火，二者同施，方可标本兼治。

二十一、鼻塞、清涕非尽主表寒

儿科为哑科，患儿多不能言语，即便能言者亦未可尽信，故于外感病而言，鼻塞、清涕在外感病的辨治中占有重要地位。鼻为皮肤黏膜的延伸，鼻塞为皮毛闭塞的一种表现，寒性收引，毛孔闭塞故见鼻塞。李梴在《医学入门·鼻》中言："新者，偶感风寒，鼻塞声重，流涕喷嚏，宜以风寒治之。"毛窍开阖功能的发挥皆有赖气血之濡养，倘肺气不足，宣肃失职，无力行津布液，毛窍失于濡养，亦见鼻塞流涕。《灵枢·五癃津液别》说："三焦出气，以温肌肉，充皮肤，为其津，其流而不行者为液。"《灵枢·本神》云："肺气虚则鼻塞不利，少气。"

涕者，肺之液，肺通过宣发作用，散津于鼻窍，以濡润之。肺气足则津液输布正常，空窍得养，津无散失；倘肺气虚，无力摄津，则可见清涕不止。肺病后期出现鼻塞、清涕不止，外无表寒之象，多为肺气虚之见症。脾肺为母子之脏，误用寒凉，损及脾胃，脾气不足，肺气先绝，气虚不得上达于清窍，故见鼻塞不利。流涕为临床一症状，要结合其他临床表现，综合辨证，方能提高临床辨证的准确性。

肺痈者，为痰瘀互结于肺，致肺叶生疮、血败肉腐，而致脓疡。临床常见其有鼻流清涕之症，切不可概以表证治之。肺痈多以发热为主而恶寒之象不显，古人云"有一分恶寒，便有一分表证"，若无恶寒、流涕等象，可知表邪已入里。病之早期，倘有鼻塞、清涕之表现，可稍佐解表之药，方以麻杏石甘汤加减，宣散肺热，同时佐以化痰散瘀。待邪气渐次入里，表证不著，里证渐显，治以逐瘀化痰为法，以千金苇茎汤为主方，此方为治疗肺痈之祖方。

肺痈之疾，热咳痰喘皆剧烈，部分患儿见清涕不止，何也？盖因疾病初期，发汗以驱邪外出，阳加之阴谓之汗，汗者伤阳耗阴，复因中期正邪剧烈交争，难解难分，苦寒之药克伐中焦，脾胃亏虚，饮食转化水谷精微不及，土不生金，肺气亦虚，不得收涩津液，故见清涕不止。此非表寒，实乃气虚，切不可以表证治之。人体之气血相对恒定，用药如布兵，其最佳分布是将气血调至邪气之所。对于气血本已虚，里邪较重的疾病状态，若复引气血达于表，则内失坚守，必生他变。

二十二、辨痰

凡人体之津液，不能为机体所用便为邪气，津液代谢失常与肺、脾、肾关系密切。杨士瀛在《仁斋直指方论》中提出："夫痰者，津液之异名，人之所恃以润养肢体者也。血气和平，关络条畅，则痰散而无；气脉闭塞，脘窍凝滞，则痰聚而有。"

肺为水之上源，贮痰之器；脾为生痰之源，脾虚则津运失常而为痰；肾者主水，为生痰之根。《景岳全书·杂证谟》云："五脏之病，虽俱能生痰，然无不由乎脾肾。盖脾主湿，湿动则为痰；肾主水，水泛亦为痰。故痰之化无不在脾，而痰之本无不在肾。"

治痰，当先明其生成、运行、转归，《素问·经脉别论》曰："饮入于胃，游溢精气，上输于脾，脾气散精，上归于肺，通调水道，下输膀胱。水精四布，五经并行。合于四时，五脏阴阳，揆度以为常也。"指出了津液在人体转化、输布的整个过程。脾主运化，主要将水液及水谷精微转化为不同的物质，清者升，浊者降，使其各归其位，倘浊者不降而反升，则可上犯为痰。脾胃功能正常，运化充分，转至肺津液的杂质较少，较为精纯，肺之负担减轻，使津血各归其道，则何痰之有？外感病中，肺气为邪气所束，气机不能运转，功能失常，无力通调水液，而停于肺，久郁炼津为痰。因脾所致之痰，由脾转输至肺，因咳而动；因肺失司所致之痰，必咳数日而生痰，此不可不知。肾之为痰，由水之上犯所致。肾对全身水液代谢起调控作用，肾经循喉咙，挟舌本，其支者，从肺出，注胸中。肾水泛溢，喉间痰源不断，吐之即出，出而复现，故曰肾为生痰之根。

水者，其性趋下；痰者，津之所化，其性类水。古人云：世无逆流之水，因乎风也。人无倒上之痰，因乎气也。六淫之中，火性炎上，犯于上焦，肺气被郁，失其清肃，故其津液随火气而升者，凝而成痰；火易化腐生痈，甚者腥臭秽浊，血随痰出，非用清气化痰则无功。痰者，非人身之所有，非水泛为痰，则水沸为痰，但当分有火无火。肾虚不能制水，则水不归源，如水逆行，上泛而为痰，是无火者也，故治当分明。

痰之色：一般而言，清痰多主寒，黄痰多主热，浊痰多主湿，黑痰燥者多主火，润者多主寒。《望诊遵经》认为：痰因病生，病以痰著。痰形稠而浊，饮色稀而清。寒痰青，湿痰白，火痰黑，热痰黄，老痰胶。其滑而易出者，湿痰属脾；燥而难出者，燥痰属肺；清而多泡者，风痰属肝；坚而成块者，热痰属心；有黑点而多稀者，寒痰属肾。病新而轻者，清白稀薄；病久而重者，黄浊稠黏。

痰之质：润者多主寒主湿，燥者多主热及津亏。其质地又可分为：清、黏、黄、浓、脓五种。清痰是介于饮及痰之间的一种状态，多见于疾病初期未及化热或寒湿内盛之体。《金匮要略》云："病痰饮者，当以温药和之。"故治以温化，佐以通利。白黏痰为郁热炼津及素体津亏所致，邪热不著，治当润其津，清其热，化其痰；黄痰为邪热较著，治当清其热，散其火，软其坚，散其结，润其燥；浓痰者，为痰聚日久所致，治当顺势利导，涤痰导痰，驱邪外出；脓痰者，为痰郁日久与气血搏结，热盛肉腐，当遵顽痰治血，治当活血化痰、排脓祛瘀。

白痰非尽寒，黄痰非皆热。一般而言，痰色白属寒，色黄属热，泡沫痰，内有饮邪。何西池《医碥》认为，辨痰之法，古人以黄稠者为热，稀白者为寒，此特言其大概而不可拘泥也。以外感言之，伤风咳嗽，痰随嗽出，频数而多，色皆稀白，误作寒治，多致困顿。盖火盛壅遏，频咳频出，停留不久，故未致黄稠耳，推之内伤亦然。临床中常遇到，患儿时时咳吐黄痰，而其症不属热。因痰为津液所化，久郁于肺，久蒸其液，渐而转黄，非真热也。盖痰为标，人体之阴阳为本，痰色由白转黄是一个动态变化的过程，转化过程的快慢与邪热的盛微、病势的缓急及人体津液的耗损程度有关。倘感受外邪，病势较重，津液虽受热灼而成痰，频咳频出，停留尚短，不及化热，病之初期津液化源尚足，故痰液尚未致稠变黄。

痰液排出顺畅，为人体正气驱邪外出的佳象。随着病情的好转，痰色由白转黄，往往是咳嗽好转的佳兆。盖痰由津液所化，津液失其输布，停聚为饮。在肺而言，肺脉压力增高，水不下行，聚而为饮，现代医学谓之固定细湿啰音。倘病情持续进展，水液持续渗出，则痰液不及变黄。因而第一步当截其病势，使其不再进展，已渗出之水液，必待黏稠方可排出。陈士铎《石室秘录》曰：已病之痰，痰在中焦也。必观其色之白与黄而辨之，最宜分明。黄者，乃火已将退也；白者，火正炽也。故临床应明病之标本。

二十三、流感治疗心得

流行性感冒，简称流感，有甲型流感、乙型流感、丙型流感之分。其中乙型流感、丙型流感属祖国医学的"温病"范畴；而甲型流感属"瘟疫"范畴，系由感染瘟疫毒邪所致，传染性强，常于某季节大面积流行。虽然目前已经有奥司他韦、帕拉米韦等有效的抗流感药物，但随着流感病毒的耐药性增强、变异性增加，其每年的死亡率依旧很高，流感的治疗仍是我们需要解决的难题。近年研究发现，中医药治疗流感疗效确切，治愈率高。我认为中医治疗流感，当重拳出击，防止邪气内陷脏腑，临床体会如下。

流感为瘟疫之邪，较六淫之邪致病力强，不按经传变，可从皮毛快速入里，亦可由口鼻直中脏腑，故临床多见病情急骤，传变较快。除发热外，可伴有呕吐、腹痛等阳明症状，亦可见神昏、抽搐等神志改变。流感可侵犯五脏六腑，症状多端。吴鞠通在《温病条辨·杂说·治病法论》中曰："治外感如将，兵贵神速，机圆法活，去邪务尽，善后务细，盖早平一日，则人少受一日之害。"其指出了外感病治疗之法。儿童流感较普通感冒有其自身特点：其一，儿童为高发人群，可能与其体质密切相关；其二，该病进展迅速，与普通六淫之邪不同，病势急转直下，甚者出现逆传心包，导致一系列神志表现；其三，该病通过口鼻而入，邪气可直中脏腑（肺及胃肠）；其四，小儿为纯阳之体，戾气之邪侵袭患儿易从阳化热。故在治疗上，需重拳出击，及时截断疾病之传变。仲景关于桂枝汤的服用法、吴鞠通关于银翘散的服用法，均昭示后人，外感疾病当须用重剂。外感病多从表而入，病位多在上部、表部、上焦，古人云：治上焦如羽，非轻不举。此言药之质地，气味之厚薄，强调透邪以外出。而对于流感之邪，须重用其剂，此重剂含义有三，一乃服药之频度，二乃用药之质地、气味，三乃常用重剂。如仲景《伤寒杂病论》所载桂枝汤煎服法多为后人所推崇："若一服汗出病差，停后服，不必尽剂……若汗不出，乃服至二三剂。"鞠通多有仿效，譬如银翘散一方所载："病重者约二时一服，日三服，夜一服；轻者三时一服，日二服，夜一服。"倘治疗稍有犹豫，则病邪乘势直取于里，此时欲挽其势，必费周折，譬如行军打仗，拒敌于外，即便厮杀剧烈，对自身影响亦小，倘待敌入城，敌我交织，难解难分，伤敌一千自损八百，非可取之法。流感属"温病""瘟疫"范畴，倘病邪在表，重拳出击，即便未能于表克敌，削减其势，然入里之邪亦不会太重，丧命者也少。

上海名医姜春华云："重用清热解毒，早用攻下直折，及时活血化瘀，迅速固正防脱。"强调"医之贵不在识得疾病的发展规律，而在于能截断发展规律"。在表之时失治误治，则邪从口鼻而入，直中于里，故治疗当重视通腑泄热。邪之来路为邪之去路，然此去路与来路虽方向同，但出路不同，应使邪气从胃肠而出，肺与大肠相表里，胃直接通于大肠，故通腑泄热为此期治疗大法。国医大师朱良春治疗急性外感病提出"先发制病，早用通利"。普通外感病，起病多在表，进而渐次入里。甲型流感属"瘟疫"，因戾气引起，部分起病则表里同病，初期仍可遵叶天士"透热转气"之法，以外透为主。盖表里之区别，表证多影响无形之气分，里证可波及津血，发热一症多为邪气阻滞人体气机，流感之邪为病，初期即为表里同病，故可用表里双解之法。外感病的治疗，以贯通人体上下气机为治疗之关键，气机一通，则邪有出路，流感病治疗可仿此。

另有虚人外感，其治疗另当别论。邪之所凑，其气必虚，虚人之感，非扶正无以建功，戾气之邪兼夹六淫之邪为病，故治疗当须有所侧重。体为本，邪为标，邪气作用于机体而发病，小儿正气较成人偏虚，虚虚之体，难以保全，治疗宜初期解表，其次清利中焦，给邪气以出路，最后以清补结合而收功。邪踞日久必耗正气，留邪一日，则正伤一分，其来如暴风骤雨，其去当如秋风扫落叶。流感之邪所致之病，虽以三阳合病较为多见，然亦有体虚之儿，感邪之后邪从阴化，表现一派寒象，初期治疗即可扶助阳气。故临证须观其脉症，知犯何逆，随证治之。

二十四、喘证治验

喘证无外乎虚实两端，气机失常为发病之关键。虚喘多由五脏亏虚、气血津液化生乏源，机体不能得到濡养，五脏气争而致；实喘多由痰饮、水湿、气滞瘀血阻滞气机运行，邪气阻隔所致。由于脏腑亏虚多与病理产物相伴而生，因而临床所见疾病，多为虚实夹杂之证。喘证的辨证离不开阴阳五行，喘发于肺，先及脾，后及心肾，其治疗遵循久咳治脾，久喘治肾，总不离肺，宜采取标本兼顾，依据虚实的多寡，随证治之。

（一）病因病机

1.气机运行失常是导致喘证的根本因素　《素问·至真要大论》曰："诸气膹郁，皆属于肺。"指出喘的本质为气机的运行失常，且与肺脏关系密切。肺主气，司呼吸，主一身之气及呼吸之气，肺的宣发肃降功能正常，则气机调畅，呼吸均匀，不作喘。然喘亦不止于肺，兼及五脏，五脏致病，凡气的生成不足，或失升降，或出入不利等，均可致喘。如张锡纯曾提出："然欲究喘之病因，当先明呼吸之枢机何脏司之。喉为气管，内通于肺，人之所共知也，而吸气之入，实不仅入肺，并能入心，入肝，入冲任，以及于肾。"

2.痰饮瘀浊是导致喘证的主要因素　津液为人体的重要组成部分，对人体脏腑经络起着滋润濡养作用。若脏腑亏虚，津液不能随气血流布周身，则聚而形成痰、饮、水、湿、瘀，阻滞气机，气机上逆而为喘。肺为贮痰之器，痰饮生成最易停滞于肺，影响肺气的宣发肃降，初则为咳，痰堵较甚则出现喘促。有形之邪阻滞气机，影响气血交换及输布，病理产物由脏腑运化失常产生，反过来又会阻滞脏腑气机，影响脏腑功能的发挥。

3.外感及饮食是儿科喘证的重要诱因　小儿脏腑娇嫩，皮毛薄弱，易于感邪，感受外邪为其喘证发生的重要因素。《症因脉治·喘证论》曰："外冒风寒，皮毛受邪，郁于肌表，则身热而喘……壅于肺家，则咳嗽而喘。"肺为娇脏，居胸中，为五脏六腑之华盖，外邪侵袭机体，肺之宣肃失常，气机上逆而为喘。《素问·六节藏象论》曰："天食人以五气，地食人以五味。"小儿脏腑薄弱，脾常虚，饮食不节则可导致痰湿内生。《医方论·消导之剂》有云："多食浓厚则痰湿俱生。"痰湿壅阻于肺，肺气壅滞上逆，从而发为喘证。

（二）辨证

本病以调整脏腑气机，复肺之宣降为治疗关键。临证初期以祛痰降气为要，中期攻补兼施、佐以健脾，后期以补肾纳气为主，温补心阳，临证多能应手获效。

1. 辨痰饮　痰为体内津液代谢失常所生，总不离肺、脾、肾三脏，盖痰之标在肺，其本在脾，其根在肾。痰有内痰、外痰之分，内痰多责之脾肾，外痰多责之肺。治内痰者，须健脾益肾为本，脾肾健则生痰无由；治外痰者，须以温化、通利为法。痰邪去则宣肃之令行，喘不复作。根据痰饮的性状可分为新痰、宿痰、老痰、顽痰。针对痰邪的不同特点，分别采用化痰、涤痰、豁痰、坠痰等不同治法。痰亦有轻重之分，如热痰之证，如为新痰，轻者，枇杷叶、竹沥化之；重者用浙贝母，阴伤者川贝母润之；浓痰者海蛤粉清之化之；脓痰者海浮石清之化之、散之；再重者予破瘀之品冬瓜子、桃仁去腐生新。

2. 辨气血　《灵枢·本脏》云："肺高则上气肩息咳。"指出喘证乃肺气上逆所得，故治疗中尤应以调气机为重。一身之气由肺所主，根在肾，肾主纳气，喘之初发，肺气不降，以降气为先，久之耗气，肺气无根，气机上浮而喘促。善治喘者，必以调气为先，使气复归于常，则痰可消、喘可平，临证用药采用"背反偕同"理论，运用调气药须升降协同，若纯用降药，恐有反激之害。心肺同居上焦，心主血，肺主气，气血二者相辅相成，互相为用，临证强调气血同治，气血调则痰邪可去，邪不复生，其喘自平。临证多用赤芍、红花、川芎，尤其红花一药，质轻而入上焦，为行肺血之要药。现代药理研究表明，活血化瘀药具有改善微循环、增加血流量及解除支气管平滑肌痉挛、调节呼吸道菌群、抗感染、抗缺血缺氧、促进组织修复与再生、促进增生性病变的转化和吸收、改善机体免疫功能等多种作用。

3. 辨病程　中医认为病久及肾，喘证初期在肺，久则及肾。《类证治裁·喘症论治》云："肺为气之主，肾为气之根，肺主出气，肾主纳气，阴阳相交，呼吸乃和。"喘之初期，病多在表，治以祛邪为主；病之渐进，多耗伤人体正气，当以扶正为先。补肺亦有轻重缓急之分，轻者予南沙参、北沙参，重者予党参、人参、红参等品，据情而用。小儿乃"稚阴稚阳"之体，一旦感触阴寒之邪，真阳鼓动，趋表抗邪，症见发热，此时若以苦寒之品直折其热势，邪气虽退，里阳亦伤，无论误汗抑或误清，皆伤人之阳气，初则伤及脾胃，久则伤及心肾。对久病咳喘之证，治肺之时，强心固然重要，但须降肺气，升肾中阳气，收下降之肺气，补肾中之元阳，即治疗时要降气、纳气、补气、升气并用。病之早期，阳未衰，肺水已成之时，以葶苈子利肺之水邪以防肺病及心；久治迁延无效，必以附子大补命门之火，使真阳生，心阳得助，则阴邪可去。治疗时应注意补阳、强心、降气、纳气并用。

（三）经验方及方义分析

1. 温肺化痰饮加减（本方治疗久喘、虚喘效佳）

组成：制附子（先煎30分钟）、蜜麻黄、细辛、红花、阳起石、煅代赭石、紫苏子、白芍、赤芍、芦根、鱼腥草、炒莱菔子、桃仁、葶苈子、紫菀、款冬花、橘络、橘红、炒僵蚕、蝉蜕、五味子、地龙、炙甘草。

方义分析：方以麻黄细辛附子汤为主方，制附子补肾阳以资气之化源，细辛搜剔寒结以复气之通路，蜜麻黄开皮毛以促气之敷布，三药合用，使气贯通周身，补散兼施，行而不滞；桃仁、芦根、鱼腥草、葶苈子取千金苇茎汤之义，破瘀逐痰，四药祛痰之同时又可通利二便，给邪气以出路；赤芍、红花二药活血以助行气，调节气血运行；紫菀、款冬花、紫苏子、炒莱菔子四药降气化痰以平喘；久病入络，橘络、橘红、炒僵蚕、蝉蜕、地龙五药同用通络以化痰，且炒僵蚕、蝉蜕、地龙又可解痉以平喘；白芍、炙甘草二药有芍药甘草汤之义，一方面可佐治麻黄、细辛等药的温燥之性，与五味子合用又可收敛肺气以防耗伤；煅代赭石、阳起石二药同为矿物药，可重镇降逆平喘，煅代赭石色红入心，有生血之效，阳起石能激发肾中之阳气，有兴阳之效。

2. 附方一（平喘1号，治疗新发之喘、无热痰多效佳）

组成：麻黄、桂枝、干姜、白芍、甘草、细辛、法半夏、五味子、芦根、葶苈子、煅代赭石、鱼腥草、蜜紫菀、蜜款冬花、地龙、赤芍、红花、炒僵蚕、蝉蜕。

方义分析：本方以小青龙汤加减，病机为风寒闭肺，兼有里饮，适用于素体脾虚之患儿，痰湿内生兼感外寒。方以麻黄、桂枝等散表寒，以干姜、细辛等温化里饮，此皆为仲景紧扣病机、治本之法；该方特点是在原方基础上加用芦根、鱼腥草、葶苈子等药物，不仅可清肺之郁热，亦可化痰利尿引邪从小便而出；地龙、炒僵蚕、蝉蜕解痉扩血管；赤芍、红花活血以改善通气/血流比值，进而缓解机体缺氧；煅代赭石色红而入心，质重而降逆，不仅可以降逆平喘，同时可以生血、增加血液载氧量。

3. 附方二（平喘2号，治疗新发之喘、发热痰多效佳）

组成：麻黄、杏仁、石膏、甘草、炒桃仁、薏苡仁、芦根、鱼腥草、葶苈子、蜜紫菀、蜜款冬花、炒僵蚕、蝉蜕、炒莱菔子、瓜蒌。

方义分析：本方以麻杏石甘汤加减，病机为邪热壅肺，气机上逆，适用于阳热体质小儿感受外邪，入里化热，气机上逆。方用麻黄以宣透表邪，石膏以清内热；邪热郁于肺，在里之饮邪则易化热，蒸腾津液，炼液为痰，故以炒桃仁、薏苡仁、芦根、鱼腥草等加强清热化痰力度。邪去而脏自安，则气机畅，咳喘止。

夫喘者，必由气急不用所致。肺恶寒，盖寒性拘急收引，外邪客肺，气闭而不通，内郁之气不得外散，故壅于上而为喘，热喘者尤著。喘多由肺肾两脏所致，盖肺主气司呼吸，肺病多喘，肺外合皮毛，皮毛之病亦属肺也，此与外感异名而同类。在内者则为肺体失用，可分为虚实两端：虚者须辨阴阳，阴虚者多从本脏入手，而阳虚者当取培土生金之法，温脾肾之阳而暖肺金；实证多以祛邪为先，宣肃肺气为要务。

盖气为人身动力之源，有清浊之分，脾胃之气与吸入之清气合而为宗气，以贯心脉，行呼吸，今之以氧为人体动力，若肺体受损，肺亦难受用。譬如气管不通，气虽足而难用，体用不足而为病，此应治气管之病而喘自愈。中医认为小儿为纯阳之体，阳常有余，阴常不足，阴血本为一物，故易受风邪，其治当遵"治风先治血，血行风自灭"之训，治血之法，有行血、补血之别，治风当详辨内风、外风之异，观其脉症，随证治之。

心肺者，君相之脏也，君之有病，必先及相，心无力而肺无所主。肾主纳气，肾主骨生髓，血之病变多由肾生，故血中载氧不足亦可致肾之疾病，顺肾之性亦为治肾之法也。肺居上焦，为五脏之华盖，为诸脏中之表脏也，煅代赭石一物色红而入心，血中氧少则色淡红，故本药可补血而治喘也，亦取其重镇降逆之性。今人但虑气管之变而不言血之变，必有不效之病，古人云：奉心化赤而为血。桂枝通行血脉，助生血；肉桂温补元阳而亦有鼓舞气血生成之妙用。如四物者，熟地黄入肾，补肾中真阴真精，现代医学亦言血由髓而生；白芍者敛阴而和营，阴血本一源；川芎、当归以活血使补而不滞，此生血之本。血足、气足、管畅，则何喘之有？此亦四物治喘之理也。盖气全赖血载而周流一身，若血滞不运气，或血拒气而不受，二者难合一体，纵气足血畅，仍可作喘。

气血本为一体，二者相伴而行，皆由脾胃所化生。脾胃者，全身气机升降之枢纽，主运化水谷精微，气血之质与量无不由脾胃所统，脾胃健旺则气足而血纯，气足则动力有源，血纯则机体得养。脾虚则清浊不分，浊阴入血，则血不受气，纵气足亦不得用，喘亦难平。譬如因贫血而致喘者，为血虚无以载气所致，故脾虚日久，必当健脾养血以治喘。

二十五、论小儿咳嗽

《景岳全书·咳嗽》曰："咳证虽多，无非肺病。"肺为娇脏，不耐寒热，易感邪而为病。张景岳在《类经图翼》中曰："虚如蜂窠，下无透窍，吸之则满，呼之则虚。"肺脏居五脏至高之位，外合皮毛，为外邪入侵之门户。《素问·咳论》曰："五脏六腑皆令人咳，非独肺也。"故咳嗽一病不止于肺，亦不离乎肺。然咳之基本病机为肺之肃降失常，气机上逆，冲击气道而致。临证诊治咳嗽可把握以下关系。

（一）外感与内伤

肺外合于皮毛，开窍于鼻，外感六淫之邪，可通过口鼻直犯于肺。周学海《读医随笔》曰："凡人之气，由口鼻呼吸出入者，其大孔也；其实周身八万四千毛孔，亦莫不从而嘘噏。"外感所致病者，十有六七。肺朝百脉，百脉之气血皆可汇聚于肺，如张志聪在《黄帝内经素问集注》中所云："肺主气而位居尊高，受百脉之朝会。"五脏之邪气皆可传归于肺而为病。《景岳全书·咳嗽》曰："以余观之，则咳嗽之要，止唯二证。何为二证，一曰外感，一曰内伤而尽之矣。夫外感之咳，必由皮毛而入，盖皮毛为肺之合，而凡外邪袭之，则必先入于肺，久而不愈，则必自肺而传于五脏也。内伤之嗽，必起于阴分，盖肺属燥金，为水之母，阴损于下，则阳孤于上，水涸金枯，肺苦于燥，肺燥则痒，痒则咳不能已也。"外感咳者，必有外感之见证，古人云：有一分恶寒，便有一分表证。儿科为哑科，多不能准确表达症状，临床观察清涕与小儿表证之关联性尤为明显，然亦有病久体虚及素体肺气不足，气不摄津而致清涕外流者，不可不知，除此清涕以表证辨之多可获效。外感之咳，重在宣散外邪，肃肺之性；内伤之咳，当明其所相关之脏腑，理其气，调其血，驱其邪，观其脉症，随证治之。

（二）气与血

肺主气司呼吸，对调节全身气机运行具有重要作用，肺朝百脉，且为气血交换之场所，气血调和则百病不生。气为血之帅，血为气之母，气与血为人身之所有，可分而不可离。高世栻在《医学真传》中道："人之一身，皆气血之所循行，气非血不和，血非气不运。"现代医学认为，肺为人体气体交换的场所，一个完整的呼吸过程包括通气和换气两个方面，通气多由气道通畅与否而定，换气功能主要由气血灌注比例决定。小儿肺脏弹力组织发育差，血管较丰富，肺脏含血量多，通气/血流比值约为0.8，维持这个比值，有利于维持肺通气和肺换气，实现肺生理功能的正常发挥。中医着重强调气血关系，一般而言，咳之初期，病多在气，重在调理气之升降功能；久病多瘀，久咳病多及血，治当气血同调，气血和则体安。

（三）"体""用"之关系

"体"者，有形之质也，譬如脏腑、血、津液等物，视而可见，触之可及；"用"者，无形之功能者也，譬如神、魂及五脏功能皆为此类。就气血而言，血为"体"而气为"用"；"体"为内在之根基，"用"为外在之反应。一般而言，"用"伤为轻，"体"伤为重，二者相互作用、相互影响。"用"伤易疗，"体"伤难复。"用"伤而"体"未伤众医皆知，"体"伤"用"未伤则诸医难辨，故可结合现代影像学以了解肺体。"用"病者多表现为功能失常，"体"病亦可表现出功能失常，且病之轻重不同。药亦有"体""用"之别，调"用"之药多走气分，如麻黄、杏仁之属；治"体"之药多行血分，如桃仁、赤芍、红花之类。"体"主静而"用"主动，"体""用"以流动之体液相联系，气化为其连接的一个途径，其动而为"用"，静而为"体"。"用"伤者但治其用，病多在气，肺主气故也，治气为主总以恢复肺之宣降功能为第一要务。病之深入，致痰饮蓄积者，可在理气基础上加用通利之药。病久不解，肺津郁久，炼液为痰，化热为腐，必成肺痈，此时非用活血之药病不可除。辨证论治为中医之核心，证由症得，且症乃机体功用失常之外象，"用"伤必症出，故察"用"为中医之所擅长。至于观"体"则为中医之所短，若拘于辨证，据"用"之变而推其"体"之伤，稍有不慎则多有所失。"体""用"二者，"用"在外，为机体功能表现，初者仅"用"病，其病久不愈乃可累及于"体"；"体"居内，为"用"之物质基础，"体"既伤而"用"多受其害，遂致症出。故"体""用"之病，无论何种皆要顾其"用"，至于顾"体"与否，则须详察。然亦有"体"伤已久，机体渐而耐受而其"用"似如常，医者多有不察，以致贻误病情。"体"伤须治其体而复其"用"，"体""用"同治，相辅相成。

（四）虚实关系

《素问·通评虚实论》曰："邪气盛则实，精气夺则虚。"肺脏疾病的治疗应首辨虚实，其次处理气、血、痰之关系，虚则补之，实则泻之。实证中属郁者十有八九，治当调节气血在全身的分布，盖中药之性味归经皆是引导气血重新分布以对抗邪气，正如人体自身，饮食后气血多聚于胃以促进食物消化，运动时气血趋于四肢肌肉以利活动。《素问·五脏生成》曰："诸气者皆属于肺。"凡气致病，无出虚与郁两端，虚者补其气。补气可分直补和间补，直补者，补其肺，补其表，以黄芪为主；间补者，补其母，土能生金是也，补其脾土，以参补之。肾为气之根，元气为诸气之本，肺虚之久，必耗中气，久则及肾。《素问·至真要大论》曰："诸气膹郁，皆属于肺。"气之实者，多以气郁为主，复肺之宣发肃降、上通下达为治疗之重中之重。肺位居高，治以肃肺为要，在表之郁当宣其肺，在里之郁当理其气，兼以活血，血为气之帅故也。无论虚郁，皆佐药引气血直达病所。痰为人体之津液所化，与水同类，脾为生痰之源，肺为贮痰之器，痰为标，气血亏虚为本，治痰不离乎肺亦不止于肺。《丹溪心法》云："善治痰者，不治痰而治气，气顺则一身之津液亦随气而顺矣。"痰为津液所化，病之早期可通利，以泻肺水，盖津由热蒸，聚而为痰，故可化而利之；待痰已成，吐而排之为最快捷之法。虚证治疗需注意：久病多虚、多瘀，久病及肾，久病入络，故扶正固虚、补肾通络为治疗肺脏久病的一大治法。

（五）从五脏论咳嗽

1.从肺论治，调肺以复气　《素问·宣明五气》曰："五气所病……肺为咳。"咳不离乎肺，亦不止于肺，故治咳必治肺。咳嗽一症，无论是何种原因所致，均当调理肺之宣发肃降，以复肺气。外感之邪，多从皮毛而入，治宜因势利导，宣肺散邪。咳嗽初期，病位多在肺，多无其他脏腑病变之明显见症。外感初起，治宜宣散外邪，清肺之郁热，以麻杏石甘汤为代表方。吴鞠通在《温病条辨》中云："治外感如将，兵贵神速，机圆法活，祛邪务尽，善后务细。盖早平一日，则人少受一日之害。"他脏之邪及肺者，又当观其脉症，知犯何逆，随证治之。

2.从肝论治，敛肝以降气　《灵枢·经脉》有云："肝足厥阴之脉……其支者，复从肝，别贯膈，上注肺。"肝为刚脏，将军之官，性暴急，肝木上通天气，中植于土，下通于水，为连接五脏六腑之通路。小儿乃肝木之体，禀少阳升发之性，体阴而用阳，五脏之气机调畅皆赖于肝，气机不畅则百病生，诚如朱丹溪所言："气血冲和，万病不生，一有怫郁，诸病生焉。"咳呈阵发性、痉挛性，甚则涕泪俱出，此多为肝咳也。肝体阴而用阳，阴不敛阳，则肝阳上亢，肝气通于目，肝气上迫，肝液上涌则为泪；肝血上逆则面赤、颈静脉怒张；肝火伤及目络则目睛充血；肝火灼伤肺络则咯血、鼻衄；咳引两胁作痛为肝咳之征象。清·叶天士在《临证指南医案》中云："人身气机，合乎天地自然，肺气从右而降，肝气由左而升，肺病主降日迟，肝横司升日速，呛咳未已，乃肝胆木反刑金之兆。"指出阵发性呛咳为木火刑金之兆，结合小儿"阳常有余、阴常不足"的体质特点及肝之特性，宜敛肝之阳，随肝之性，故治宜疏肝、柔肝、敛肝为法，方以小柴胡汤合芍药甘草汤加减。若肝气上逆较甚，佐以镇肝之法；若阵咳较甚，佐以解痉之药。《素问·至真要大论》："诸暴强直，皆属于风。"外风宜散，内风宜敛。

3. 从脾论治，运中以行气 《类经·咳证》中"此皆聚于胃，关于肺"，指出脾胃气机升降与咳嗽有着较为密切的关系。"肺手太阴之脉，起于中焦，下络大肠，还循胃口"，提示肺胃二脏通过经脉相连。人体是一个有机的整体，脏腑间亦通过经络相联系。肺气的肃降正常与否，不仅与肺脏本身有关，亦与中焦气机的通畅有关。圆运动认为：中焦为枢，四肢为轴，人身之气机全赖中焦脾胃气机之斡旋，降胃即降肺。阳明为水谷气血之海，五脏之邪气，皆可聚于胃而上犯于肺。倘咳甚则呕，为胃气不降之表现。《素问·五常政大论》云："气反者，病在上，取之下。"此为治咳从胃肠着手提供了依据。中医认为肺与大肠相表里，腑通亦有利于肺之肃降，故临证治疗佐以通腑降气，腑气通而肺气通降有路。脾咳，多缠绵难愈，《杂病源流犀烛·咳嗽哮喘源流》中"盖肺不伤不咳，脾不伤不久咳"，指出脾伤是久咳的一个重要病因。中焦脾胃为全身上下气机之枢纽，肺气的下沉上达，无不经由脾胃，临证治疗以调理中焦气机为先，佐以通腑理气、健脾化痰之法。对于中焦气机升降失常、寒热错杂，予半夏泻心汤加减治疗。

4. 从心论治，清心以降气 心主血脉，血液之运行皆与心有密切的关系，《素问·至真要大论》云："诸逆冲上，皆属于火。"心火上逆则影响肺气之宣发肃降。正如王肯堂曰："火乘肺者，咳嗽上壅，涕唾出血，甚者七窍出血。"心咳多伴阵发性呛咳，咳甚者可伴见鼻腔充血、舌系带出血，甚则目睛充血。《温热经纬·陈平伯外感温病》云："温热为阳邪，火必克金，故先犯肺，火性炎上，难得下行。"指出火性上炎、克伐肺金的机制，临证治疗宜清心降火。气能行血，血能载气，气行则血行，血行则气亦行，故临证治疗宜气血同调，清心凉血，降火散瘀，治疗重点在一"降"字。心与小肠相表里，清心以利小便，辨证基础上加用导赤散。

5. 从肾论治，温肾以纳气　肾为先天之本，内涵元阴、元阳，为五脏阴阳之本。五脏之阳非此不能发，五脏之阴非此不能滋；下元亏虚，根基不固，气浮于上而不得收摄，上逆而为咳为喘。《素问·脉解》曰："少阴者，肾也……诸阳气浮，无所依从，故呕咳上气喘也。"中医认为天人相应，夜间阳气相对不足，加之小儿肾常虚，先天阳气储备亦不足，故症状以夜间为著。李用粹在《证治汇补》中说："痰之源，出于肾，故劳损之人，肾中火衰，不能收摄邪水，冷痰上泛者，宜益火之源。""肾生痰"可由肾阳虚、水津不布而成，也可因肾阴虚、虚火煎熬而致。补肾调肾乃为治疗痰饮的治本澄源之法。临证治疗肾阳不足，气化失司之咳，多用麻黄细辛附子汤加减治疗。

（六）时间辨证

咳嗽具有明显的时间特点，不同时间咳嗽对临床辨证亦有一定的指导意义。人以天地之气生，四时之法成，《灵枢·顺气一日分为四时》中"夫百病者，多以旦慧、昼安、夕加、夜甚"，指出一日昼夜之更替变化对人身之疾病有很大的影响。人作为自然界的一部分，人体阳气与外界阳气相通，一天之中亦有不断消长变化的过程。自然之阳气符合春生、夏长、秋收、冬藏的四季轮回特点，人体之阳气昼行于表，夜入于里，此为人体随昼夜变化而做出的相适应的调节，天人相应即此理也。生理状态下，人体的各种功能会根据外界阴阳消长做相应的调整，从而保持气血津液有规律地生化输布；病理状态下，外界阴阳的变化，会成为病情加重、宿疾复发的条件。同时因人体阴阳消长会有不同的反应状态，呈现出不同的发病时间节律性。人体气血盛衰皆有定时，十二经脉、脏腑九窍、气血津液的循行流注皆按一定时辰有节律地往复循环，而十二经气血流注节律往往影响着疾病的发生和发展。当气血流注于某一经时，该经气血充沛，脏气旺盛，可与邪争，因而时间节律在中医辨证中具有重要的指导意义。

黄昏嗽，病症名，又名黄昏咳，因肾虚虚火上炎或食积痰湿所致，每在黄昏时发病之咳嗽。《丹溪心法·咳嗽》曰："黄昏嗽者，是火气浮于肺，不宜用凉药，宜五味子、五倍子敛而降之。"《杂病源流犀烛·咳嗽哮喘源流》曰："黄昏咳，肾经阳衰阴弱，虚火上炎也。当补脾肺，生肾水，不可专用嗽药，宜六味丸、六君子汤间服。不论大人小儿，黄昏熟睡中忽咳两三声，食积痰也，消其痰而咳自止，宜二陈汤加山楂、神曲、麦芽。"

《类证治裁·咳嗽论治》云："以一日计之，清晨嗽为气动宿痰。"一是小儿脏腑娇嫩，形气未充，具有肺、脾常不足的生理特点。脾与胃相表里，辰时为胃主之时，脾虚，胃亦虚，然而因湿困日久，气机不畅，阳气受损，升降不利，水谷不能化为精微上输以养肺，水液内聚，反因清晨阴消阳长，阳气蒸腾，炼液成痰，上干于肺而发病。二是痰饮留伏，清晨外界阳气尚弱，机体遇寒，触动伏痰，痰阻气道所致。阴虚肺热证发病时辰高峰点在子时，高峰期集中于夜间。斯建中认为，小儿久咳后，肺阴受损，午夜后阳长阴消，阴阳失衡，阴虚火旺，虚火灼肺，而发为咳嗽，故午夜咳嗽与肺肾阴虚关系最为密切。《类证治裁·咳嗽论治》云："夜半嗽为阳火升动，宜滋阴潜阳。"

二十六、治病当合天时——谈小儿湿温病证治

元代医家滑伯仁云："不读五运六气，检遍方书何济。"强调了外部环境对人体的重要影响。人生活于天地之间，无时无刻不受外部环境的影响，正如《素问·宝命全形论》云："人以天地之气生，四时之法成。"内外环境的交换在维持人体正常生命活动中发挥重要作用。

人体与自然不断进行着物质能量的交换，人体摄入的水谷通过脏腑转化为人体活动所需之能量，人体外部则是由六气、磁场等组成的无形的能量场，人体与外界能量的作用方式取决于各自能量的大小。人作为自然界的一部分，其对自然外部环境的影响是有限的，而自然作为一个大环境对人的影响却不容忽视。一般而言，人体是一个内热外寒的统一体，机体内部温度高于体表温度，自身能量越高其受外部环境影响越小，疾病的发生取决于内外部力量对比。

儿童时期处于人生阶段的早期，五脏六腑成而未全，全而未壮，当机体自身功能较弱时，则容易受外部环境变化的影响。天之四时各有主气，不得虚则邪不能独伤人。外部环境为重要的外因，不仅有五运六气对机体的宏观影响，同时也有四时各自主气的影响，因而临证之时，当明其主气，据此辨证用药，以提升诊疗的精准度。

在四时外感病中，依据主气辨证用药是中医处方用药的一个重要方面。古人云：四时用药要先顺应时令，不能杀伐天地间的祥和之气。所以春季宜加辛温之药，如薄荷、荆芥类，以顺应春季上升之气；夏季宜加辛热之药，如香薷、生姜类，以顺应夏季浮动之气；长夏季节宜加甘苦辛温之药，如人参、苍术、黄柏类，以顺应化成之气；秋季宜加酸温之药，如芍药、乌梅类，以顺应秋季下降之

气；冬季宜加苦寒之药，如黄芩、知母类，以顺应冬季沉郁之气。顺四时之性而用药，以减少气候等外因对机体的影响，以药之偏纠四时主气之偏。

外感六淫之外，戾气亦常有之，因其起病急骤、病情危笃，临证治疗尤当慎之。《素问·五常政大论》中"必先岁气，毋伐天和"为时病的治疗法则。《素问·六微旨大论》云："非其位则邪，当其位则正，邪则变甚，正则微。"又云："气有胜复，胜复之作，有德有化，有用有变，变则邪气居之。"五运六气可以影响一定时期的气候，超出了四时的范围。

在四时主气中，长夏之时，天之热气下迫，地之湿气上升，二气相持，不得上下，氤氲于天地之间，湿邪遂生。暑性开泄，致腠理开张，湿邪乘虚而入，侵犯肌表，客于腠理，卫阳郁遏，不得敷布而发热，可发为湿温病。其大规模的流行不仅仅与季节有关，与年份也有一定的关系，当二者聚合到某一特定时间点时，则可导致某种时行疫病大规模的流行。湿为有形之邪，中医有化湿、燥湿、利湿等多种方法，强调给邪气以出路，补现代医学治疗之不足。

静脉输液已成为临床中最主要的治疗方式，并在现代治疗中发挥重要作用，殊不知对于内热体质而言，除药物的治疗作用外，补充的水分能够中和多余的热量，对发热性疾病本身就是一种对症治疗。对于湿温病而言，体内津液不能及时转化利用而化生湿邪，脾胃亏虚，运化失司，若短时间注入大量的水分，超出机体的代谢能力，对机体而言变成了一种水湿病邪。如以葡萄糖作为溶剂，其味甘，入脾多助湿，多困厄脾气，加重脾湿，因而输液在治疗湿温病时并不能取得良好效果。

中医药治疗重在调整机体的内环境，外湿为标，内虚为本，内外相合而为病，其病机不离湿和虚两方面，治疗中宜遵外湿当散、中湿当化、下湿当利的治疗原则，其中调脾胃及三焦为治疗之关键，后期当顾其虚，时时不忘给邪以出路，以达到标本兼治的目的。具体治法如下。

1. 理三焦，畅气机　湿温所致发热，多由湿邪留连，弥漫三焦，阻滞气机，郁而发热，故开通三焦气机为治疗湿温病之第一要务。脾胃居于中焦，为脏腑气机上下升降之枢纽，对调节全身气机的运动起着关键作用。气行则湿化，气滞则湿阻，中焦脾胃气机调畅，斡旋功能正常，则三焦通利，故调理脾胃气机尤为关键。

2. 辨病位，权湿热　暑湿袭人，中于皮毛，则病偏表；入于口鼻，直中脾胃，则病偏里。邪偏表者，方用藿朴夏苓汤加减；病位偏里者，方用三仁汤加减；邪留半表半里之膜原、少阳胆腑者，治以清解，多用柴胡、黄芩、草果、厚朴之类。临证又须详辨湿热之轻重，就病邪性质而言，湿重热轻、热重湿轻、湿热并重者皆有。湿重者，利之为主，佐以清热，方用三仁汤加减；热重者，清热为主，佐以渗湿，方用王氏连朴饮加减。故临证不可拘于一方一症，须观其脉症，随证治之，选方精准，方能应手获效。

3. 察病机，明虚实 暑性升散，耗气伤津，湿性黏腻，病程缠绵，暑湿相合，留连日久必伤正气。脾为太阴湿土，居于中焦，暑湿困脾，必克中气，百病皆因中气不运，升降反作而起，用药宜首重中气。湿温之邪所致发热，病多缠绵，热久必伤气阴，此类患儿用单纯清利之法，热可暂退，继而复起，终难向愈。医者多遵叶天士"灰中有火"之诫，不敢妄补，以致疾病缠绵。于湿温病后期清利湿热同时可佐以补气药，诸如太子参、西洋参等平补中焦之药，鼓舞正气，驱邪外出，切忌投以黄芪、党参等温补、壅补之品。

二十七、反复化脓性扁桃体炎的中医证治

《素问·至真要大论》曰："诸痛痒疮，皆属于心。"脓者，为疮疡之外在表现。心者主火，火性结聚，易化腐生痈，故化脓性扁桃体炎的发生不离乎火。然火有虚实之分。实火者为胃中之热，阳明为多气多血之府，故其热也甚；虚火者，相火也，源于中下焦之阳气不归其位而致。

小儿体质的基本特点为阳亢于上，土虚于中，阴虚于下，其根多不固。肝木为人体阴阳气血分配的通路，一定程度上决定着人体气血阴阳的分布。人之六经，起于手太阴肺经，终于足厥阴肝经，阴阳交尽之时便为厥阴经。而小儿体属木，故而厥阴风木之证较多，这也是柴胡剂在儿科应用较广的一个主要原因。全身气血分配情况决定着小儿机体状态，小儿为初生幼苗，生机蓬勃，因而阳气偏亢于上。从小儿的临床症状来看，儿科火热性疾病较多，与小儿纯阳之体的特点有诸多类似之处，如口疮、疱疹性咽峡炎、扁桃体炎等，其中反复化脓性扁桃体炎是临床比较棘手的一类疾病。急性扁桃体炎与体内肺胃积热有关，然反复化脓性扁桃体炎因阳虚而致，虚阳上越者亦有不少，久病及肾，反复发热则耗伤人体之元气、真阳，后期可合并自身免疫性疾病，如类风湿性关节炎。盖阳气者，精则养神，柔则养筋，阳气耗伤，则筋脉失养，而引发类风湿性关节炎。《辨证录》说："阴蛾则日轻而夜重，若阳蛾则日重而夜轻矣。斯少阴肾火，下无可藏

之地，直奔而上炎于咽喉也。"

阳明为多气多血之府，人体之能量多由其所生，并以阳气的形式表现出来。热为火之渐，火为热之极，人体之阳气宜缓发而不宜骤泄，故当以中土覆之。就自然而言，地壳阳气急剧释放，则通过火山喷发的形式，从而导致生灵涂炭，地壳薄弱即为土虚，土厚则不至此。农村烤红薯的时候，不是直接放在火上烧，而是在其上覆一层土，通过土的热量缓缓透于红薯中，烤出来的红薯，熟而不焦，此因土能缓火之性，使其缓缓透发。人体之中，中土为调和阴阳之枢纽，人体气机的升降，无不依赖于此。

反复化脓性扁桃体炎的治疗，首先，重在培补中土，滋补下元。土实则能受纳，胃无积热；土厚则覆火于下，则不外泄。《医理真传·伏火说》云："世多不识伏火之义，即不达古人用药之妙也。余试为之喻焉：如今之人将火煽红，而不覆之以灰，虽焰，不久即灭，覆之以灰，火得伏即可久存。"其次，畅中焦之通路，使上越之阳得以沉潜，复归其位。中焦之郁，其因有二：其一，脾主湿，湿易困脾阻络，治当祛湿以通络。其二，火生土，土离火而生机无由，冬季阳气蛰伏于下而万物凋零，故冬天种不出庄稼，春夏阳气升发则万物复苏。同样，寒冷的环境亦不利于肝木的升发，木以温用事，因而当时时照顾肝的疏泄特性。

二十八、重症肺炎须强心

临床中发现有先天性心脏病患儿的肺炎较难痊愈且多伴见急危重症，在我国，重症肺炎合并心力衰竭仍然是小儿死亡的常见原因之一。中医认为，心主血脉，肺主治节，心肺对血液的运行尤为重要。《难经·四难》云"呼出心与肺"，说明呼吸功能的正常发挥是心肺共同作用的结果。心肺功能的协调有赖宗气的调控，宗气者，胸中之大气也，积于胸中，注于上下，贯心脉，行呼吸，资先天，调控心肺功能。由于宗气能调控肺的呼吸功能和心脉的循环功能，所以宗气是心肺相关的功能基础。宗气运行失常则可导致血行瘀滞，《灵枢·刺节真邪》云："宗气不下，脉中之血，凝而留止。"盖心肺同居上焦，心主血脉，肺主气，朝百脉，辅心而行血脉。肺病日久致气虚，气虚而致血瘀，气是两者病理的相关因素，肺病血瘀，必损心气。清·周学海《脉简补义·卷下》曰："百脉皆由肺以聚于心，由心以达四肢百骸。"二者共同协调完成血液的运行。

张锡纯在《医学衷中参西录》中说："知肺叶之阖辟，固为大气所司，而心机之跳动，亦为大气所司也。今因大气下陷而失其所司，是以不唯肺受其病，心机之跳动亦受其病而脉遂迟也。"大气乃肺所主，作用于心，使心肌跳动。心肺复苏即是明证，心停而肺亦停，反之亦然。《灵枢·动输》说："肺气从太阴而行之，其行也，以息往来，故人一呼，脉再动，一吸脉亦再动，呼吸不已，故动而不止。"人一呼吸，则脉动，也只有脉动，血行通利，肺才能发挥"主气"功能。呼吸本身能推动气血的运行，如常叹气，多伴肝气郁结，气滞血瘀，叹气有利于调控气血运行。肺气久虚，失其清肃之权，日久多及于心。

《医学集成·心跳》曰："心系于肺，肺为华盖，统摄大内。肺气静，则心安；肺气扰，则心跳。"《读医随笔》曰："气虚不足以推血，则血必有瘀。"肺病及心，其因有二，一为耗伤阳气，二为导致血脉瘀阻。肺主气司呼吸，无论是过用发散之药，抑或久用寒凉，均可导致肺气耗散太过，生成不足。临证治疗时瘀血与扶正强心同治，故治疗有二，一曰补虚，一曰化瘀。补虚者，补其气，补其阳。凡病初则耗气，久则伤阳，补其心气非红参莫属，盖色红而入心，此取类比象之理也。久病及肾，因心肾为水火之脏，肾主闭藏，蓄积能量，可上济于心。心为阳中之阳，纯阳之脏，相对于其余四脏，其功能较为活跃，对阳气的消耗也是最大的；心者君主之官，心气不足则行血无力，疾病易作。强心以助血，血行则气行，津得布散。心主一身之血，肺主一身之气，人身百病，无不关乎气血。治疗重点在于温心阳，补心气。心强则血运如常，血利则各行其道，阴邪不生；血不循其道，出于脉外则为水、为饮，阻滞气道，必碍肺用，心不强则肺不愈，因此重症肺炎尤当强心。

二十九、大叶性肺炎中医辨治论述

大叶性肺炎为多种病原微生物所致病变累及一个肺段及以上肺组织，以肺泡内弥漫性纤维素渗出为主的急性炎症。病变起始于局部肺泡，并迅速蔓延至一个肺段或整个肺叶，属中医"风温肺热病""肺痈"范畴，临床表现与《内经》所描述的"喘鸣肩息""肺痈""上气"等相似，可以说是肺炎喘嗽病名的早期描述。本病的病位主要在肺，常累及脾，也可伤及心、肝、肾。基本病机为热毒闭肺，痰热瘀血阻滞肺络，肺络痹阻，热盛肉腐，因而出现"热、咳、痰、喘"及咳吐腥臭黄痰的典型表现。本病的发生、发展、转归主要取决于感受病邪的轻重、正邪之间的相互抗争及双方力量的消长变化。

肺痈为毒滞血瘀，壅阻于肺，肺叶生疮而成脓，痈者壅也，不通是也。该病临床发病多见以下几种情况：其一为阳热之体感受温热毒邪，感邪迅速入里化热，累及一侧或双侧肺叶；其二为久病失治、误治，邪气由表渐入于里，进而波及整个肺部；其三为素体脾虚，痰湿内盛，饮食不节，嗜食肥甘，积滞内生，蕴而成毒，上及于肺，肺叶生疮而致。该病病位主要在肺，基本病机为热毒壅肺，痰热瘀血互结肺络，肺络痹阻。由于该病进展快、病情重，病邪致病力强，与毒邪相似。毒可分为热毒、寒毒、湿毒，及外界中疫疠之气或六淫之邪过度偏亢导致的致病因素。《伤寒指掌》论："阴毒阳毒，乃是极热极寒之证。"《伤寒总病论》曰："假令素有寒者，多变阳虚阴盛之疾，或变阴毒也。素有热者，多变阳盛阴虚之疾，或变阳毒也。"指出阴毒阳毒与患者体质有关。

1. 热毒　热毒之性与六淫之火邪相似，火性炎上、结聚，易化腐生痈。中医将其称为风温邪毒，邪气往往迅速传变入里化热、化火，热毒炽盛，起病即可见高热不退。《成方便读》云："毒者，火邪之盛也。"热毒之邪炼液为痰，阻塞肺络，肺之宣肃失常，气机上逆而为咳，痰色黄胶黏，日久热毒蕴结，血腐肉败，成痈化脓。《金匮要略·肺痿肺痈咳嗽上气病脉证治》曰："热之所过，血为之凝滞。"瘀血即成，必阻肺水，经云"血不利则为水"，血出于脉，聚而成饮则病成矣。痰热和瘀血作为气血津液代谢失常的病理产物，一旦形成，两者又会互为因果，相互影响，如唐容川在《血证论》中指出"痰亦可化为瘀"，"血积既久，亦能化为痰水"。痰壅、血瘀胶结不解，肺络不通，又成为热毒之邪不易透散的根本症结所在。

2. 寒毒　素体阳虚及久病患儿，内有伏寒痼疾，寒邪袭肺，寒性凝滞，气不布津，凝聚为痰。寒邪客于肺脏，影响肺气宣降，使肺气郁闭，血行不畅而生瘀。《杂病源流犀烛》云："盖阴毒云者，乃寒邪直中阴经，久而不解，斯成毒也。"血得温则行，得寒则凝，寒邪犯肺，损伤阳气，使气血凝结，阻滞不通，血寒则瘀。此即《内经》所谓"血气者……寒则涩而不能流"，一方面寒邪伤阳气，气不运血，寒性凝滞，结聚一体；另一方面感受风邪及内有痰饮，素体阳气虚，从寒而化，寒邪伤人。《古今医统大全》云："此由肾气虚寒，脾家伤冷，内外皆阴，阳气不守，遂成阴毒。"就现代社会而言，久病及肾，累及肾阳，久服寒凉药物及抗生素应用日久多伤及脾阳，寒邪停聚。寒毒致病其机有二：一者，寒性凝滞，阻滞气血运行，气血瘀滞则肉腐痈成，谚云"流水不腐，户枢不蠹"，百病皆生于郁。二者，寒毒多伤及阳气，阳者主动，为全身动力之源，脏腑功能低下，推动无力，水停为痰、为饮，血滞为瘀。巢元方在《诸病源候论》中说："停滞累日，病证不罢，皆由毒气未尽。"

3.痰湿积滞之毒 小儿为稚阴稚阳之体，五脏成而未全，全而未壮，脏腑亏虚，功能失常，无力运转津血而导致病理产物蓄积；肺为清虚之脏，痰浊蓄积，郁而化热，致其娇脏之体受火热熏灼则易溃脓成痈，此为有形之邪毒。其中肺与胃肠联系尤为密切，《灵枢·经脉》云："肺手太阴之脉，起于中焦，下络大肠，还循胃口，上膈属肺。"且肺与胃肠互相影响，正如《外感温病篇》所说："肺主卫，又胃为卫之本，是以风温外薄，肺胃内应，风温内袭，肺胃受病。"中焦积滞，郁久化火，火热熏蒸，炼液成痰，痰热互结，循经转入于肺，灼伤肺络，则可致血败肉腐成痈。清·喻嘉言《医门法律·卷六·肺痈肺痿门》载："肺痈由五脏蕴崇之火，与胃中停蓄之热，上乘乎肺，肺受火热熏灼，即血为之凝，血凝即痰为之裹，遂成小痈。"又有小儿惯而无惮，饮食不节，嗜食肥甘，积滞日久，热蕴成毒，燥而灼肺，亦成肺痈。正如明·楼英《医学纲目》载："肺痈者，由食啖辛热炙煿，或醋饮热酒，燥热伤肺所致，治之宜早。"

综上可知，大叶性肺炎为感受毒邪所致，基本病机为邪毒犯肺，痰瘀阻络，壅而成脓，以解毒、化痰、逐瘀、排脓为基本治法，自拟金苇肺热清加减，使肺气通，毒热解，痰瘀散，则疾病愈。

邪实为主，当重视吐、下二法，给邪气以出路。《素问·阴阳应象大论》即有"其高者因而越之"。病邪在上当因势利导，使痰涎从上而出。朱丹溪直言"专主于痰，宜吐法"，并在《格致余论》中言"积痰在肺，肺为大肠之脏，宜大肠之本不固也，当与澄其源而流自清"，施以吐法而安。王冰谓"上盛不已，吐而夺之"，说明吐法主要是针对上部有形实邪而立的一种治疗方法。张子和亦言："然自胸以上，大满大实，痰如胶粥……非吐病安能出？"认为"治病重在祛邪，邪去则正安，不可畏攻而养病"。吐，可宣畅气机，开其闭塞，通其甬道，因势利导，驱邪于外。吐法适用于疾病中后期，津已成痰，瘀已成脓。临证又可将其分为排脓法、透脓法、托脓法。排脓者予桔梗、薏苡仁、败酱草等促进痰涎脓浊排出。透脓法以天花粉、穿山甲（穿山甲已列入国家野生动物保护名录，医者应用其他药品代替。——编者注，全书同此）、皂角刺为代表药，促进脓液外透。托脓法，气虚无力排脓，以黄芪、鹿茸为代表，托脓外出。元·危亦林《世医得效方·肺痈》中排脓散即以嫩黄芪为君，配伍川白芷、北五味子（炒）、人参排脓秽，补肺气。若有陈寒痼疾，非重用附子、细辛、人参无以建功，附子通十二经脉，善祛在里之伏寒，细辛性热，辛窜善行以散寒结，又可开肾窍，启肾闭，与人参相似，可温散阴霾。

肺络以"通"为用，叶天士所论较为明确，"久发、频发之恙，必伤及络，络乃聚血之所，久病必瘀闭"。六腑以通为顺，肺与大肠相表里，《灵枢·经脉》有云："肺手太阴之脉，起于中焦，下络大肠。"故治疗中应重视通肺络及六腑。临证治疗采用"以通治壅"，通其肺络，泄其大肠，邪去则热孤毒散。肺管中空，与六腑相类似，以通为用，肺络易为邪气所阻，肺络之通必以祛痰为先，祛痰必理肺气、行肺血；肺与大肠相表里，现代研究表明，肺和回肠、结肠在胚胎时期同源发生，这都说明肺和大肠有着密切的联系，故治疗中需保持肠道之畅通，使邪气有所出。如《医门法律》所言："故清一分肺热，即存一分肺气，而清热必须涤其壅塞，分杀其势于大肠，令浊秽脓血日渐下移为妙。"总之，早期清肺为主，脓将成解毒为法，脓已成当去腐生肌，后期调理气血。

三十、大叶性肺炎新论

大叶性肺炎，属于中医"风温肺热病""肺痈"等范畴。在既往几千年来与疾病的斗争中，医学家摸索出了一系列分期治疗行之有效的完整诊治经验。近年来流行的严重急性呼吸综合征（SRAS）及新型冠状病毒感染后出现的大叶性肺炎，在病因及病机上与既往有所不同，应属中医"瘟疫"范畴。

所谓瘟疫，是一种急性传染病，因感天地间杂气而成，杂气为病最重，其所受病邪非天地间风、寒、暑、湿、燥、火六淫之邪，乃天地间杂气中的疠气（或称"戾气"），古人也称之为"杂疫"。此气之来，无声无形，气交流行，无论男女老少，正气稍衰者，触之即病，为病颇重，因名疠气，与四时常气不同。春温、夏热、秋凉、冬寒为四时之序。如春月天气应暖，偶因风雨交集而反寒，所感之病为感冒；若春天温暖倍常，所感之病为风温。夏月不热反凉，此为六气至而不及；炎热倍常，为六气至而太过。太过不及，气候不均，冷热反常，加之饮食不洁，所感之病为霍乱吐泻、疟疾、咳嗽等症。长夏天气炎热倍常，所感之病为暑病；长夏湿热倍常，所感之病为湿温。秋天暴寒先至，所感之病为风寒，其不同于春月风寒，寒气较重，此为未应至而至；秋月干旱所感之病为秋燥。冬月天气温暖倍常，所感之病为冬温，此为未应至而至。以上反常之气所病，都不离四时本气之源。新型冠状病毒肺炎也属于瘟疫，乃非时行之邪，与伤寒不同。

伤寒为时邪，按经传变；瘟疫为戾气引伏邪所致，不按经传变。伏邪有因燥潜伏于肺、因热潜伏于膜原等不同，无论是邪伏脏腑，还是邪伏膜原，皆隐匿不动，郁久遇戾气而复行。伏邪潜伏，病机错综复杂，可传表不传里，如轻症患者；有再传表不传里，如反复发病者；有传里不传表者，如起病即是肺炎重症。有复传表不传里者，有表里俱传者，有复表里分传者，有表里偏盛者，有先传里后传表者。龙砂医学流派薛福辰说："凡病内无伏气，病必不重；重病皆新邪引发伏邪者也。"其传变方法狡猾多变，症状二三经同病居多，治疗也较难，但若结合四诊八纲，表里阴阳，虚实缓急，准确辨证，在治疗上遵循下不厌早，汗不厌迟，急下存阴，大热从大窍出等诸多治则，仍可以救治。

既是瘟疫，在五行戾气衰少之年，邪感浅者，邪不胜正，未能顿发，或发而较轻，或传染性不强；戾气强盛之年，感之深者，正不胜邪，中而即病，传染性也增强。另外，戾气为病，有轻有重，初期轻者，先寒后热，头痛身痛，不烦不渴，脉不浮不沉，舌苔薄黄；后期重者，先憎寒后发热，而后但热不寒，昼夜反复，日晡益甚，心烦口渴，舌苔如粉满布舌面，脉洪大而数。无论轻重，此时邪在膜原，当清膜原。伏邪一旦发作，表现症状则各不相同，可二三经同病。可症状突然加重，出现高热不退，咳嗽不止，喘促不能卧者，发为肺炎；可胁下胀满，咳嗽或唾涎时两胁引痛，甚则转身及呼吸均牵引作痛，心下痞硬，胀满，发为胸腔积液；再重者，热毒脓痰壅塞于肺，咳吐脓痰或咯血，发为脓胸。邪伏膜原、邪伏于肺，最终都可以病发于肺，只看当年岁气如何，因燥邪当令、湿邪当令、火邪当令的不同而有不同的传变规律，临证须根据症状辨证。

SRAS及新型冠状病毒肺炎引起的大叶性肺炎患者，病初也可以未表现咳嗽，主要症状为高热、寒战或咽痛、头痛、身痛、不烦不渴、脉不浮不沉微数，疫毒入里，出现但热不寒，昼夜反复，日晡益甚，头身疼痛，心烦口渴，脉不浮不沉而洪数，此时病不在肺，仍在膜原，症状轻重不一。有时虽看似表证，实非表证，不可汗解，可用达原饮加减；若邪入阳明，出现经证如大热、大渴、大汗出、脉洪大，当以白虎汤加减；出现腹症如腹胀、腹痛、便秘、痞、满、燥、实、坚等才可通腑泄热，采用大承气汤加减。瘟疫有表证无表邪，所见表证，实为里证郁结，浮越于表，治疫先治里邪，里邪溃散，表证自然缓解。治疫之里邪当通大便，急下存阴，抓住时机，从大窍出毒。待病邪传肺，喘促不能平卧，喉间痰声漉漉，不仅通大便也要行小便，肺自能保。据报道，部分新型冠状病毒肺炎死者尸体解剖发现肺中有较多渗出及黏液性分泌物，肺泡不能行使功能。可知当先泻肺行水，使湿邪有出路，通腑泄下，使热邪有出路。否则瘟疫来势汹汹，阳证瞬转阴证，阴阳大虚，津液大脱，危证现矣。

危证已出则大汗淋漓，大汗出也当辨战汗、自汗、盗汗、狂汗等。战汗者，疫邪外传，欲做表解，体弱津液少而邪盛则战汗，身战而痛者，其病重危；自汗者，疫邪进入阳分，阳虚不因发散剂而汗自出者是也；盗汗者，疫邪入于阴分，阴虚夜睡，醒来满身是汗是也；狂汗者，疫邪传表，忽然坐卧不安、手舞足蹈不宁者是也。战汗者，因疫邪传表，经气疏泄，战汗后脉静身凉，即疾病向愈；若失治误治、气血消耗之战汗，战而不汗者危，因中气亏微降而不升所致，正气脱不能胜邪次日可复战，厥回汗出者生，厥回汗不出者死，当回阳救逆。自汗如淋漓不止，如油如珠，喘促，身痛，喜热恶冷，脉微欲绝为脱证，参附汤急补，慢者危。盗汗者，里证下后盗汗，为表有微邪，内之伏热，遇卫气，两阳相搏，热蒸于外，腠理开，盗汗出，伏热尽除，汗出病愈。狂汗者，伏邪得去，欲从汗解，不治自愈。如汗出不止者，小柴胡汤和解之，表里之邪均有出路。

对于大叶性肺炎（中医称为肺痈）的治疗，我根据古人的经验，结合现代病原学、气候特点及临床证候特点总结出了治疗方剂——金苇肺热清。此方以清热解毒、化痰平喘为主要治疗原则，兼有化浊活瘀、化气行水、荡涤肺中郁热邪毒湿浊及潜伏日久的伏邪、保津液及护肺气的功能。在此基础上加减应用，对大叶性肺炎及坏死性肺炎患者疗效独特，尤其对重症肺炎患者其效更佳，正确使用可立竿见影。在第二章里我将其临床使用的病例进行总结，供大家参考。

三十一、金苇肺热清治疗大叶性肺炎

我从事儿科临床工作40余年，临证中看到随着医疗卫生水平不断提高，疾病的治疗手段愈加完备，心中深感欣慰。但随着肺部疾病病原的变迁及多重耐药菌的出现，难治性肺部感染越来越多。以大叶性肺炎为例，约20年前大叶性肺炎主要患者多为青壮年，由肺炎链球菌引起，经抗生素治疗多能获得较好疗效。今之大叶性肺炎病原体不明，抗菌药耐药现象愈演愈烈，儿童大叶性肺炎渐成常见病，肺脓疡、肺空洞、肺坏死等并发症越来越多。约50年前科学家预言抗生素的创新速度远远赶不上细菌、病毒变异速度的局面已经悄然出现在我们的面前，超级细菌的报道已不是危言耸听，我们不得不反思我们曾经走过的路，且对未来做出抉择。如果抗生素的应用得不到规范约束，超级细菌的暴发必然会到来，目前诸多继发真菌感染的患者已经给我们敲响了警钟。目睹诸多患儿因严重的肺部感染而行肺部切除，作为一个儿科医生，我深感任重道远。

纵观全球，大叶性肺炎基本都在用抗生素治疗，但临床疗效亦不尽如人意，肺间质纤维化、闭塞性细支气管炎等后续问题仍然给患者带来较大的痛苦，甚至将个人及家庭带入长期的煎熬中。新型冠状病毒肺炎在我国的治疗中有中医、中药的身影并展现出其强大的临床应用价值。在漫漫的医疗道路上，我经反复实践，总结出用纯中药治疗大叶性肺炎方剂，定名金苇肺热清，经临床锤炼验证，多获良效，故不揣鄙陋。

（一）方剂组成

金苇肺热清：大青叶15 g、桑白皮10 g、芦根15 g、鱼腥草15 g、炒桃仁10 g、生薏苡仁30 g、炒冬瓜子10 g、海浮石15 g、海蛤壳15 g、赤芍15 g、红花6 g、蜜款冬花10 g、蜜紫菀10 g、川贝母6 g、天花粉15 g、炒僵蚕10 g、蝉蜕6 g、川芎6 g、橘红6 g、橘络6 g、金荞麦15 g、两面针15 g、甘草6 g。

用法用量：采用中药汤剂，小于1岁，3日1剂，分3次服用，每日60~100 mL；1~3岁，2日1剂，分3次服用，每日100~200 mL；3~7岁，1日1剂，分3次服用，每日200~300 mL；8~14岁，1日1剂，分4次服用，每日400 mL。

（二）本方的创制过程

中医是一门实践医学，医学的生命要回归于临床，这也是医学的最终目的。大叶性肺炎、脓胸、肺坏死目前治疗多用抗生素、激素、气管镜等一系列西医组合治疗，其难治者也行切肺治疗，这种治疗方式逐渐被人接受，但有没有其他更好的治疗方案呢？医术是没有极限的，有的只是精益求精。作为一名医者，几十年来我一直尝试着用纯中药治疗大叶性肺炎。开始来诊的患者多为反复使用抗生素治疗效果不佳或抗生素耐药者，家属询问能不能使用纯中药治疗，初起我也心存疑虑，担心治疗过程中出现病情加重或者反复，但治疗后发现服用中药后患者体温恢复很快，胸部CT也很快恢复，这增加了我的信心。此后初诊的大叶性肺炎即按中医的分期治疗，每获良效，这更加坚定了我的信心。这几年来我治疗了数千例大叶性肺炎的患者，并把相关患者的治疗过程做了系统总结，逐渐完善并创制出"金苇肺热清"一方，经临床验证，多能获得奇效。

（三）方义及病症分析

本方以孙思邈"苇茎汤"为基础方，功专清热化痰、逐瘀排脓，主治热毒壅滞、痰瘀互结证。大叶性肺炎属中医"风温肺热病""肺痈"范畴，较普通肺炎喘嗽而言，其发病急骤、病情危笃，急性期多以"热、毒、痰、瘀"为病机特点。金苇肺热清在"苇茎汤"基础上化裁，针对大叶性肺炎不同时期的病机特点，相伍以清热、解毒、化痰、活血之药，极大增加了该方的适用范围。现代医学之大叶性肺炎与中医之"肺痈"不完全相同，在其早期即外感风热表现时（此期当按外感辨治），治当疏风清肺。治之不当，渐次入里，郁闭肺气，肺失宣降，而为咳喘。肺通调失职，则津液失布，聚而为痰，治当化痰利水，以复肺用。治之失当，痰聚日久，阻滞血运，痰血互结，则为脓腐，为"肺痈"阶段，治当化痰逐瘀排脓。本病发展极快，尤其是新型冠状病毒肺炎之大叶性肺炎，常不易明显分期，"金苇肺热清"集"清、化、行、排"众法于一方，兼顾大叶性肺炎不同时期病机。方中苇茎主治肺痈，故为君药，现多以芦根代之。芦根、鱼腥草被称为天然抗生素，清热化痰、利水，使毒从小便而出，且芦根生津，能起到稀释痰液的作用。生薏苡仁、炒冬瓜子利湿排脓，使难化之痰从上窍而出，川贝母清肺、润肺以化痰，三者共为臣药。炒桃仁破瘀祛脓，与赤芍、红花、川芎相伍，以促血运，《金匮要略》云"血不利则为水"，治血即治水也；两面针、天花粉、鱼腥草、金荞麦清肺热排脓；蜜紫菀、蜜款冬花止咳化痰；炒僵蚕、蝉蜕升降肺气；橘红、橘络行气化痰，取类比象，以络通络，祛在络之痰；桑白皮泻肺平喘，通利肺邪；大青叶清热解毒，其质轻而归上焦，为解肺毒之要药；海浮石、海蛤壳二药重在软坚而散顽痰、除老痰。甘草调和诸药，为使药。诸药君臣配伍合理，清化于上，降渗于下，凉而不寒，利不伤正，达到清热解毒、涤痰化瘀、消痈排脓之功，用药安全，可有效快速地遏制病情。该方治疗现代医学中的大叶性肺炎、肺脓疡、肺坏死等证属以上证型的疾病具有较好的疗效，可极大地减少并发症的发生。该方多而不乱，杂而有序，重视对药的应用，以增加药物间的协同作用，不仅全面照顾疾病病机，同时更易于临床广泛推广应用。

（四）加减法

（1）邪实壅肺，痰声漉漉，气急而喘，甚则鼻煽，加用生葶苈子10 g。取葶苈大枣泻肺汤之义，以泻肺平喘，导痰饮从小便而出。

（2）大便干结，腑气不通，状如羊粪，加用大黄6 g。肺与大肠相表里，脏实者当泻其腑，腑气通则肺气得降，咳喘得缓。

（3）热邪久羁，耗气伤津，气虚而无力抗邪，补气之药，热则助火，滋阴之品，润而恋邪，合用西洋参10 g，补气而不助热，滋阴而不助邪。

（4）正虚邪恋，正气无力托脓外出，邪气深入，低热缠绵，加用生黄芪10 g

以鼓舞正气，托毒外出，兼有化腐生肌敛疮之妙，实乃正虚疮疡之要药。

（5）久病及肾，耗伤元气，头倾视深，神情萎靡，此阳气大亏，当补其阳，加鹿茸粉10 g。该药禀纯阳之性，主入督脉，含升发之气，行血辟邪、散结消肿、透脓消疮，为消散阴毒专药。鹿茸在《备急千金要方》中治疗外科疮疡，正如陈实功所言：外治之法，即内治之法。

（五）临证验案

见第二章第一节病例7、病例8等多个病例。

三十二、温肺化痰饮临床应用经验

近年来以"扶阳"为核心的学术思想逐渐兴起，并颇具影响。对于医学理论而言，临床疗效是支撑其延续的基石。一种思想及理念的流行，必然有其深刻的根源，扶阳思想的兴起与当今大量使用抗生素、激素所导致的阳虚现象有关。有人说，《伤寒论》的精髓就是扶阳，通篇都是在救误，此误多言其对机体阳气的损伤，误汗、吐、下，皆损伤人体阳气，由此可见，阳气对于人体的重要性。小儿与成人体质不同，小儿是否需要扶阳也是值得我们深思的一个问题。自《颅囟经》问世以来，医者多受"纯阳"之体理论影响，加之临证小儿热证较多，故儿科临床用药寒凉盛行，见"炎"则清成为普遍现象。小儿体属肝木，生机蓬勃，吴鞠通提出"小儿为稚阴稚阳之体"，阴和阳都是稚嫩不成熟的。人体的一切活动、功能皆为阳气的外在表现。综观今之儿科，医者畏附桂而喜芩连，以扶阳著称的医家凤毛麟角。温热之药，用之稍偏则如火上浇油，诸症立现，遂弃而不用；其次阳虚之症多发于久病、重病，在当代，危急重症多采用西医治疗，中医参与治疗者则较少。随着抗生素及激素的滥用，临床阳虚患儿越来越多，而扶阳在治疗儿科危急重症中起到很关键的作用，我遂创制"温肺化痰饮"一方，以治疗阳虚所致久咳、久喘及多种慢性肺部疾病，尤其对婴幼儿肺炎患者，有良好的效果。

（一）方剂组成

温肺化痰饮：制附子6 g（先煎30分钟）、炙麻黄6 g、生白芍10 g、细辛3 g、紫菀12 g、款冬花10 g、紫苏子10 g、五味子6 g、炒莱菔子10 g、橘红6 g、橘络6 g、甘草6 g。

用法用量：采用中药汤剂，小于1岁，3日1剂，分3次服用，每日60~100 mL；

1～3岁，2日1剂，分3次服用，每日100~200 mL；3～7岁，1日1剂，分3次服用，每日200~300 mL；8～14岁，1日1剂，分4次服用，每日400 mL。

（二）方义及病症分析

该方以《伤寒论》之"麻黄细辛附子汤"为主方化裁，功以助阳解表，主治少阴虚寒证。该病之本质为阳虚，病位在肺。阳气者，气化之原动力，气化不足，津不得布散，停于肺部则为痰为饮。与"金苇肺热清"相比，该方注重温阳，扶正以祛邪，温阳与祛邪化痰并举。《内经》云"卫出下焦"，阳气不足，卫外无力，外邪易犯，故以麻黄细辛附子汤温阳以散寒，助阳以解表；生白芍调和营卫；紫菀、款冬花、紫苏子、炒莱菔子降气化痰以平喘；久病入络，橘红、橘络取类比象，以其通闭塞之肺络；久病多虚，以五味子收敛肺气；甘草补中并调和诸药。儿科少阴证主要有以下几方面原因：一者先天禀赋不足，素体阳虚；二者疾病迁延不愈，耗伤人体之正气；三者用寒凉药，克伐中阳，久及肾阳。《伤寒论》云："少阴之为病，脉微细，但欲寐也。"阳气不足首先表现在功能上的失用，阳气者，精则养神，柔则养筋，故而阳气不足，最先表现在精神方面，在小儿则表现为精气不足，神亦不能聚，故不能聚精会神；其次是各脏腑功能的失常，尤其是脾胃中阳虚损，纳差、便溏；再次为气化功能失常，津液输布障碍，则为痰为饮。

（三）加减法

（1）督脉为阳脉之海，总督一身之阳气，久病肾虚亏耗，精亏源乏，可加鹿茸10 g滋补肾精，温通督脉，以助阳化气。

（2）中气不足则气短不足以吸，或久用呼吸机难以撤机者，重用黄芪10～30 g以升提中气，中气足则呼吸有力。

（3）久病汗出淋漓、心阳暴脱，治肺当强心，心强则肺易治，以红参10 g补气以强心，山茱萸10 g以收敛阴气。

（4）气逆不降，喘促不止，加煅代赭石30 g以降逆。

（5）阳虚而神志不安者，以龙骨、牡蛎各30 g镇魂魄，安心神。

三十三、论扶阳

《道德经》云："道生一，一生二，二生三，三生万物。"正如现代物理学认为，世界的本原是物质，其是由无数原子、粒子、中子等构成。中医哲学强调气的一元论，认为万物由气构成，气是组成万物的基本单位。从二元论角度，万物皆可分阴阳，阴为物质基础，阳为人体的一种状态，阴阳本为一物，只是处于不同的状态而已，即凝聚内敛者为阴，弥散运动者为阳。五行学说是阴阳与万物运行到不同阶段，表现出来的不同的状态，并以其特性进行划分。扶阳理论中，扶助的阳气是人体功能的一种表现，是能量和信息的一部分。

（一）阳气的概念

阳气为气中偏于温煦、运动的部分，其功用主要表现在：

1. 守外而御邪 阳气者，人体之正气也。《素问·生气通天论》云："阴者，藏精而起亟也；阳者，卫外而为固也。"就阴阳二气而言，阳行于外而阴走于内，人体之阳气昼行于阳而夜行于阴，循于周身，卫气者所以温分肉、肥腠理、司开阖。气足而表充，邪无所乘，不得为害。因而阳气健则腠理坚，开阖有度，邪不为害；倘肤白而肉脆，腠理稀疏，气血失布，则易招致外邪。

2. 温体而行津 阴阳二气，代表两类具有不同作用和运动趋向的流动不息的细微物质和能量。其中具有温热性质而又善于游走的物质和能量称为阳气。阳气者，走而不守，内通于五脏六腑，外达肌肤皮毛，上行清窍，下走四末，无所不达，人体体温之维持、脏腑之温煦气化无不依赖于此。气为阳，性善行，气能行津运血，亦能生精化血，阳气自身的运行能带动机体气血津液的运行及敷布。中医认为阳气就是机体运转的动力和能量。

3. 分清而别浊 就气自身而言为水谷精微最精纯部分所化，主升主动，推动血及津液运行，同时其又可将体内水谷精微分为几个不同层次，分布到全身各处以供机体所用。《灵枢·邪客》曰："五谷入于胃也，其糟粕、津液、宗气分为三隧。"阳气参与机体泌别清浊的过程，促进水谷精微的转化。人体不同部位所需要的水谷精微部分各不相同，如体表需卫气以固表，脉中需营气以养血，即清者升，浊者降，若清浊离位则病必起，正如《内经》所云："清气在下，则生飧泄；浊气在上，则生䐜胀。"

4. 总司气化 气的运动所产生的各种变化即为气化，为阳气功能的最高体现。李中梓在《内经知要》里谈到："天之运行，唯日为本，天无此日，则昼夜不分，四时失序，晦冥幽暗，万物不彰矣。在于人者，亦唯此阳气为要。苟无阳气，孰分清浊，孰布三焦，孰为呼吸，孰为运行？"高度概括了阳气的气化特点。气化有广义及狭义之分，广义之气化指自然界万事万物的运动变化，狭义就是指体内物质代谢的过程，即脏腑的气化过程。气不断地聚、散、离、合是气化发生的前提，气化是一个持续的、渐变的过程，总有阳气的推动，并由此不断发生物质形态的变化。中医认为生命的过程就是不断气化的过程，生命不息，气化不止。

（二）阳气的病理

因阳气而致之病，主要表现为以下三个方面。

1. 气有余便是火　《丹溪心法》云："气有余便是火……火急甚重者，必缓之以生甘草，兼泻兼缓。"阳气本是人体生理状态下的气，是人体正气的一部分，对机体具有温煦、推动作用，属中医"少火"的范畴，生理状态下的阳气乃为身体之正气。气之所以化，火多由气郁不得敷散而致，即中医所说之"壮火"。《素问·阴阳应象大论》曰："壮火食气，气食少火。壮火散气，少火生气。"阳气升发太过亦可化而为火。阳气宜升而不宜过升，过升则热冲于脑；阳气宜动而不宜妄动，妄动则邪犯诸窍。

2. 气不足便为寒　卫阳不足，肌表不得温煦，则肢冷畏寒。若里阳不足，虚寒内生，则脏腑功能推动激发无力，多表现为功能抑制的一面；若气不行津，导致痰邪水饮蓄积，最终阻滞阳气，阴邪的结聚反过来更伤阳气，故而表现出一派寒象。

3. 气不行则诸病生　《丹溪心法》指出："气血冲和，万病不生，一有怫郁，诸病生焉。故人身诸病，多生于郁。"阳气贵在流通输布，通则脏腑经络、四肢百骸皆得所养，邪不得为害，故阳气宜动而不宜滞，郁则亢而为害，诸病蜂起。李可老中医曾提到：凡一处阳气不到便是病。阳气不至则阴邪乘之，临证治病必以疏通气机为要，气通血畅则身安而不病。

（三）儿科扶阳的必要性

1. 小儿的体质特点　小儿为"稚阳"之体。明·万全《育婴家秘·五脏证治总论》云："儿之初生曰芽儿者，谓如草木之芽，受气初生，其气方盛，亦少阳之气，方长而未已。"指出小儿阳气至柔至嫩的特点。小儿五脏六腑，成而未全，全而未壮，因而其无论脏腑气血、筋脉骨肉均处于幼小、嫩弱的状态。《温病条辨·解儿难》云："古称小儿纯阳……非盛阳之谓，小儿稚阳未充、稚阴未长也。"指出小儿乃稚阴稚阳之体的观点。近代儿科扶阳派医家徐小圃认为：阴为体，阳为用，阳气在生理状态下是全身动力，在病理状态下是抗病的能力。小儿阳气较成人稚嫩，脏腑娇嫩、形气未充、易虚易实、易寒易热为小儿特有的生理病理特点。稚阳易伤而难复，因而小儿之用药宜轻清灵动，以顺应阳气的升发特性，河南"小儿王"苗丕宪老师在治疗小儿气虚时，提出小儿阳气"在兴不在补"，体现了小儿阳气为稚阳，用药应轻清灵动，不可过用苦寒之药；用药稍重、稍偏则伤阳气，对患儿体质产生严重影响。小儿处于免疫系统快速重建阶段，整个免疫系统平衡状态一旦被破坏，其重新建立形成则需要一个比较缓慢的过程。

2.儿科用药现状 近代尤其是明清时期温病学的兴起，寒凉药日渐盛行，临床医家多喜用寒凉药，殊不知任何中药一旦脱离了中医辨证，也就成了一个符号，丧失了实质意义。自《颅囟经》问世以来，儿科大夫深受"纯阳"体质观影响，殊不知，此"纯阳"非盛阳，加之临证小儿热症较多，过用苦寒现象屡见不鲜。盖阳药用之稍偏，立见其害；阴药用之有误，其症隐而伏之。盖阳主动而阴主静，动而易察，静而难识。小儿阳气看似旺盛，实乃稚阳，极易折伤，医者为求速效，迎合家长，喜用寒凉药物，加之抗生素的滥用，更加重了阳气的损伤。相关研究表明，抗生素使用时间越长，脾肾阳虚证越多，故其属苦寒药范畴。家长不识此理，常以退热的快慢来衡量医生的医术。苦寒伤阳，初则纳少腹胀，继而食少便溏，甚则昏不识人。《素问·五常政大论》曰："大毒治病，十去其六；常毒治病，十去其七；小毒治病，十去其八；无毒治病，十去其九。"寒凉之药宜中病即止，不可过用、久用。阴药多杀人于无形，折人寿却不为人所知。殊不知不识辨证，黄连亦难折上炎之"火"；辨证精准，附子亦能消难消之"炎"。

3.其他导致阳气耗伤的因素 现代生活节奏过快，儿童也在不同程度上存在着身心压力，亦可导致阳气的耗伤。冰箱、空调的推广应用，无异于人为创造了寒冷的环境，若过食寒凉之物，或夏季长时间待在空调房内，亦可损伤人体的阳气。人体的阳气正如蕴藏在地下的能源，其形成历经上千万年蓄积的过程，而耗散则是快而直接的，阳气的耗散不仅仅是有形之物的耗伤，即便是意念、思虑也会导致阳气的耗散。

（四）扶阳的具体方法

1.温阳法 温阳法主要用于阳虚，属于八法之一。阳气为温煦机体、激发推动机体功能的原动力，《素问·至真要大论》中有"寒者热之""劳者温之""损者益之"的原则立法，故温阳法是为阳气衰微、阴寒内盛而设。阳虚可见身体温煦失职、功能抑制、痰饮凝结。温阳法为扶阳法中第一治疗大法。

（1）温阳以化气：人为一恒温动物，机体温度的恒定皆有赖于阳气的温煦。《素问·生气通天论》曰："阳气者，若天与日，失其所则折寿而不彰，故天运当以日光明。"说明阳气对人体的重要作用。正如天空中的太阳，无时无刻不在温暖万物，一切阴的物质，如四肢百骸、五脏六腑、精血津液，皆是静止的，亦谓之"死阴"，而阳是灵动活泼的，并能推动阴津在体内运转，倘若阳气一绝，生命也随之结束，剩下的只是一个躯壳，故有阳则生，无阳则死。人体之阳气充足旺盛，才能正常地敷布到全身，以发挥其温煦功能。同时阳气是激发脏腑经络功能的原动力，机体正常生理功能的发挥全赖阳气的推动。通过阳气激发功能又可将气分为不同层次，如营气、卫气、宗气、脏腑之气、经络之气，流注布散到不同之处而发挥不同的功能。元气由先天肾精所化生，内涵元阴、元阳，是一个激发点，可以激发五脏六腑之气，"有一分阳气，便有一分生机"，"万病皆损于一元阳气"。

（2）温阳以抑阴：阳气所气化的物质是人体内正常的精血津液，其所抑之"阴"为气化失常而产生的凝聚之阴邪。换而言之，人体中的津液就如同原材料，有待于经过阳气的加工，而阴邪就如同不合格产品，要将其剔除。《素问·调经论》云："血气者，喜温而恶寒，寒则泣不能流，温则消而去之。"指出寒邪入侵是阳气受损的重要原因。中医认为，寒性凝滞，寒性收引。若阳气不足，气血津液凝滞而不行，痰饮水湿随之而生。阳气不到之处便是邪踞之地，阳虚一分则邪留一分，正如郑钦安在《医理真传》中说："气者，阳也，阳行一寸，阴即行一寸；阳停一刻，阴即停一刻。"人体之气机宜动而不宜静，动则气血周流，身强体健，静则气血津液凝聚而成有形之邪。黄元御认为，阳气在生理上的重要地位决定了阳气虚衰乃病机关键。阳气若伤，阴霾弥漫，恶疴易起。黄元御曰："阳性动而阴性止，动则运而止则郁；阳盛而生病者千百之一，阴盛而生病者尽人皆是。"又曰："人之衰也，火渐衰而水渐长，燥日减而湿日增，阳不胜阴，自然之理。"有形之阴邪不仅能阻遏阳气的疏通流布，反过来又能耗伤人体之阳气。张景岳言："故圣人作易，至于消长之际，淑慝之分，则未尝不致其扶阳抑阴之意，非故恶夫阴也，亦畏其败坏阳德，而戕伐乎乾坤之生意耳。以故一阴之生，譬如一贼，履霜坚冰至，贵在谨乎微，此诚医学之纲领，生命之枢机也。"因而温阳抑阴二者皆不可偏废。

（3）温阳以益阴：阴阳二者，互根互用，相辅相成，无阴则阳无以生，无阳则阴无以化。张景岳提出"扶阳不忘补阴"的学术观点，临证重视温补，强调命门及真阴真阳的重要性，提出"善补阳者，必于阴中求阳，则阳得阴助而生化无穷；善补阴者，必于阳中求阴，则阴得阳升而泉源不竭"。阳药多燥，易耗伤阴津，阳虚必有阴邪停聚，而阴邪皆由血津液气化失司而生，其本是人体一部分，化为阴邪后必然会导致体内正常阴津的减少。人体真阳为本，真阴为基，阴阳之气，虽曰二气，实为一体。《素问·阴阳离合论》曰："阴阳者，数之可十，推之可百，数之可千，推之可万，万之大不可胜数，然其要一也。"阳气的源源产生要有一定的物质来源，即任何事物都有其物质基础，阳气由水谷精微所化，阳用过度必耗其阴，因而在久病之后，补阳同时要佐少许补阴药，一者佐制阳药之燥性，二者取阴中求阳之义。

2. 通阳法 《中藏经》曰："灸则起阴通阳……当灸而不灸，则使人冷气重凝阴毒内聚，厥气上冲。"此为"通阳"一词最早出现的地方。阳气欲发挥其功能，必须保证其畅通无阻，若有阻滞则为"郁阳""死阳"，毫无生机功能可言；人体之气机宜流通布散而不应呆滞，阳气亦然。《医原》云："人身之阳，法天者也，一失其流行之机，则百病起。"广义之通阳法，凡能疏通人体气机皆为通阳。

（1）温通法：指使用辛温走窜之药，驱逐寒邪，通利气机，以促进气血流布的一类治法。此法适用于人体功能虚弱或为寒邪所困、气机闭塞、经络不通等诸症。人体是以五脏为中心的整体，五脏功能的强弱决定着人体生理功能的强弱，气血在人体经脉之中循环流布，沟通联系着五脏六腑、四肢百骸，阳气不到之处，即是浊阴凝聚之所。一方面，阳气通过温煦作用，对有形之痰浊阻塞能起到分解、疏通的作用，此时佐以行气药便能加速寒邪的驱逐力度。如治疗寒客胃脘的主方良附丸，高良姜性守以温中，香附性散以行滞，加速寒邪消散，譬如以火煮冰，施力以搅之则其融更速。另一方面，阳气通过激发各脏腑功能，以促进气血津液的运转，脏腑乃机体运转的动力源。通阳法的最终目的是达到阴阳调和，阳气流通，畅达无阻，津液敷布表里上下，气机升降出入有常，恢复体内阴阳动态的平衡。正如冯楚瞻所云："但使营卫和平而常行，则客邪不攻而自散，使正气自行逐贼，同邪气退而正气安然，如浮云一过，天日昭明。"

（2）通利法：通者，开其通路；利者，使其下行。阳气者，性走而不守，通达五脏，敷布周身。阳气若为浊邪所阻失于流布，诸病皆生。诸邪之中唯湿性重浊趋下，行通利之法，取其因势而利导，此法最捷。湿为津液所化，三焦者，水液运行之通道，若水液不循其道，则为湿、为饮、为痰。叶天士对通阳法有独到的见解，尤其是对于重浊邪聚结、阻闭阳气，认为浊痰闭阻中焦气机，上下不得交通，创造性地提出"热病救阴犹易，通阳最难。救阴不在血，而在津与汗；通阳不在温，而在利小便"，成为治疗湿热病一大法。通利法开通三焦气机为治疗第一要务，而脾胃居于中焦，为脏腑气机上下升降之枢纽，对调节全身气机及水液代谢起着重要作用，故调理脾胃之气机尤为关键。

（3）通散法：《灵枢·营卫生会》曰："营出中焦，卫出下焦。"卫气虽由水谷精微而化生，通过肺气的宣发敷布周身，然卫气的生成与功能必赖于肾的激发。《血证论·脏腑病机论》云："肾者水脏，水中含阳，化生元气，根结丹田，内主呼吸，达于膀胱，运行于外，则为卫气。"若下焦阳气不足，激发无权，卫气失其敷布，致卫外不固，猝然感受他邪，卫外失守，则寒邪直中少阴。治宜因势利导，宣散外邪，佐以鼓动下焦之阳气。治以麻黄细辛附子汤，此为通散法的代表方。绍派伤寒医家何廉臣在《重订广温热论》中言："温热病，首贵透解其伏邪……其大要不专在乎发汗，而在乎开其郁闭，宣其气血……必察表里无一毫阻滞，乃为全法。"

3.潜阳法　潜阳法，适用于阴虚而阳不归位，浮越于上。肾主闭藏，主蛰而守位，总与肾中相火妄动有关。《寓意草·金道宾后案》云："蓄鱼千头者，必置介类于池中。不则其鱼乘雷雨而冉冉腾散。盖鱼虽潜物，而性乐于动，以介类沉重下伏之物，而引鱼之潜伏不动。"俞氏领悟"同气相求"的医理，深谙"蓄鱼置介"之意。

（1）滋阴潜阳：《素问·生气通天论》中记载："阴平阳秘，精神乃治；阴阳离决，精气乃绝。"阴与阳相互对立、制约和相互排斥，以维持二者的平衡协调，若阴气亏虚不能涵养阳气，导致阳气浮越于上，而出现一派上部火热症状。张景岳认为：阴阳原同一气，火为水之主，水即火之源，水火原不相离矣。此时应放手养阴，阴足则阳自下潜，各安其位。水亏于下，火失其制，古人喻为水浅不养龙，于是离位上奔。实火易辨，阴火难识，世人但求捷效，皆以苦寒直折之法，而不知小儿体本阴虚，复因热之煎熬，阴津安能保全？虚火较实火而言，虚火之发病有时，多因时而变，实火则不然。

（2）引火归原：《医贯》云："火可以水折，唯水中之火不可以水折，故必择其同气招引归宇，则火始不上浮而下降矣。"譬若水中之油升火，若用水灭则无功矣。此为虚火，不可以苦寒之药直折其势，否则必克伐阳气；水与火相伴而行，非水不足所致，故不可以水灭之；此非亢实上逆之火，故不可以散火之法治之。诸法不宜，故可用引火归原之法治之。郑钦安在《医理真传》中则以龙妙喻：此际之龙，乃初生之龙（龙指坎中一阳也），不能飞腾而兴云布雨，唯潜于渊中，以水为家，以水为性，遂安其在下之位，而俯首于下也。若虚火上冲等症，明系水盛（水即阴也），水盛一分，龙亦盛一分（龙即火也），水高一尺，龙亦高一尺，是龙之因水盛而游，非龙之不潜而反其常。此为水寒而逼阳于上，即水寒不养龙，阴盛水寒为其本，而浮越之阳为其标。或问曰，水寒即为本，为何重温其阳？温阳固治本之策，然徒温其阳，则浮火何以清？将其浮越之阳，引入水中以温肾水，最为快捷，且一药而两擅其功。以自然之火喻之，倘柴足火旺，火则自下而上，毫无断续；若柴尽火衰，火苗因无根而上蹿，验之人体则为浮火，故此火不宜折，命门之火旺则浮火自除。

（3）潜阳以固脱：阳气骤散或阳虚欲脱，重在温其本，速潜其阳，标本同治。肾间所含之元阳为阳气之根，对一身之阳气有统管收纳作用，若肾间阳气虚耗，外浮之阳无所依从，必散越于外。人体之阳气可分为两类：一种是维持机体功能的气，推动人体的各项生理活动及机体运动；另一种为储存备用之阳气，此为人体之真阳，非五脏阳气穷尽之时必不可动用，此类阳气多存于命门之中。小儿阳气素不足，故命门之真阳较成人更易耗伤。张景岳认为，"火之标在上，而火之本在下"，肾为阴阳之根，元阳本下藏于命门。张景岳还认为，肾之阳气是生命活动的根本动力，并认为"聚散操权，总由阳气，得一分则有一分之用，失一分则有一分之亏"。命门之火一衰，人之生命亦难维系。

（五）阳气与神的关系

《说文解字》中对"神"的解释是"神，天神，引出万物者也，从示申"。神是人体功能的进一步延伸。《论衡》有云："阳气导物而生，故谓之神。""精""气""神"之间，既相互联系，又相互依存，共同构成并维持着人体的生命活动。

1.阳气与神二者化源相同　中医的整体观认为，人体自身是一个有机的整体，"精""气""神"三者作为人体组成部分，亦可同源互化，并相辅相成。任何功能的发挥必然建立在一定的物质基础之上，阳气与神均是由先天之肾精所化生，并受后天水谷之精充养，如《素问·八正神明论》言"血气者，人之神，不可不谨养"，可知血亦为神化生的物质基础。《素问·六节藏象论》曰："气和而生，津液相成，神乃自生。"即在津液等精微物质的滋养下，神得以生，所以津液也是神之物质基础。

2.神为阳气功能的延伸　神是人体生命活动的高级体现，由五脏所主，而又可以游离于五脏之外；肾藏精，内蕴人体先天之本。心藏神而肾藏精，精能化气而生神，神能控精驭气。《素问·生气通天论》曰："阳气者，精则养神，柔则养筋。"阳气相对于阴气而言是较为轻清的部分，阳气中较精的部分去供养神，可见神所需要的物质是人体阳气中的精华。阳气是人体脏腑的生理功能，而神是人体脏腑生理功能的主宰，同时神又反映了这些脏腑功能的外在表现。故张景岳说："神即气也。"又曰："气为阳，阳主神也。"精神是"精"与"神"之义，神为精气所化，是其生理功能的延伸。

3．"神"亦有层次之分 气为肾精及水谷精微较精纯的部分；神由阳气化生，以功能为用，亦为气中之精华，而神本身又可划分为不同层次，体现了阴阳的无限可分性。一切言语、动静、脉息、舌之形态、目之视、动作、情感等皆为神之表现，概言之，机体一切功能活动皆为神之体现。神又可分为五脏神，而五脏神又可分为五脏功能之神和五脏所主之神。以脾胃为例，纳差为脾胃无神之表现，其侧重于功能；脾所主的五脏神为"意"，显然这种神的层次要高于功能之神，可谓神之精华。人体之中，其清行于上而浊走于下。神是气的功能系统化、层次化的结果，是阳气功能的高级体现，因其分属不同层次，其治疗亦有侧重。

（六）医案

1．肝阳不升，温阳升提案

杜某，女，5岁，2017年11月15日初诊。

代主诉：反复咳嗽半月，加重3天。

现病史：患儿半月前出现呕吐，腹泻，予对症治疗症状缓解后，出现咳嗽，有痰，无流涕、发热、喘息等，家长未予特殊治疗。3天前患儿咳嗽加重，痰少，无流涕、喘息，自行服清热化痰药，咳嗽逐日加重，遂来就诊。刻下症：咳嗽，夜间咳频，白天基本正常，以凌晨2～3点咳嗽尤重，呈阵发性，时伴干呕，无喘息，纳减，脾气急躁，二便可，舌质淡红，苔白。诊断：咳嗽。辨证：肝失条达，气机上逆。治法：疏肝柔肝，降逆止咳。方药：小柴胡汤加减。柴胡10 g、黄芩10 g、姜半夏6 g、白芍20 g、炙紫菀10 g、炙款冬花10 g、炒僵蚕10 g、蝉蜕6 g、紫苏子10 g、茯苓10 g、白术15 g、细辛3 g、干姜3 g、五味子6 g、炙百部10 g、煅代赭石30 g、炒麦芽10 g、炒莱菔子12 g、木蝴蝶5 g、甘草6 g、生姜3片、大枣3枚为引，2剂，水煎，服3天。

2017年11月18日二诊：服上药后患儿咳嗽未见减轻，亦未见明显加重，仍夜间阵发性、刺激性咳，时咳吐少量稀痰，鼻塞，无流涕，纳可，二便可，舌质淡红，苔白。诊断：咳嗽。辨证：阳气羸弱，虚阳上浮。治法：温阳益气，降气止咳。方药：麻黄细辛附子汤加减。生黄芪6 g、淡附片6 g（先煎30分钟）、细辛3 g、桂枝6 g、炙紫菀10 g、炙款冬花10 g、地龙10 g、茯苓15 g、煅代赭石30 g、炒僵蚕10 g、蝉蜕6 g、白芍10 g、甘草6 g、赤芍10 g、红花6 g、炒麦芽10 g、炒莱菔子12 g、乌梅6 g、炙百部10 g、矮地茶10 g、芦根10 g、黄柏6 g、鳖甲6 g、砂仁6 g、生地黄10 g，生姜3片、大枣3枚为引，2剂，水煎，服3天。

服上药后患儿咳嗽次数、频率较前均明显减轻，后予上方加减，症状基本消失。

按语：患儿平素体质虚弱，饮食不节，伤及脾胃，复因药物伤及脾阳，以致土虚不能生金，而出现咳嗽；脾虚痰湿不运，而见痰多，痰郁日久，痰液黏稠。此为脾胃虚弱之内伤咳嗽，医者见有黏痰，投清肺化痰之剂，痰虽可化，脾虚难解，此舍本逐末之法也。服药后症状仍缠绵不愈，然清热之法终与阳虚相悖，初期化痰治标，其症状不显，久而久之，终致暴发。《素问·咳论》云："其寒饮食入胃，从肺脉上至于肺则肺寒，肺寒则外内合邪，因而客之，则为肺咳。"

初诊时患儿以阵发性咳嗽为主要表现，咳甚伴呕吐，夜间明显。肝为刚脏，将军之官，性暴急，阵发性咳嗽正应肝之刚强之性，咳甚伴呕吐，为肝气犯脾之表现。清·沈金鳌在《幼科释谜》中大有启悟曰："有一症，咳嗽至极时，顿呕吐，乳食与痰俱出尽，方少定，此名风痰壅盛，肝木克脾土。"患儿凌晨2~3点咳嗽剧烈，为肝胆主时，加之患儿脾气急躁，皆为一派肝经之表现。患儿舌质淡，故方中佐以细辛、干姜等，临床用此方多能应手获效，然患儿服后仍未见明显减轻。

复诊时患儿家长告之，据以往经验，患儿咳嗽发作后，三五天必转成肺炎，此次服药3天未见继续加重，已是幸事。思之再三，我最终决定改变思路。患儿白天基本不咳，唯独夜间咳嗽。昼夜对于人体而言，无非阳气的多寡不同，若阳气虚极不得上达，亦可咳嗽，遂立扶阳一法，方以麻黄细辛附子汤加生黄芪等。此咳本为气机上逆之证，为何使用升提益气之黄芪，岂不有悖于病机？殊不知，肺主宣降，气机协调，则病不作，况古人早有降之不降则升之等明训，如《灵枢·杂病》云："哕，以草刺鼻，嚏，嚏而已。"则是用升提法治疗呃逆。患儿反复服用寒凉之品，稚嫩之阳，复因攻伐，升发无力，故佐少量黄芪升提，有利于阳气的上达，取同气相求之意。服药后此症状基本消失，故可推断此病机为阳气虚，虚阳挟气以上逆之故。

2. 久用寒凉，伤阳致喘案

郭某，女，1岁，2016年10月17日初诊。

代主诉：反复咳嗽、喘息8个月。

现病史：患儿8个月来反复咳喘，先后入住省内各家医院，屡用抗生素、激素，终致喘息难以平卧，库欣综合征貌，颜面及四肢肿胀，皮色光亮。由于近半年反复输液，从未间断，以致四肢及头部遍布针孔，复因皮肤肿胀，输液扎针十分困难，遂将患儿抱至儿科重症监护室（PICU）扎针。由于喘促较重，家长异常焦虑、烦躁，也使医生几乎不得安宁，尤其是夜间，几乎1小时便呼叫医生查看一次，由于病情重，医生也不敢怠慢，但考虑抗生素、激素均已使用，甚至升级到顶级，故医生束手无策时，便建议转至北京等上级医院治疗，并告知患儿来本门诊找我治疗。刻下症：喘息，动则尤甚，偶咳，喉间痰鸣，精神差，倦怠嗜卧，库欣综合征貌，全身臃肿，纳差，大便稍溏，舌淡，苔白，脉滑。诊断：喘证。辨证：肾阳亏虚，肾不纳气。治法：温补元阳，纳气平喘。方药：麻黄细辛附子汤加减。制附子6 g（先煎30分钟）、炙麻黄6 g、桂枝6 g、白芍10 g、五味子6 g、杏仁10 g、阳起石10 g、胡芦巴6 g、细辛3 g、赤芍10 g、芦根15 g、鱼腥草15 g、炒莱菔子10 g、桃仁10 g、葶苈子10 g、紫菀12 g、款冬花10 g、橘络6 g、橘红6 g、煅代赭石30 g、甘草6 g，3剂，2日1剂，水煎服。

2016年10月22日二诊：服药后咳喘明显减轻，精神较前明显好转。激素逐渐减停，继予上方加减服药1个月余，患儿咳喘已平。随访3年，喘息未再发作。

按语：患儿以咳喘为主要表现，纵观前医多以定喘汤加减治疗，终致患儿安静时亦不能平卧。《素问·生气通天论》："阳气者，烦劳则张。"劳则气耗，加之病程已8个月，反复使用抗生素、激素，液体乃有形之阴也，更伤阳气。中医治病遵循治病求本的原则，诸药无效，乃辨证不准。《灵枢·九针十二原》："言不可治者，未得其术也。"糖皮质激素由肾脏分泌，遍布全身，对全身起重要作用，肾为水火之脏，内含元阴元阳，为诸阴阳之本，糖皮质激素多数功能可归属于中医"阳热"的范畴，对全身阳气有激发作用。糖皮质激素的长期应用会抑制自身的分泌，致使人体之元阳更加虚弱。人体之元阳是人体一身之精华，秉受于先天及后天水谷之精微，其充盈及强盛，必赖于五脏之强盛。方以麻黄细辛附子汤加减。附子入命门以温壮肾阳，补元阳之不足；细辛启肾窍，搜剔寒邪，引阳气以上达；麻黄敷布阳气于肌表；阳起石兴阳以助其上行，予煅代赭石潜上浮之阳，共助阳气的升降协同；气行则血行，血瘀则气亦滞，予赤芍以活血；阳虚者，阴必盛，以桃仁、芦根、鱼腥草等药祛邪，为阳气流布疏通道路。服药当天喘息减轻，3天后喘息基本平复，肺上少许痰鸣音，嘱其带药出院回家调养，1周后复查，精神明显好转，后以上方酌加西洋参，服药1个月余，身体完全恢复。正如《灵枢·九针十二原》曰："粗守形，上守神……粗守关，上守机。"

3. 过用液体，扶阳强心案

郑某，女，2岁，2017年9月1日初诊。

代主诉：咳嗽、喘息2天。

现病史：咳嗽，喘息，白天频繁，时咳吐白黏痰夹少量黄痰，无流涕，活动后气促明显，纳一般，二便可，舌质淡红，苔白。既往史：3次因咳喘入住重症监护室。诊断：喘证。辨证：痰浊阻肺，气机上逆。治法：清热化痰，降逆平喘。方药：泻白散加减。炙桑白皮10 g、地骨皮10 g、芦根10 g、鱼腥草10 g、炙紫菀10 g、炙款冬花10 g、炙枇杷叶6 g、葶苈子6 g、僵蚕10 g、蝉蜕6 g、炙甘草6 g、地龙10 g、赤芍10 g、红花6 g、煅代赭石30 g、细辛3 g、桔梗6 g、太子参10 g，2剂，2日1剂，水煎服。

2017年9月3日二诊：服药后体温稍降，仍咳嗽，精神欠佳，时伴喘息，纳减，大便可。继予上药口服，半天后咳喘明显加重，予"布地奈德、沙丁胺醇"连续雾化3次，喘息仍无缓解，伴见口唇青紫，点头呼吸，喘息不能平卧，遂至医院，行吸氧及心电监护，心率160～170次/min，呼吸50～60次/min，予抗感染、平喘及对症支持治疗，症状无明显缓解，要求其转入重症监护室，患儿家长拒绝。

2017年9月5日三诊：气促喘息，喉间痰鸣，呼吸困难，偶咳，无流涕，体温正常，精神差，口唇青，嗜睡，纳差，大便可。诊断：喘证。辨证：肾阳虚衰，纳气失司。治法：温补肾阳，纳气平喘。处方：麻黄细辛附子汤加减。制附子6 g（先煎30分钟）、炙麻黄6 g、桂枝6 g、白芍10 g、五味子6 g、杏仁10 g、阳起石10 g、胡芦巴6 g、紫苏子10 g、赤芍10 g、芦根15 g、鱼腥草15 g、炒莱菔子10 g、橘红6 g、葶苈子10 g、紫菀12 g、款冬花10 g、橘络6 g、茶树根12 g，1剂，颗粒剂，少量频服。由于患儿病情较重，嘱家长次日至门诊告知患儿服药后病情变化。

2017年9月6日四诊：患儿家长复来门诊告知患儿病情，症状未见减轻。查看患儿，病情较昨日未见明显改善，详参四诊，断定为阳虚无疑，那为何无效？询问用药情况，才发现一日累积输水共650 mL，无形中加重了心脏负担，故喘息不能平卧，急予呋塞米注射液（速尿）（1 mg/kg）雾化，予上方中加红参10 g，嘱中药加量口服，同时严格控制液体入量。

2017年9月7日五诊：服药后咳喘明显减轻，精神好转，2日后出院，嘱继续口服上药。

按语：患儿系双胎出生，先天禀赋不足，复因久病屡用苦寒之药，更伤阳气，以致命门之火不足，《素问·生气通天论》曰："阳者，卫外而为固也。"气有余便是火，气不足便为寒。肺虚之初，多为气虚，久则伤其里阳，稍感寒邪，直中于脏，而发咳嗽，或为表里同病而咳，此时应急扶里阳，以鼓舞正气祛在表之邪。医误投清凉之剂，痰邪虽有所减少，但阳气已受损，此舍本逐末也，清热乃阳虚之大忌，其害无异于饮鸩止渴，后患无穷。

服一剂药后患儿病情急转直下，喘息不能平卧，实乃下焦命门之火衰，肾者，主蛰而守位，肾命门衰，封藏失职，真阳奔腾于上，肺之肃降受碍。阳主动而令不行，故见喘息，阴主静，动则喘甚。《素问·生气通天论》曰："阳气者，精则养神，柔则养筋。"阳虚故见精神疲惫，倦怠嗜卧，喘促不得卧，急予麻黄细辛附子汤加减以温阳散寒。

患儿三诊后未见减轻，肺部啰音甚至有所加重。再三思量，患儿为阳虚无疑，询问用药情况，并未发现不妥，但液体入量太多。成败皆在细微之处，平日我们只强调心衰患者要减少入量，殊不知喘促之久必损及心，水乃阴寒之物，多用亦伤心阳，一叶障目，不见泰山。知问题关键所在，予呋塞米注射液雾化，盖中西医皆为医道，药物不论中西皆可为我所用，速尿雾化乃是用中医药理论指导西药的应用，亦与中医药早期发展所采用的取类比象思维有异曲同工之妙，即通过减少心肺水液的潴留而改善临床症状，相关文献亦有报道。中药予上方加红参以强心，用药后患儿明显好转，遂带药出院。

4. 温阳清热，标本兼顾案

翟某，女，5个月，2017年10月26日初诊。

代主诉：反复咳嗽、喘息45天，发热3天。

现病史：精神极差，目光游离，发热，体温38.0 ℃，咳嗽，喘息，呼吸急促微弱，不能平卧，鼻导管吸氧，纳一般，二便可。舌淡红，苔白。既往史：反复入住省内多家医院ICU，多次予有创呼吸机辅助呼吸。诊断：肺炎喘嗽。辨证：元阳亏虚，肾不纳气兼虚热上扰。治法：温肾纳气平喘兼以清热。方药：麻黄细辛附子汤加减。红参6 g、炙麻黄6 g、淡附片6 g（先煎30分钟）、细辛3 g、杏仁

6 g、石膏30 g、芦根15 g、鱼腥草15 g、紫菀10 g、款冬花10 g、赤芍10 g、红花6 g、茶树根10 g、紫苏子10 g、僵蚕10 g、蝉蜕6 g、煅代赭石30 g，2剂，颗粒剂，2日1剂，频服。

2017年10月30日二诊：服上药1剂后热退，精神较前稍有好转，仍不能脱离氧气，咳嗽、喘息，呼吸低微，纳一般，大便稍溏。诊断：喘证。辨证：元阳亏虚，肾不纳气。治法：温肾纳气平喘。方药：麻黄细辛附子汤加减。制附子6 g（先煎30分钟）、炙麻黄6 g、黄芪6 g、茶树根10 g、五味子6 g、紫苏子10 g、阳起石10 g、僵蚕10 g、细辛3 g、赤芍10 g、芦根15 g、鱼腥草15 g、炒莱菔子10 g、蝉蜕6 g、葶苈子10 g、紫菀12 g、款冬花10 g、橘络6 g、橘红6 g、煅代赭石30 g、地龙10 g、红花6 g、甘草6 g，5剂，2日1剂，水煎服。

服上药1周后患儿精神逐渐恢复，喘息明显减轻。予上方加减并改为3天1剂服用，精神渐佳，咳嗽缓解。继以上药口服，1周痊愈。

按语：患儿先天禀赋不足，复因久病伤阳，液体入量较多，皆为阴寒之物，久则伤及真阳，致命门火衰。阳气不足，卫外失司，邪气客表，卫气郁遏而发热，阳虚为本，故以麻黄细辛附子汤加减，助阳以解表。然患儿上焦仍有郁热，故佐以石膏清其标热，此标本兼顾之法也。我认为附子与石膏相配伍，其一，二药归经不同，附子入肾与命门，以温壮命门之火，石膏入肺胃经，清中上焦之浮热，各行其道，两不矛盾；其二，石膏可佐制附子温燥之性，而不碍其强心之功，附子可制石膏之寒，而不减其透热之力，故服药后热退而不伤正。患儿服药后热退而标热已除，故二诊专注于温阳。

现代解剖学认为，肺脏结构包括两套系统：一为气管，即通气的管道；二为丰富的毛细血管网。呼吸机通过机械动力，源源不断输送气体，以改善体内缺氧的状况。若血行瘀阻脉络，导致通气/血流比值失衡，则致更多的无效通气。研究表明，长期使用呼吸机后，生命指征虽然可以得到维持，但多会遗留一些间质性肺病，多是由于血供失常而引起的。长期使用呼吸机主要影响人体宗气的生成及运行。宗气者，胸中之大气，所以贯心脉、司呼吸、行气血、资先天者也，总由自然之气与水谷之气相合而成。呼吸机提供外来之气，而非人身所自生，故不能取代宗气之功能。考虑其反复使用呼吸机病史，临床可用黄芪升提补气，促进宗气的生成与输布，为治疗此类疾病之必用药，同时佐以活血化瘀之药，以使气血冲和，复归于常。

5. 重剂扶阳平喘案

谢某，男，2岁，2017年10月17日初诊。

代主诉：发热、咳嗽3天，喘息1天。

现病史：发热，体温38.5 ℃，咳嗽，流清涕，喉间有痰，纳一般，二便可，舌质稍红，苔薄白。既往史：反复喘息、肺炎病史1年。诊断：外感发热。辨证：外感风寒，内有郁热。治法：疏风清热，止咳化痰。方药：麻杏石甘汤加减。炙麻黄6 g、杏仁10 g、石膏30 g、芦根15 g、鱼腥草15 g、炙枇杷叶10 g、葶苈子10 g、炙紫菀12 g、炙款冬花12 g、炒僵蚕10 g、蝉蜕6 g、橘红6 g、橘络6 g、甘草6 g，2剂，服3天，水煎服。

2017年10月19日二诊：服药1剂，热渐退，咳减。继予上药口服，咳嗽未再减轻，2天后出现喘息，遂来就诊。刻下症：喘息，不用听诊器即可听到，咳嗽，三凹征阳性，喉间痰鸣，纳减，大便可，舌质稍红，苔白，脉滑。诊断：喘证。辨证：元阳亏虚，肾不纳气。治法：温补心肾，降气平喘。方药：麻黄细辛附子汤加减。制附子6 g（先煎30分钟）、炙麻黄6 g、红参6 g、胡芦巴6 g、五味子6 g、杏仁10 g、阳起石10 g、鱼腥草15 g、紫苏子10 g、赤芍10 g、芦根10 g、紫菀12 g、炒莱菔子10 g、桃仁10 g、葶苈子10 g、煅代赭石30 g、款冬花10 g、橘络6 g、地龙10 g、砂仁10 g、甘草6 g，3剂，颗粒剂，嘱少量频服。

考虑患儿喘息较重，嘱其少量频服，以药试病，无效时立即住院治疗，恐病有他变。半小时后询问患儿症状，未料到患儿母亲见患儿病重，求愈心切，竟将一剂药顿服，余亦心有余悸，遂将利害关系告知家属，如有变化紧急住院，必要时抢救，其母亦自责而不知所措，嘱其有任何变化及时联系。约20分钟后患儿呕吐一次，呕吐物为所饮药物夹杂大量痰液；又过10余分钟，又呕吐一次，精神较前好转，喘息明显减轻，嘱其继续密切观察；2小时后患儿喘息基本平复，精神恢复正常，继予上药2剂口服，随访服药后症状消失。

按语：患儿自幼体弱多病，屡进寒凉之剂，攻伐阳气，其体亦虚；体虚之儿，外受风邪，卫阳郁遏，故见咳嗽、清涕；热者寒之，以清热药治疗发热，乃正治之法，故服药后症减十有八九，然该患儿禀赋不足、久病伤阳，以致自身阳气储备不足，标热已减，继用寒凉则伤及下焦真阳，阳虚不纳，故而暴喘。该病由外邪引发，然其本素体阳虚，受寒之后，正气鼓动无力，而致发热，徒清其表热，则易伤正气，阳虚不纳，浮越于上，故见喘息。临证治疗素体虚寒患儿，解表同时应辅以温阳，以达到祛邪而不伤正，扶正而不留邪之目的，抑或急则治其标，先清其热，中病即止。患儿家长见其喘息较重，遂将两日之药，于一次顿服，结果收到意想不到的效果。古人云：中医不传之秘在于量。辨证精准即可放手用之。为用药安全起见，可采用少量频服之法，以药测证。患儿服药不久吐出大量痰液，大便稀溏，但患儿精神较前好转，此为正气鼓动抗邪之佳象，医者见此切不可手忙脚乱，应从容应对；用药后症状反复可能是排邪反应，医者不可不察。儿科病情变化极快，药不可过多，需及时调整，峻药应中病即止。宁波名医范文甫先生以擅长使用猛药峻剂著称，曾经说过："医之运用古方，如将之使用重兵，用药得当其效立见。"寒凉药并不是素体阳虚患儿之禁忌，经仔细辨证，如有热象即可用清热药，因而对其不可有成见，当用则用，但一定要中病即止，中病并不是指症状完全消失，症状消失十有八九即可减寒凉之药量或以调养之法治之。因小儿易虚易实、易寒易热的体质特点，病情变化尤为迅速，药一日一调肯定会收到更好的疗效，但由于门诊患者多，故临证中较难施行。

6. 先通后温，邪祛阳通案

李某，男，3岁，2017年11月20日初诊。

代主诉：反复喘息1年，加重1周。

现病史：喘息，晨起及活动后喘息明显，偶咳，伴喉间痰鸣，纳一般，大便可，舌淡红，苔白。诊断：喘证。辨证：肾阳亏虚，气失摄纳。治法：温补肾阳，降气平喘。方药：麻黄细辛附子汤加减。制附子6g（先煎30分钟）、炙麻黄6g、桂枝6g、白芍10g、五味子6g、杏仁10g、阳起石10g、胡芦巴6g、细辛3g、赤芍10g、芦根15g、鱼腥草15g、炒莱菔子10g、葶苈子10g、紫菀12g、款冬花10g、橘络6g、橘红6g、煅代赭石30g、甘草6g，4剂，2日1剂，水煎服。

2017年11月25日二诊：仍喘息，咳嗽，喉间痰鸣，流少量清涕，大便头干、酸臭，目眵多，舌淡红，苔白厚。诊断：喘证。辨证：痰瘀阻肺，肺失宣降。治法：逐瘀排痰，泻肺平喘。方药：千金苇茎汤加减。生黄芪6g、地骨皮10g、芦根20g、鱼腥草20g、金荞麦15g、桃仁10g、生薏苡仁30g、冬瓜子15g、桑白皮10g、川贝母6g、葶苈子10g、代赭石30g、地龙10g、海蛤壳15g、海浮石15g、两面针10g、紫菀12g、款冬花12g、僵蚕10g、蝉蜕6g、茯苓10g、甘草6g、炒麦芽10g、太子参10g、细辛3g、炒莱菔子12g、橘红6g、橘络6g、赤芍10g、红花6g、川芎6g，2剂，2日1剂，水煎服。

2017年11月29日三诊：服上药后咳嗽、喘息明显减轻，痰少，剧烈活动后时有喘息，纳眠可，二便可，舌淡苔白。继予麻黄细辛附子汤加减，5剂，2日1

剂，水煎服。1个月后随访，患儿症状消失。

按语：患儿有反复喘息1年病史，晨起咳喘明显，动则尤甚。《素问·生气通天论》："阳气者，烦劳则张。"晨起阳出于阴而外达于表，看似一派阳虚不纳、气越于上的表现，故予麻黄细辛附子汤加减治疗。患儿服药后症状未见明显改善，此上越之气为无根之气，因后续之资乏源，必受时间、运动等因素影响较大，故喘之有时；若纯邪实之症，其咳喘亦持续存在，岂受他因影响。此为实证与虚证鉴别之要点。今予扶阳纳气之法治之无效，何也？因其痰邪阻滞，其气不得布散，纵补阳，阳气必郁于中，甚则出现一派热症表现。《素问·生气通天论》曰："故病久则传化，上下不并，良医弗为。故阳蓄积病死，而阳气当隔。隔者当泻，不亟正治，粗乃败之。"故以祛邪通阳为法。流少量清涕，此为肺气亏虚，气无力以摄肺津，致肺津外出于鼻窍；若平素肺虚不足之人，纳食热饮多伴有鼻流清涕，亦为热迫肺津外泄。故该病病机为阳虚气化失司，痰饮内生，蓄积于肺，阻隔阳气布散，上下不交，气越于上则喘。体内之痰浊随气上蒸，故见目眵多。目眵与舌苔多有相似之处，皆为内热蒸腾上至头面，诸邪之中唯火热蒸腾炎上，故目眵多提示内有热邪存在。

7. 温而不通，火逆上扰案

杜某，女，16岁，2018年1月26日初诊。

主诉：咽干、咽痛4天，咳嗽2天。

现病史：咽干、咽痛，咳嗽，痰少，自诉下咽唾沫时即感疼痛加重，呈阵发性，夜间症状较明显，全身乏力、倦怠嗜卧，纳一般，二便可，舌淡苔滑，脉沉细无力。诊断：咽痛。辨证：少阴虚寒证。治法：温阳散寒。方药：麻黄细辛附子汤加减。制附子6g（先煎30分钟）、炙麻黄6g、桂枝6g、白芍10g、五味子6g、杏仁10g、炙紫菀12g、炙款冬花10g、橘红6g、细辛3g、橘络6g、鳖甲10g、牛膝10g、肉桂3g、甘草6g，3剂，每日1剂，水煎服。嘱其少量频服，服后如有加重则停服。

2018年1月29日二诊：患者频频服药1剂后自感咽痛减轻十有六七，身体也较前有力，精神好转。患者急求速效遂将第2剂顿服，夜卧前又进1剂，次日清晨患者咽痛较前明显加重，面部有两个疖肿，触之痛不可忍，时鼻衄，口鼻出热气，其状痛不可堪，触之上肢冰凉，舌淡红，苔白，脉沉。遂处以清热凉血方治之，诸症减，后饮食调理而愈。

按语：患者因临近考试，经常熬夜，精神紧张，劳累后出现咽干、咽痛之表现。盖咽痛一症，因火热上扰者十有八九。然分析患者咽痛症状，其痛以干痛为主，如刀割状，饮水后痛减，盖由津不上呈故也；其痛以夜间为主，夜者，阴之主时，阳气相对偏弱，影响津液之蒸腾气化，津不上呈，咽无所养，故咽干、咽痛。观其精神疲惫，倦怠嗜卧，《伤寒论》有云"少阴之为病，脉微细，但欲寐也"，结合舌脉特点，辨为少阴虚寒证无疑。过度烦劳，使阳气浮越于外而不内收，久而久之，损及真阳，故为保险起见，嘱其少量频服。遵《内经》"甚者从之"之旨，治以温补下焦，引火下行。阴阳乃人身立命之本，人身无处不阴阳。阴为体，阳为用，阴宜静而不宜滞，阳宜动而不宜燥。正如李可老中医所言："人身上哪里看到阳气，哪里就有病了，或者人身上哪里阳气不到，哪里就有病了。"患者频服上药后，下焦阳气得助，蒸腾气化有力，咽喉得养，故症状减轻。然患者求愈心切，自行改为顿服，《素问·阴阳应象大论》有云"少火生气，壮火食气"，阳宜微生，药宜缓服，骤补之阳不得外散，亢而上逆变为贼火，故服后出现一派火热之象。患者平素四肢冰凉，可知其为阳郁体质，推之病因为服温补之药，阳热不得外散而上冲，此类患者温阳之时必佐以行散，阳气方能敷布而不致亢逆为害。

三十四、大方制方依据

大方、小方之争，一直未曾中断，就目前总体中医环境而言，小方越来越受到推崇，大方则饱受诟病，然此不能一概而论。

医学之灵魂在于临床，而临床之关键在于疗效，疗效是检验医学理论的金标准。基于此，大小之方应因人、因病、因证而异。一般而言，病位较浅，常规之轻剂、小剂可也；倘久病邪根着于脏腑，轻小之剂则"养死而不自知"，此时以"大方峻药""重锤猛击"方能挽性命于危厄。金·成无己在《伤寒明理论·药方论序》中云："制方之用，大、小、缓、急、奇、偶、复七方是也。"此处之"大"即大方之意，因而可知大方自古皆有之，并占据重要位置。清·王孟英提倡"急病重症非大剂无以拯其危"，名医恽铁樵认为"凡聚四五十味药浑和之，使之正负相消，宽猛相济，别出一总和之效方"，为大方在临床的应用提供了理论基础。同时，在当今时代，大方的存在有其客观的理论基础，中医辨证具有宏观化及夹杂一定主观性的特点，医者在辨证时除收集客观的症状、体征外，结合自己的主观认识，加之许多病与证的难以确定性，因而临床处方用药也具有一定的模糊性。中医对人体疾病的认识缺乏客观定量的问题也主要来自客观对象本身的模糊性这一特点。病症亦具有复杂性、多元性，例如合病与并病，处方亦可合方，也在一定程度上催化大方的产生。中药材质量的下降及炮制方法的改变，也决定着方药用量的增加。大方不仅易于解决临床中的模糊现象，与此同时，这种大方的模糊处理可能具有较高的临床可重复性。医者对疑难病的治疗往往重视解决矛盾的主要方面，而忽视了次要矛盾的存在，因而疗效不尽如人意，这是因为在疑难病中，矛盾具有复杂性、多重性、多层性，中医治病应急则治其标，缓则治其本，实则泻子，虚则补母，讲究随证而变。因疾病具有复杂性，故治病应当根据不同阶段矛盾的主要方面、次要方面采用不同的治疗方法，这样才能对疾病进行更精准的辨证论治。

三十五、中医药理论对部分西药的认识

近代医家张锡纯开创了西药中用的先河，并为后世开辟了一个新的途径，现代多称之为西药中药化，在当今中西医共存的时期，系统归纳西药的大致药性、功效，有利于临床的诊疗。

（一）非甾体抗炎药

以布洛芬、对乙酰氨基酚、阿司匹林为代表的非甾体抗炎药，在儿科疾病中应用较广，都具有发汗作用，与中药之发汗解表药有诸多相似之处，通过发汗达到退热的目的。非甾体抗炎药在未经过中医辨证的前提下，无论风寒、风热均能达到发汗的目的，其代表一种发散的趋势，无寒热之分，可以根据临床需要配伍其他药物使用。然而中药可分为辛温解表和辛凉解表，在发汗解表的同时具有一定的偏性，通过寒热偏性调整人体失衡的阴阳状态。张锡纯创制阿司匹林石膏汤，就是利用阿司匹林的外散之性，并借石膏的清热之性，使内热从表而散。同时，非甾体抗炎药具有一定的镇痛功效，其镇痛的部位多在外周，特别是头痛及短暂的肌肉骨骼疼痛为首选，与中医之外感风邪，邪束肌表，阻遏气机，不通则痛之病机相似。非甾体抗炎药抑制前列腺素（PG）的合成，而前列腺素可参与调节血小板的聚集，血小板主凝血，因而在某种意义上，非甾体抗炎药具有类似活血之功效，这也可能与其预防、治疗心血管疾病，以及长期应用后出现剧烈的胃肠道反应有关。中医认为阳加之阴谓之汗，过度发汗会耗伤人体气阴，久之伤阳，临床中常遇到患儿早期高热不退，反复口服布洛芬等非甾体抗炎药，最终导

致低体温的出现，此为过汗伤阳之表现。同时中医之汗法为驱邪所设，而非仅仅散热，中医可采用扶正补气之药以促发汗驱邪外出，对体虚患者尤宜。

（二）抗生素

1. 抗生素是一种攻邪药　抗生素主要用于治疗各种细菌或致病微生物感染类疾病。细菌感染性疾病多伴有发热，中医辨证多以实证、热证为主，以此推之，抗生素所对应的适应证多为实证、热证。中医认为发热多是人体内部正邪抗争的结果，任何一方的过强或过弱都可能导致高热的发生，例如，人体正气强，外邪弱，则不发病；人体正气虚，邪气盛，则正不胜邪，邪气长驱直入，病渐加重，正邪不得相争故热少。致病细菌对于人体而言多是一个外来微生物，非人体所固有的一部分，人体免疫系统会自我识别，并将其消灭。就人体而言，非己所有，则为邪气。与中药驱邪外出的治疗方法不同，抗生素的主要作用是将侵入人体的细菌杀灭，故抗生素类似中医攻邪药。这也是急性细菌感染性疾病的患者在正气不虚时应用抗生素疗效较好的原因。若人体正气亏虚，即便细菌感染很重，亦不可过度使用抗生素，因攻邪的同时必然会损伤人体正气，这或许是危重疾病或感染较重的患者重用抗生素效果不明显的原因之一。

2. 抗生素是一种苦寒药　从大样本的临床病例中可以发现，大量使用抗生素的患儿常出现腹胀、腹痛、腹泻及消化不良等反应，结合抗生素可以治疗热症即现代医学的"炎症"，与中药苦寒败胃的机制多有相似之处，故可将其理解为苦寒药。这种"苦寒"之性主要影响脾胃，肠道为多重细菌寄生的场所，可能与其对肠道内环境的破坏有关。抗生素药性虽峻，但又不及中药的攻下药，应介于清与下之间，因此有一定的伤正弊端，表现在对胃气的损伤、阳气的损伤，故应用时宜中病即止，不可滥用。

3. 久用抗生素会打破机体微生态平衡　细菌是一种微生物，定向在体内繁殖，抗生素的过度使用及不合理升级应用会导致耐药。体内的细菌和自然界的万事万物一样，相互间既竞争又制约。细菌感染后直接导致内环境的紊乱，现有的科技很难精确到具体哪一种细菌致病及它对周围其他细菌的影响，而人体自身则是细菌的寄生体，各种菌群相互作用、抑制，维持一种相对平衡的状态。广谱抗生素的应用必然对全身菌群平衡状态造成一定影响，抗生素在对抗、杀灭细菌的同时也会破坏自身的菌群，致使部分细菌失去竞争性抑制作用而大量繁殖，此时若再次使用同种抗生素则疗效欠佳，虽同属细菌感染，但菌种已发生了变化，这可能是抗生素反复使用发生耐药的一个原因所在。益生菌疗法无疑是医学的一大进步，一定程度上减少了抗生素的不良反应。

（三）糖皮质激素

1. 糖皮质激素属中医温热药范畴 《素问·生气通天论》曰："平旦人气生，日中而阳气隆，日西而阳气已虚。"人体自身糖皮质激素的分泌规律与人体阳气运行规律有很多相同之处。内源性糖皮质激素分泌具有昼夜节律性，午夜分泌最少，清晨分泌多增，人体阳气在午夜也最为虚弱，可见糖皮质激素的分泌与人体阳气的升发规律具有一致性。临床大量使用糖皮质激素，多出现食欲增加、颜面潮红、亢奋烦躁、舌红少苔等一派热盛伤阴症状，但不可将激素等同于温热类中药。中药中的温热药是在中医基础理论的指导下辨证论治使用的，只要辨证精准，可以久用、多用；而激素则不同，不可久用、多用。

2. 糖皮质激素类似元气的激发剂、增敏剂 有人把激素比喻为人体的元气，因为二者都可以作用于全身各个器官。人在应激状态下糖皮质激素的分泌会明显增加，同时对人体有一种保护作用，如同对人体正气的激发作用；但激素有一个特点，就是后期应用或大剂量应用后再次使用时，并不能达到理想的效果。同时激素只能抑制疾病后产生的不适反应，在阳气欲脱之时并不能像附子等温热药一样起到回阳救逆的功效。所以糖皮质激素只是暂时把人体元气激发了，元气越激发越少，此时即便增加糖皮质激素用量，亦不能达到理想的效果。当人体元气耗竭之时，病情就会突然加重，甚至走向死亡。

3. 糖皮质激素相当于中医的"壮火" 《素问·阴阳应象大论》："壮火之气衰，少火之气壮；壮火食气，气食少火；壮火散气，少火生气。"长期应用糖皮质激素的患者多会出现阴虚火热的表现，类似于过用温热药耗伤气阴的表现，中医之"少火"是一种富有生机的阳气，缓缓升发释放，以推动人体正常生理功能的发挥，属生理之火；"壮火"则是无生机的亢阳，壮火既可食气又可散气，火热必杀谷，故可见饮食量大，因其散气而将饮食精微所化之气消耗，此其虽多食而仍有气虚故也，故属病理之火。生理之火，人身须臾不可离，是生命得以维持的原动力；病理之火则戕伐正气，是疾病的表现。因为生理剂量糖皮质激素是人体正常物质代谢、生长发育所必需的，因而当机体分泌不足时可少量短期应用，亦可对临床治疗起到很大帮助。

4. 糖皮质激素初则耗伤气阴，久则阴阳两虚 内源性糖皮质激素是缓缓释放，对人体起到激发和推动作用；而外源性糖皮质激素则是在短时间输注人体，故其为"亢阳、壮火"范畴。五脏之阴为五脏功能之基础。《素问·痿论》曰：

"肾主身之骨髓。"肾精充盛则骨髓化生有源，耗伤肾之阴精，髓不得滋养，故见骨质疏松；耗伤肝阴，肝阳偏亢，则见烦躁易怒；耗伤肺之气阴，则见免疫力低下，反复外感；耗伤胃阴，则见多食善饥；耗伤脾阴，运化失职，脾不散精，水谷精微不得达于四肢，故见向心性肥胖。五脏阴精耗伤，阳气化生无源，导致阴损及阳，终致阴阳两伤。古人云：有形之血不能速生，无形之气所当急固。故糖皮质激素应用后期，如阴阳两虚，应以扶阳为先。

（四）呋塞米

近年来相关研究发现，呋塞米通过压缩雾化方式吸入亦能减轻肺部炎症渗出，减少肺内水液潴留。当听诊闻及固定的细湿啰音较多时，用呋塞米雾化吸入治疗能够很快减少湿啰音，也能减少心力衰竭的发生。中医认为，人体水液代谢与肺、脾、肾三脏关系密切，肺失通调，脾失转输，津液不得布散，积聚于肺而为痰为饮，治以宣肺利水为主，肺之宣降正常，则水饮得散，水津得布。《金匮要略》提出"血不利则为水"，然水饮的积聚亦能阻碍血液的运行，进而影响津液的代谢，导致肺动脉压力增高以及炎症的渗出。现代医学治疗肺部炎症主要从微生物角度着手，以抗菌、抗病毒为主要治法，随着病原体逐渐得到控制，病原体对机体的破坏逐渐减轻，机体通过自身的调节，使得邪气得以祛除，疾病逐渐康复。肺血管丰富，通透性较高，药物经过压缩雾化吸入进入肺泡迅速弥散入血而发挥作用。呋塞米作为一种利尿剂，亦是利水剂，吸入呋塞米不仅能改善气道上皮细胞的水转移，减轻支气管黏膜水肿，同时还可以降低血管中的压力，使得渗出减少，与中药之利尿药相类，对肺部细湿啰音的缓解多有裨益。在临床中常用呋塞米雾化治疗急性肺炎伴见心衰早期表现患儿，多伴见呼吸心率增快，肺部满布细湿啰音。压缩雾化吸入呋塞米，通过扩张肺血管，降低气道阻力，减少回心血流量，一定程度上能改善心脏功能，减少心衰的发生，并能为后续治疗争取时间，与葶苈子等中药作用类同，通过利水以达到强心的目的。对疾病中后期伴见粗湿啰音及痰鸣音者，效果欠佳。

（五）低分子肝素钠

低分子肝素钠具有抗凝、抗血栓作用，其与活血化瘀类中药的作用尤为相似。小剂量肝素钠经压缩雾化后，可直达肺泡，且肺内吸入肝素钠后细胞贮存池增大，从细胞内缓慢释放入血液中，具有持久抗凝、抗炎作用，从而有利于肺部炎症的吸收。小剂量肝素钠有利于渗出的改善，且能中和许多致炎因子，降低内皮细胞通透性，降低气道阻力，故可减轻症状，阻止病情进一步恶化。研究表明，肺部灌注指数与闭塞性细支气管炎等部分肺部疑难疾病的预后有密切的相关性，同时机械通气也是闭塞性细支气管炎发生的一个高危因素。归其原因，机械通气能够提供通气以保证足够的氧气供应，而对血运的影响较小，血液瘀滞的状态并不能得到很好的改善。对于大叶性肺炎，凝血功能的变化在一定程度上影响着疾病的预后，肺部通气及灌注必须要协调，即维持正常的通气/血流比值，进而有利于肺脏功能的发挥。因而低分子肝素钠在机械通气、大叶性肺炎、肺脓肿、肺坏死、间质性肺炎等疾病中早期应用，可减轻疾病对肺脏的损伤，其机制还有待于进一步研究证实。

（六）生长激素

中医认为肾主骨生髓，通于脑，主生殖。人体的生长主要由于骨骼的生长，尤其是长骨的生长，为中医肾脏功能的一部分。肾为先天之本，同时受到后天水谷之精的奉养，后天充养先天，进而更好地发挥先天之功能。就人体某一阶段而言，人体的精华是相对恒定的，先天禀赋与遗传因素关系密切，肾脏的功能从某种程度上亦与遗传有一定的关系，身高、智商及生殖能力，即便总量恒定的情况下，各个功能的分配也有所不同。

身高受多种因素的影响，遗传、运动、营养、地球引力、磁场等多种因素均可以影响身高。其中遗传因素是重要方面，因而要促进身体长高，应当从补充人体的先天之精入手，精气足则功能有序。外源性生长激素则是在人体先天精气总体水平未得到明显提高的情况下，激发骨骼的增长，必然以耗伤其他精华为前提条件。因而使用外源性的激素促进身高的增长，应严格把控用药指征。肾为闭藏之本，以藏为用，充足的睡眠有利于儿童身高的增长，寐则阳入于阴，也是阳气蓄积的一个过程，而人体阳气的蓄积有利于来年阳气的升发。正常身高的增长应补其精，精足则髓充、骨长，单纯地激发、刺激生长，如同揠苗助长。

（七）丙种球蛋白

丙种球蛋白为人体免疫球蛋白的一部分，现代医学主要用于免疫功能低下、重症感染的支持治疗。丙种球蛋白为正常人体中产生的免疫因子，正常健康成年人与自然界经过充分接触，对整个自然界形成较为普遍的免疫，并产生相应的抗体，以保护机体免受相应病原体的侵袭，其免疫功能相对比较健全，因而能与接触的病原体对抗。儿童与自然接触较少，免疫功能相对比较亢进，对外来刺激反应也较为敏感而剧烈，可能与未接触抗原，尚未建立免疫记忆有关。一旦受到特殊病原体的攻击，机体缺少保护性抗体，则产生较为剧烈的反应。从某种意义上而言，由于个体不同，对整个自然界的接触亦不同，例如治疗川崎病，存在丙种球蛋白敏感型及丙种球蛋白不敏感型，可能与其含有抗体不同相关，研究表明儿童体内免疫因子与成人是有区别的。糖皮质激素也是人体激素的一部分，可抑制人体过度的免疫反应，使自身减少对各种病原体及异物的反应，而丙种球蛋白则是帮助机体对抗病原体的侵袭。川崎病多继发在各种感染的基础上，丙种球蛋白和激素通过两种途径抑制其反应。对于过敏性及自身免疫性疾病，激素要优于丙种球蛋白，过敏的本质是机体对外界的过度反应，对于重症感染等疾病，丙种球蛋白则更为适合。丙种球蛋白可增加机体对外界环境的适应性。对于免疫力低下的患儿，丙种球蛋白有助于增强机体对外来病原体的抵抗力，一定程度上阻止感染的发生。外来的免疫球蛋白只有短暂的保护作用，自身接触病原体而产生的抗体则具有相对的持久性，因而为了提高免疫力而静注丙种球蛋白只是缓兵之计，真正提高自身免疫力还要通过自身免疫的激发。在某种意义上，丙种球蛋白有短暂的增强抵御外邪的能力，相当于中医的扶正药，但不能等同于扶正药。中医的治疗目标是平衡，而过多地给予一种物质（丙种球蛋白）是否影响其他物质的平衡，长期使用是否影响机体平衡而导致新的问题，有待进一步观察。

三十六、儿科重症常用成药介绍

不同剂型有不同的适应证，汤者荡也，丸者缓也。病之速来，亦当速去，譬如外感疾病，当取汤剂，涤荡外邪，一剂而散；对于陈年痼疾，非顷刻之时、涤荡之势能治，需用丸者缓治。就药物而言，有性平而缓者，有性偏而烈者，有金石介贝等不宜入煎剂者，亦有顽疾非猛药无以建功者，故可弃汤而用丸。《苏沈良方》中云"大毒者须用丸"，丸剂为峻烈有毒药在临床中的使用提供了一种新的方法途径，同时有利于掌控其摄入量，进而保证临床用药的安全。《梦溪笔谈》云："无毒者宜汤，小毒者宜散，大毒者须用丸……"丸剂用之得当，往往能疗沉疴重疾。

（一）安宫牛黄丸

【功效】清热解毒、镇惊开窍。

【组成】牛黄、郁金、犀角、麝香、珍珠、栀子、黄连、黄芩、朱砂、雄黄、冰片。

【主治】本方主要用于热病、热入心包所致高热惊厥、神昏谵语；其次可用于中风昏迷、脑炎、脑膜炎、中毒性脑病等。

【分析】温邪上受，首先犯肺，逆传心包，温病与普通外感疾病邪气传变规律不同。"宫"为君主之处所，心者君主之官，"安宫"即安中宫，心之宫为心包，且心为五脏六腑之大主，不容他邪，皆以心包代受之。病由热所致，上犯于心，心属火，为阳中之阳，其性炎上，热邪上犯，同气相求，化而为毒，故以黄连、黄芩、栀子清热解毒，以朱砂、珍珠镇心安神、除烦止惊。温邪与六淫邪气不同，为自然界一种杂气、戾气，为浊邪，易蒙蔽心窍。《素问·六微旨大论》云："出入废，则神机化灭。"神为血气之精所化，游行于经脉诸窍，窍为邪气所阻，神机不得出入，而致神志异常，故以牛黄、犀角、麝香开窍醒神，雄黄辟秽解毒，冰片、郁金芳香辟秽，化浊通窍，邪火随诸香而散。热邪久羁，必耗其阴，初则炼肝，久则煎肾，故以咸寒之品敛阴而安肾。吴鞠通《温病条辨》载安宫牛黄丸"芳香化秽浊而利诸窍，咸寒保肾水而安心体，苦寒通火腑而泻心用"。清开灵、醒脑静注射液等药物属于安宫牛黄丸的演化方剂，儿科临床多用于各种病原体感染引起的脑炎、惊厥、神昏等实热证。

（二）黑锡丹

【功效】温壮下元，镇纳浮阳，坠痰定喘。

【组成】黑锡、硫黄、川楝子、胡芦巴、木香、附子（制）、肉豆蔻、补骨脂、沉香、小茴香、阳起石、肉桂。

【主治】本方适用于肾虚不足、气失降纳所致痰鸣气喘等症，及小儿久喘、虚喘和各种喘脱重症。

【分析】暴喘多责之于肺，久喘多责之于肾，黑锡丹为治疗虚喘之要药。肺主气，肾纳气，肺失肃降而喘促气急，肾失摄纳则浅短无根。肾者，气之根，为元气之巢穴，肾气亏损，元阳无根，气不得下潜。气者阴精之所化，气不养精，散失无度，久之则致阴阳皆虚。病之本在肾虚，症在气不归根，故治在温壮下元，纳气固涩，以收上浮之元阳。硫黄、黑锡二味，皆入肾，一阴一阳，潜镇浮阳，使水火交泰；附子、补骨脂、胡芦巴温壮肾阳以补命门之火；肉桂以引浮阳下行；沉香为木之质重者，降气平喘，降气不破气；寒性凝滞，小茴香、木香二者具走窜之性，理中下焦凝滞之气；肉豆蔻调和脾胃，升清降浊，固肠，以减少水谷精微的散失；用川楝子者，以肝肾同居下焦，内有相火相寄，虽寒盛于下，恐热郁于内，故以之肃肝之郁火；阳起石为起阳之要药，以激发困厄之阳气。诸药共奏摄纳浮阳、降气定喘之功。儿科临床用于肾阳亏虚、肾不纳气之久喘、顽喘之症。

（三）猴枣散

【功效】清热化痰、止咳平喘、宁神开窍。

【组成】茯神、薄荷、钩藤、金银花、防风、神曲、麦芽、天竺黄、甘草、珍珠、琥珀、猴枣、梅片。

【主治】小儿急惊风，症见高热烦躁、四肢抽搐、夜卧不宁、痰涎壅盛、喉间痰鸣、呼吸急促、烦躁不安、舌红、苔黄腻、脉滑数。

【分析】小儿肝常有余，肺脾不足，肺虚卫外不足，易感外邪，脾虚而内生痰湿，邪郁化热，燔灼肝经，则易惊风抽搐，痰、热、惊为儿科常见之症，故该方为治痰涎壅盛，扰乱神窍之要药。本方症由外感风邪，内伤积滞，痰郁化热，扰乱心神所致，治疗重在清热化痰，安神定惊，兼以祛风消滞。方以薄荷、金银花、防风以祛在表之邪；猴枣、天竺黄清热化痰、清心定惊；茯神、钩藤、珍珠、琥珀安神以定惊；麦芽、神曲消积除滞以复脾运；配以梅片醒神开窍、清热止痛；甘草补脾益气、润肺止咳、缓急止痛。诸药相配，共奏祛风清热、安神定惊、化痰消积之功，治热痰颇为灵捷。儿科临床常用于因痰热蒙闭清窍所致的神昏、谵语等症。

（四）礞石滚痰丸

【功效】泻火逐痰。

【组成】青礞石（硝煅）、大黄（酒蒸）、黄芩（酒洗）、沉香。

【主治】实火老痰顽痰证。一切痰证，无论新久，或因痰所致痰喘、呕吐、头晕目眩等症，均可加减治之，为通治痰证之方。

【分析】古人云：百病多由痰作祟。痰有新久之分，又有有形、无形之别。痰者，赖气以行，痰为阴邪，其性常趋于下，亦可随火之炎上之性，达于头面。痰者阻滞气机，蒙蔽清窍，故治痰者不离乎气。礞石性烈而速，行及周身，可迅扫隐曲邪伏之痰，使痰浊不得依附于体，此滚痰之义也；硝石属火，其性上升，二者同煅，不仅能制约礞石之寒性，以防伐胃，一升一降，一阴一阳，合攻全身陈积伏匿之老痰。黄芩者，主入上焦，善清上焦无形之邪火；大黄苦泄，可荡胃肠有形之痰。此二药合以礞石，不仅可泻有形之积，又可除隐匿之痰。沉香善降一切上逆之气，不仅可纳气以归肾，又可疏胃肠之滞，肾者痰之根，脾胃者痰之源，脾肾健旺则痰不作矣。儿科临床主要用于痰火扰心所致的癫狂、惊悸或喘咳痰稠、大便秘结者。

（五）托里透脓散

【功效】益气补血，托里透脓。

【组成】人参、白术、穿山甲、白芷、升麻、甘草、川芎、当归、生黄芪、皂角刺、青皮。

【主治】正虚不能托毒、内已成脓、外不易溃、漫肿无头之痈疡等症。

【分析】本方主要用于正气亏虚，无力托毒外出，祛邪兼扶正，去腐以生新。方中生黄芪益气托脓，鼓动血脉，为疮家圣药，黄芪必生用，炙用则效差，临证非重用无以建功；穿山甲性善走窜，无往不至，贯血脉而搜邪滞；皂角刺性善溃脓，搜风化痰，引药上行，与生黄芪、穿山甲共奏活血消痈、软坚溃脓之功，并体现"托"和"透"的治疗思想；川芎活血以行气，当归补血活血，二者常合用破宿积而养新血；人参、白术大补元气，健脾燥湿，以绝生痰之源；升麻升阳举陷兼有解毒之功；白芷除湿通窍，消肿排脓；青皮疏肝破气，散结消痰；甘草补脾益气，清热解毒，缓急止痛，并可调和诸药。本方重在扶正，气足则脓散而邪无藏身之处。儿科临床主要用于阳气亏虚之内疽、外疽之症。

第二章

典型病例
分析

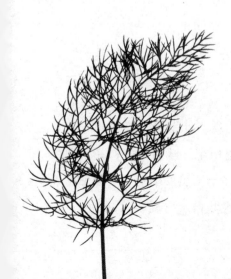

中医药是一个巨大的宝库，医案则是这一巨大宝库中的重要组成部分。医案作为对病例的客观、真实记载，相较于医论而言，掺杂的主观因素较少，能够更准确地反映出病患就诊时的真实状态，为临床研究的第一手资料。随着人们认知的提升，旧的理论不断被新的理论取代，并不停地处于否定之否定的过程中，但医案作为一种客观存在，仍有重要的参考意义。正如近代哲学家章太炎先生所言："中医之成绩，医案最著。欲求前人之经验心得，医案最有线索可寻，循此钻研，事半功倍。"

以下医案多为我在临床诊疗中遇到的一些典型真实病例，患者在来我处诊疗前多辗转于多家医院。由于隐私保护等原因，在编写过程中将患者门诊卡号、住院号等信息删除。本章主要介绍治疗较为棘手的肺系疾病及其他杂病。我从医40余年，对大叶性肺炎、肺脓肿、肺坏死的中医治疗稍有心得，很多患儿经治后免受切肺之苦。该章列举了大量大叶性肺炎（肺痈）、肺坏死的病例，初看似有重复，实则将大叶性肺炎发展的不同阶段、贻误后出现的种种变证及转归依次罗列，探寻其内在病因、病机，选择更加个体化的治疗方案，以求对该病有一个系统、全面、深刻的认识。在治疗迁延难愈的大叶性肺炎、肺脓肿、肺坏死等疾病时，重视"温法、托法、补法"的应用，重用附子、黄芪、鹿茸等药。当然个人对部分疾病的认知也存在一定的局限性，权当抛砖引玉，不到之处望后来者斧正。

第一节　肺系疾病

病例1：重症肺炎、超敏反应

陈某，男，9个月，2019年5月7日初诊。

代主诉：咳嗽伴喘息1个月余，再发伴皮疹10天。

现病史：患儿1个月前无明显诱因出现咳嗽、喘息，伴发热，热峰38.2 ℃，于上海某医院治疗8天（具体治疗用药不详），体温稳定，咳喘加重；20天前至河南省某医院就诊，以"重症肺炎"为诊断收入院，予"美罗培南、甲泼尼龙、阿奇霉素"等药物治疗，症状好转后出院；10天前患儿再次出现咳嗽，伴喘息，至附近医院就诊，予"头孢曲松"静脉滴注治疗，治疗过程中患儿全身出现大片红色皮疹，咳喘加重，伴见呼吸困难，遂转入PICU，行有创机械通气5天，同时予"甲泼尼龙"静脉滴注5天［8 mg/（kg·d）用4天，6 mg/（kg·d）用1天］。患儿呼吸困难缓解后撤机，全身仍有大片充血性皮疹，色红，伴见咳喘，遂转至我院治疗。

刻下症：患儿精神差，咳嗽，有痰，喘息，烦躁，无鼻塞、流涕，纳乳可，眠不安，大便稀，每天3～4次，汗多。

查体：听诊双肺满布中细湿啰音及喘鸣音；口腔内多处溃烂，右侧扁桃体可见白色分泌物；躯体、面部大片红色皮疹（图2-1-1-1）。

辅助检查：肺部CT示双肺多发高密度片影。

西医诊断：①重症肺炎；②口腔溃疡；③药物超敏反应综合征。

中医诊断：①肺炎喘嗽（肺热发斑）；②口疮（气阴两虚，毒热上犯）；③中药毒*（药毒入营，气津两耗）。

辨证诊疗思路：患儿因大量使用糖皮质激素，虽对全身阳气有激发作用，但同时也可能引发一派阳热之象，阳亢日久必灼伤其阴，终致阴阳俱伤。阳者，卫外而为固也，阳气不足，卫外失职，致营卫不和，治当先去除致病之因，故建议减停糖皮质激素。又因大量抗生素及糖皮质激素的使用，致使体内菌群紊乱，易引发真菌感染，建议停药1周后查β-D葡聚糖试验（简称G试验）、半乳甘露聚糖抗原试验（简称GM试验）以了解有无真菌感染。为进一步纠正大量抗生素、糖皮质激素的不良反应，补充适当的维生素及活菌制剂。

治疗方案：

（1）复合维生素B片、维生素C片，各1片/次，3次/d，口服。

（2）布拉氏酵母菌，1包/次，1次/d，口服。

（3）中医治法：开肺化痰，补气和营，除风透疹。方药：制附子6 g（先煎30分钟）、生黄芪12 g、炙麻黄6 g、桂枝6 g、生白芍12 g、当归12 g、炒杏仁10 g、生石膏30 g、紫菀12 g、款冬花15 g、葶苈子15 g、浮萍10 g、乌梢蛇10 g、防风12 g、赤芍10 g、红花6 g、芦根15 g、鱼腥草15 g、炒僵蚕10 g、蝉蜕6 g、生龙牡各15 g、一枝黄花15 g、甘草6 g，3剂，2日1剂，水煎服。

---

* 中药毒（drug eruption）：为病名，又称药毒、药疹、药毒疹，是指因药物所致，以皮肤起疹、多形损害、瘙痒为主要表现的皮肤疾病。

（4）西洋参6 g/d，服3日，水煎分次服。

2019年5月10日二诊：患儿精神好转，咳嗽、喘息好转，面部、躯干、四肢皮疹明显减少（图2-1-1-2），复查胸部CT仍有高密度片影（图2-1-1-3）。嘱继服上药。

2019年5月14日三诊：患儿无诱因出现喘息加重，分析为虚阳上浮、肾不纳气所致。在补阳气的同时，也应升阳，纳气平喘。故于上方中加代赭石、葶苈子降气平喘，阳起石升阳气，补阳、升阳、降气、纳气并用，再配川楝子缓解诸阳药之燥性。方药调整为：红参6 g、制附子10 g（先煎30分钟）、炙麻黄6 g、细辛4 g、白果10 g、紫菀10 g、款冬花12 g、生龙牡各15 g、酒萸肉9 g、代赭石30 g、葶苈子12 g、沉香9 g、赤芍10 g、红花6 g、地龙10 g、川楝子9 g、生白芍12 g、芦根15 g、鱼腥草15 g、一枝黄花15 g、阳起石9 g、甘草6 g，3剂，2日1剂，水煎服。

用药3日后皮疹明显消退，CT显示明显好转，1周后患儿皮疹完全消退（图2-1-1-4），但时有喘息，上方继续治疗。20日后痊愈出院。之后随访，患儿皮疹未再反复。

按语：见病例2。

病例2：肺炎局部实变、药物过敏

朱某，男，1岁2个月，2019年2月11日初诊。

代主诉：反复咳嗽、发热、皮疹1个月。

现病史：1个月前患儿无明显诱因出现发热，热峰39 ℃，咳嗽，有痰，至当地医院就诊，予"阿奇霉素、热毒宁"静脉滴注治疗，症状未见缓解。遂至开封市某医院，查甲型流感病毒抗原（+），肺部CT示肺炎，予"阿奇霉素、帕拉米韦"静脉滴注及"磷酸奥司他韦颗粒、孟鲁司特钠咀嚼片（顺尔宁）"口服治疗。其间患儿出现皮疹，色红伴见瘙痒，咳嗽亦较前加重，体温反复，遂停上药，予"美罗培南、丙种球蛋白"等药静脉滴注。上述症状仍持续加重，急转入PICU，予"伏立康唑（后因可疑过敏改为氟康唑）、美罗培南、利奈唑胺"治疗8天，症状缓解。6天前患儿再次出现发热，热峰38.8 ℃，伴流清涕，至附近诊所予"头孢克肟"口服后再次出现皮疹。为求进一步治疗，至我院住院治疗，入院后考虑"川崎病？"，予"美罗培南、甲泼尼龙［1 mg/（kg·次），每12小时1

次〕"静脉滴注及"丙种球蛋白"冲击治疗，患儿仍有反复低热、皮疹，经人介绍遂来我处就诊。

刻下症：患儿精神差，哭闹不安，红色皮疹，瘙痒，面部及躯干部明显，口唇红肿干裂（图2-1-2-1、图2-1-2-2），暂无发热，无明显咳嗽，喉间有痰，二便正常。

查体：听诊双肺满布细湿啰音、喘鸣音。

辅助检查：免疫球蛋白E（IgE）318 IU/mL（0～144 IU/mL）；嗜酸性粒细胞百分比为6.5%（正常值0.5%～5%）；肺部CT示双肺多发高密度片影、实变影；心脏彩超未见异常。

西医诊断：①肺炎伴局部实变；②药物过敏；③川崎病？

中医诊断：①肺炎喘嗽（痰热闭肺，气阴两伤，风痰阻络）；②中药毒（药毒入营，气津内耗）。

辨证诊疗思路：本病例与上病例均为肺炎合并药物过敏。药物过敏中医称为"中药毒"，此病名始见于《诸病源候论》，后世医家对本病论述较多，多认为因药毒发斑，郁于内外，火毒内攻，外发肌肤，灼伤真阴，致使气阴两伤而发病。本病患儿罹患肺炎，肺有风痰热毒，再加上药物毒，两毒相合，耗伤气阴。治疗当扶正祛邪，调和营卫，驱邪外出。

治疗方案：

（1）复合维生素B片，1片/次，3次/d，口服。

（2）维生素C片，0.1 g/次，3次/d，口服。

（3）布拉氏酵母菌，0.25 g/次，1次/d，口服。

（4）停用抗生素，激素在1周内减停。

（5）中医治法：清热化痰止咳，除风通络，补气和营。方药：生黄芪6 g、当归10 g、制附子6 g（先煎30分钟）、桂枝6 g、通草12 g、防风9 g、浮萍10 g、芦根15 g、鱼腥草30 g、金荞麦15 g、金牛根15 g、煅蛤壳15 g、海浮石15 g、桃仁10 g、赤芍10 g、红花6 g、乌梅15 g、乌梢蛇12 g、生白芍10 g、蛇床子6 g、一枝黄花15 g、紫荆皮10 g、僵蚕10 g、蝉蜕6 g、生地黄10 g、玄参10 g、细辛3 g、甘草6 g，3剂，2日1剂，水煎服。

2019年2月15日二诊：服上药3日皮疹明显减退（图2-1-2-3），精神明显好转，体温正常，偶咳，有痰，白色清涕，余可。查体：听诊双肺呼吸音粗，湿啰音、喘鸣音消失。方药：生黄芪6 g、当归12 g、制附子9 g（先煎30分钟）、乌梅15g、桂枝6g、白芍12g、通草15g、乌梢蛇9g、赤芍10g、红花6g、防风9g、浮萍10g、芦根15g、鱼腥草15g、细辛3g、玄参10g、紫菀12g、款冬花12g、葶苈子10g、蛇床子6g、海蛤粉15g、生地黄15g、紫荆皮10g、炒僵蚕10g、蝉蜕6g、甘草6g，5剂，2日1剂，水煎服。

服药后，症状消失，皮疹消退（图2-1-2-4），胸部CT也明显改善。5月10日复查CT恢复正常（图2-1-2-5）。

按语：超敏反应又称变态反应，引起本病的过敏原很多，因药物引起的药物超敏反应综合征多伴发热、皮疹、内脏器官损伤，尤其以肝脏损伤多见，亦伴有嗜酸细胞增多、淋巴结肿大等。西药治疗主要是停用可疑过敏药物，应用糖皮质激素，重症患者使用免疫球蛋白。以上两名患儿应用了大剂量糖皮质激素后病情未见缓解反而有所加重。其中病例2患儿曾误诊为川崎病，用丙种球蛋白无效，使用了糖皮质激素也无效，临床治疗十分棘手，该患儿初感热邪，风热闭肺，是单纯的肺炎，但大量使用抗生素损伤阳气，使阳热实证变成里虚寒证。肺主气，主一身之皮毛，阳气不足，卫气不布，卫外功能失常，营卫失和，则出皮疹。临床医生见皮疹又大量使用激素，伤耗阴津，致使气阴两亏，气虚无力推动血液运行，致血行涩滞，瘀血阻络，此时邪热未去，气阴两虚，经脉郁阻。治当清热化痰，补气和营，畅通血脉，疏通经络，方能使邪从经脉而出。

十二经脉是连接内脏和皮肤的通路，皮肤过敏，病发于皮，责之于脏，阳气虚弱，脉动无力，则营卫失和。营行脉内，卫行脉外，营卫失和，经脉不通，气血阻滞而毒发于皮肤。治疗当补气和营为法，兼化瘀通络，《灵枢·邪气脏腑病形》云："邪之中人也。无有常，中于阴则溜于腑，中于阳则溜于经。"病例2患儿先感染热毒，为阳邪，阳邪入里，营卫纷争，营卫失和，无力抗邪外出，热邪入营，加之大量使用抗生素损伤阳气，气虚则邪留于经脉，外蒸于肌肤而发斑疹。虽病在皮肤，但由阳气不足引起，治疗上补气与解毒同用，通络与和营活血同用，以达到标本同治的目的，方用当归四逆汤加减。当归四逆汤是《伤寒杂病论》主治血虚寒厥证的代表方，有散寒温经、益血通脉之功，治疗里寒血虚寒滞之证（由于阳气不足，感受寒邪，致气血运行不利，不能濡养四肢，脉微欲绝，手足厥冷）。本方养血通阳，兼散寒邪，重点在于温通血脉。以当归四逆汤益血通脉，引导正气抗邪外出，而使邪从营到卫，从皮而解。而一味地使用抗生素则会消耗正气、阳气。大量的激素可滋生壮火，消耗阴精，儿童原本为稚阴稚阳之体，不耐消伐，阳气大亏，阴精损耗，则无力抗邪。所以本病看似实证，实为虚证，当因势利导，扶正祛邪。正如《素问·至真要大论》曰："谨守病机，各司其属，有者求之，无者求之，盛者责之，虚者责之，必先五胜，疏其血气，令其调达，而致和平，此之谓也。"该患儿以当归四逆汤加减，配以补气调营，治疗药物过敏性皮疹，再配清热化痰药，祛除郁闭肺郁之痰热，取得极佳效果。

以上是我治疗超敏反应的众多病例中的典型两例，临床中使用抗生素出现过敏反应者不在少数，大多采用激素、抗组胺药，多数患者可获痊愈，但也有些患者无效。以上两病例未使用激素、抗组胺药，但也取得了良好的效果，扶正祛邪，标本同治，提供了另一治疗途径。

病例3：先天性肺发育不良

朱某，女，1岁2个月，2014年5月8日初诊。

代主诉：反复咳嗽、喘息1年余。

现病史：患儿为6次试管成功存活婴儿，从出生至今不间断咳喘。出生后便因咳喘于河南某省级医院新生儿重症监护室（NICU）以"重症肺炎"住院，先后予多种高级别抗生素及"糖皮质激素、氨茶碱、丙种球蛋白"等药物治疗，咳喘仍有反复。此后又反复辗转于多家医院，患儿咳喘仍持续加重，后转入北京某专科医院，以"先天性支气管肺发育不良"为主要诊断收入PICU病房。2014年2月28日病危通知书诊为：①重症肺炎；②早产儿；③先天性支气管肺发育不良（BPD）；④呼吸衰竭。因反复咳喘治疗效果欠佳，结合肺部影像等检查，该院评估相关预后之后建议家长放弃治疗并办理出院，出院诊断：①先天性肺发育不良；②先天性心脏病；③重症肺炎；④肝功能损伤；⑤心肌损伤；⑥胃食管反流。出院时（2014年5月初）因患儿不能脱离氧气，从北京返回河南途中用6袋氧气方维持到家，在鼻导管吸氧的情况下SpO_2为50%～60%（患儿因长期缺氧而基本耐受）。家属不能接受，经人介绍怀着一线希望前来我处就诊。

刻下症：患儿精神极差，面色苍灰发暗，神疲乏力，身体瘦弱，气息微弱，咳喘不止，无发热，伴有呕吐（图2-1-3-1为外院住院时状态），舌质淡，脉沉细弱无力。

查体：听诊双肺细湿啰音。

辅助检查：肺部CT示两肺间实质浸润，伴含气不均（图2-1-3-2）。

根据以上病史、症状、体征、实验室检查、影像学检查等，诊断如下：

西医诊断：①先天性肺发育不良合并重症肺炎；②先天性心脏病；③肝功能损伤；④胃食管反流。

中医诊断：①肺炎喘嗽（肾阳亏虚，肾不纳气，邪气上凌心肺）；②心悸（心肾阳虚）；③呕吐（脾肾两虚，胃气上逆）。

治法：补肾纳气，豁痰平喘。

方药：鹿茸丸合黑锡丹加减。

（1）鹿茸丸（成药，组成为鹿茸、五味子、当归、熟地黄、干地黄）。

（2）黑锡丹（成药，组成为黑锡、硫黄、川楝子、胡芦巴、木香、制附子、肉豆蔻、补骨脂、沉香、小茴香、阳起石、肉桂）。

治疗该患儿时，将上述两方改为汤剂，方药如下：鹿茸*6 g、五味子6 g、当归10 g、熟地黄15 g、川楝子10 g、胡芦巴6 g、木香10 g、制附子6 g（先煎30分钟）、肉豆蔻6 g、补骨脂10 g、代赭石30 g、沉香9 g、阳起石6 g，4剂，水煎服，2日1剂。

2014年5月15日二诊：服药1周后喘促明显好转，听诊两肺喘鸣音较前减少，吸氧的情况下血氧饱和度增加到70%~80%。后续患儿间断至我门诊治疗，症状逐渐好转。

2014年9月4日复诊：患儿咳嗽有痰；查体：吸气性三凹征阳性，双肺听诊呼吸音粗，可闻及痰鸣音，心音可，心律齐。方药调整为：党参12 g、炒白术20 g、姜半夏6 g、陈皮6 g、茯苓皮15 g、代赭石30 g、紫菀12 g、款冬花12 g、细辛3 g、赤芍12 g、红花6 g、茶树根10 g、紫苏子12 g、炒莱菔子15 g、海蛤粉15 g、车前子15 g（包煎）、前胡12 g、炒僵蚕12 g、蝉蜕10 g、甘草6 g，5剂，水煎服，1剂药分3日服，每日3~4次，每次20~50 mL。

2014年9月20日复诊：服药后咳痰好转，夜间仍咳。上方改为小青龙汤加太子参12 g、炙百部12 g、紫苏子12 g、白芥子9 g、车前子15 g（包煎）、白屈菜12 g。患儿服药后咳嗽明显好转，口唇发绀消失，呼吸顺畅。经过半年调理，患儿脱离了氧气，血氧饱和度能达到92%，面色转红，精神好。鉴于患儿做CT太多，直至半年后才让复查CT，以后每一年做一次直至如今。

2017年6月15日复查CT明显好转（图2-1-3-3）。

---

*鹿茸：临床中鹿茸有鹿茸片和鹿茸粉，鹿茸片入煎剂，鹿茸粉冲服。故方中有入煎剂的，也有冲服的。

现在患儿已经上学，身体状况良好（图2-1-3-4、图2-1-3-5）。

按语：先天性肺发育不良是继新生儿肺损伤后出现的一种慢性肺疾患，其发生的根本原因至今尚未完全明确。诸福棠等认为可能诱发的病因有：①高浓度氯；②机械通气肺损伤；③慢性炎症；④过多水、盐的摄入，即输液量过大；⑤动脉导管未闭伴心衰；⑥肺成熟度差；⑦生产时窒息，也可见于足月新生儿因疾病机械通气治疗后。有人认为任何原因引起的慢性肺水肿，均可妨碍患儿出生后不成熟肺的发育。该疾病预后很差，病死率可达30%~40%。

本患儿出生时因窒息在NICU行有创机械通气，其间合并肺部感染而出现反复咳喘，遂转入PICU，多次行机械通气及使用多种抗生素治疗。机械通气肺损伤、慢性炎症的反复刺激及反复输液对身体存在一定的影响，加之患儿为试管婴儿，其肺成熟度较差，这些综合性因素均妨碍患儿肺的发育，现代医学对该病无可靠的治疗方法。

该患儿从出生后至1岁余，因反复咳喘一直住院治疗，后因肺部影像学改变严重，医院劝其家属放弃治疗。最终通过中医的治疗，患儿咳喘逐渐平复，挽回了生命，也给我们今后的治疗提供了一种新思路。

此患儿的疾病本质是脏腑发育未全，供应脏腑的经络管道不通，不能正常濡养脏腑。肾不纳气则喘息不能平卧，水不生木则肝阴不足，肾阳亏虚不能温煦心阳，心阳不足则火不克金，中医的圆运动不能形成，因此治疗重点是补肾为主，兼纳肾气，疏通经络。

《素问·阴阳应象大论》曰："阳化气，阴成形……清阳发腠理，浊阴走五脏；清阳实四肢，浊阴归六腑。"患儿肺脏发育不良，乃发育过程中阴阳气不足。阴阳两气，相互为用，阴不足则影响阳，阳不足则影响阴。《灵枢·本神》曰："是故五脏主藏精者也，不可伤，伤则失守而阴虚，阴虚则无气，无气则死矣。"在治疗上，先天形成的不足，应从后天得到改善，调整阴阳平衡，补先天之精气。

"洛书"曾为人体藏象方位学奠定了基础，也为脏气升降确定了运行方向。因水为至阴，故居于下；火为至阳，则居于上；木主升发，故居于左，方位在东；金主收降，则位于右，方位在西；土为万物之母，故居于中。如此，脏气升降图为：心火下降，肾水上济，肝木左升，肺金右降。脾胃居中，为升降之枢纽。脾之所以升，肝辅之也；肺气降，胃气亦随之降也。本例患儿，五脏之气该升不升，该降不降，最终使脾气不升清，肺气不宣降，肾虚不纳气，气虚不化生，经络不通畅，故喘促不止。

一诊时，黑锡丹原方中黑锡镇摄浮阳，降逆平喘，硫黄温补命门，暖肾消寒，但二药均为婴儿慎用，故以他药代替。方中代赭石降逆平喘；附子温肾助阳，引火归原，使虚阳复归肾中；阳起石、补骨脂、胡芦巴温命门，除冷气，能接纳下归之虚阳；沉香、肉豆蔻温中调气，降逆除痰，兼能暖肾；然而又恐诸药温燥太过，故用一味苦寒之川楝子，既能兼制诸药，又有疏利肝气之用。全方共奏温壮元阳、镇纳浮阳之功。治真阳不足，肾不纳气，浊阴上泛，上盛下虚，痰壅胸中之上气喘促、四肢厥逆、冷汗不止、舌淡苔白、脉沉微等症。

古人治痰饮，外饮治脾，内饮治肾。外饮在上焦，内饮在下焦。痰饮重在温化，水饮重在攻下。痰饮相当于肺部慢性咳嗽、肺气肿等，饮证如支饮、悬饮、溢饮等，支饮相当于胸膜炎，悬饮相当于肺心病的水肿，溢饮相当于肾炎。悬饮生在心内，悬于胁下，不上不下，故名悬饮。

本患儿肾虚日久，经脉不通，督脉总领一身阳气，故治肾的同时要打通督脉。督脉起于下极之俞，并于脊里，上至风府，入于脑。督脉总领一身阳经，在奇经八脉中有七脉与大脑相连。但是中药几乎不入奇经八脉，鹿茸是极少数入奇经的药，可入督脉打通阳经。鹿茸丸中一味鹿茸补督脉，打通一切阳经，有提纲挈领之意（鹿茸丸见于多部古籍，如《普济方》《医方类聚》，本案中鹿茸丸取自《是斋百一选方》卷十一）。

鹿茸丸为补肾重方，黑锡丹为破沉寒、回阳重方，重在填精补督，破除沉寒，升降阴阳，坠痰定喘。两方配合加减，使得阳气足，经络通，痰浊化，患儿遂"起死回生"。中医的治疗令人不可思议。古罗马思想家奥古斯丁曾经说过，神奇并不违反自然，它违反的只是我们对自然的了解。人类异常的生命现象正是如此。

病例4：重症肺炎合并肺动脉高压

周某，男，8个月，体重为2.8 kg，2018年5月15日初诊。

代主诉：反复咳喘、呼吸困难8个月余。

现病史：患儿为早产儿，26^+1周出生，出生体重为0.69 kg（母亲怀孕4次，前3次未成功，第4次试管成功怀双胞胎，患儿为双胞胎之小者，双胎之大者未保住）。患儿出生后因咳喘、呼吸困难于河南省某心血管医院NICU住院，经治疗上述症状未见缓解。后转入河南某省级医院住院，诊断为：①极低出生体重儿；②先天性肺发育不良。经该院治疗患儿症状稍缓解后出院，出院时伴低热、咳嗽，院外口服"利奈唑胺"等抗感染及对症治疗。5个月前患儿因肺淤血，伴见咳喘，至某省级医院行"动脉导管修复术"，术后行有创机械通气及对症治疗，其间查血培养示铜绿假单胞菌（+），予抗感染药（具体用药不详）、"地高辛"口服及对症治疗，症状好转后出院。1个月前患儿咳喘反复，伴呼吸困难、点头样呼吸，至河南某三甲医院，诊断为"婴儿重症肺炎"，予抗感染治疗好转出院。半月前患儿再次出现咳嗽、喘息，遂再次入院，诊断及用药同前，症状缓解后出院。3天前患儿咳喘加重，痰多，伴见呼吸困难，无发热，复至某三甲医院就诊，仍诊断为"婴儿重症肺炎"，收入院治疗，予"头孢他啶"抗感染，其间查脑利尿钠肽（BNP）：8 000＋pg/mL，故追加诊断"心功能衰竭"。因咳喘反复发作不缓解，且发作频次较前明显增加，遂来我处就诊。患儿自生后于NICU、PICU共住院177天，其中使用有创机械通气3个月余。

刻下症：患儿精神差，持续鼻导管吸氧，点头样呼吸，口唇发绀，形体瘦弱，咳喘不止，痰黏稠难咳，纳食不佳，大便尚可。

查体：听诊双肺满布细湿啰音及喘鸣音。

辅助检查：肺部CT示双肺毛玻璃影，多发高密度片影实变影。

根据以上病史、症状、体征及影像学、实验室检查，诊断如下：

西医诊断：①重症肺炎；②先天性肺发育不良；③先天性心脏病（动脉导管未闭术后）。

中医诊断：喘证（肾阳亏虚，肾不纳气，心肺失养）。

辨证诊疗思路：患儿为试管婴儿，早产、低体重为先天不足之表现，又加上手术及长期使用抗生素，更加损伤阳气，致使真阳亏虚，诸脏失养，肾不纳气而喘促不止。治当回阳救逆为先，兼纳气平喘，温养心阳。

治疗方案：

（1）中医治法：补肾壮阳，纳气平喘，强心利水。方药：温肺化痰饮加减。制附子6 g（先煎30分钟）、炙麻黄6 g、细辛3 g、桂枝6 g、生白芍10 g、醋五味子6 g、橘红6 g、橘络6 g、紫菀12 g、款冬花10 g、甘草6 g、葶苈子10 g、红花6 g、赤芍10 g、茶树根10 g、阳起石6 g、紫河车粉3 g、芦根15 g、鱼腥草15 g，4剂，2日1剂，水煎服。

（2）红参6 g/d、鹿茸3 g/d，水煎服。

（3）复合维生素B片，1片/次，3次/d，口服。

（4）维生素C片，0.1 g/次，3次/d，口服。

（5）布拉氏酵母菌，0.25 g/次，1次/d，口服。

2018年5月25日二诊：患儿口服上述药物后诸症好转，停用部分西药。心脏彩超示肺动脉高压（中重度），保留应用"波生坦片"。因患儿病情较重，在PICU住院，家属代诉，患儿精神好转，咳嗽频率减少，仍咳嗽较深，有痰，睡眠明显好转，二便正常。追加诊断：肺动脉高压。

治疗方案：

（1）中医治法：重镇降逆，安神敛魂。上方加代赭石30 g、生龙骨15 g、生牡蛎15 g，5剂，2日1剂，水煎服。

（2）红参6 g/d、鹿茸3 g/d，水煎服。

（3）复合维生素B片、维生素C片、布拉氏酵母菌继用（用量及用法同前）。

2018年6月18日三诊：患儿持续吸氧状态，偶咳，出汗多，纳眠可，二便可。查体：听诊双肺呼吸音粗，痰鸣音减少。诊断同前。

治疗方案：

（1）中医治法：补肾健脾化痰，纳气平喘。方药：淡附片 6 g（先煎30分钟）、蜜麻黄6 g、细辛3 g、桂枝6 g、五味子6 g、杏仁10 g、陈皮6 g、紫菀12 g、款冬花10 g、化橘红6 g、橘络6 g、白芍10 g、甘草6 g、生黄芪6 g、生龙牡各15 g、芦根15 g、鱼腥草15 g、葶苈子10 g、代赭石30 g、紫河车粉3 g、茶树根10 g、赤芍10 g、红花6 g，5剂，3日1剂，水煎服。

（2）鹿茸3 g/d、西洋参4 g/d，水煎服。

（3）复合维生素B片、维生素C片、布拉氏酵母菌继用。

2018年7月6日四诊：患儿不咳，已停止吸氧，晨起有痰，嘴中吐泡沫，不流涕，有黄白色眼屎，汗出减少，眠后易醒，大便前干后稀夹有奶瓣。

治疗方案：

（1）在上方的基础上，加重补肾阳之品，同时加川楝子佐阳起石燥烈之性，加沉香降气不破气，使上浮之气渐渐归位。方药：淡附片6 g（先煎30分钟）、蜜麻黄6 g、细辛3 g、桂枝6 g、五味子6 g、杏仁10 g、陈皮6 g、紫菀12 g、款冬花10 g、化橘红6 g、橘络6 g、白芍10 g、甘草6 g、生龙牡各15 g、葶苈子10 g、茶树根10 g、赤芍10 g、红花6 g、紫河车粉3 g、阳起石6 g、川楝子9 g、沉香6 g、代赭石30 g，4剂，3日1剂，水煎服。

（2）鹿茸3 g/d、西洋参4 g/d，水煎服6日。

（3）复合维生素B片、维生素C片、布拉氏酵母菌原量继用。

2018年7月20日五诊：患儿精神状态好，偶咳，有痰，喉间咝咝声，血氧饱和度波动较大，心率偏快，110～140次/min，小便困难，次频，尿常规未见异常，时有腹胀。查体：双肺细湿啰音消失，仍有干啰音，舌苔黄厚发黑。诊断同前。

治疗方案：

（1）方药：淡附片6 g（先煎30分钟）、蜜麻黄6 g、细辛3 g、桂枝6 g、五味子6 g、杏仁10 g、陈皮6 g、紫菀12 g、款冬花10 g、化橘红6 g、橘络6 g、白芍10 g、甘草6 g、沉香6 g、川楝子10 g、代赭石30 g、葶苈子10 g、赤芍10 g、红花6 g、醋五味子6 g、芦根15 g、鱼腥草15 g、阳起石6 g、茶树根10 g、地龙10 g、蜈蚣1条，5剂，2日1剂，水煎服。

（2）复合维生素B片、维生素C片、布拉氏酵母菌继用。

2018年8月27日六诊：患儿1个月前再次住院，来我处就诊时已出院，体温稳定，基本不咳，无涕，纳眠可，大便每天3～5次，糊状，质黏，小便可，汗多。患儿在温肺化痰饮的基础上加减治疗，坚持随诊及口服中药，其间也曾发生过咳喘，但是经纯中药辨证治疗后均好转，共治疗2年，患儿完全正常，肺动脉高压也痊愈，胸部CT基本恢复正常。追访运动正常，语言发育正常，已如正常儿。

按语：患儿为试管婴儿，试管婴儿是人类生殖技术的一大创举，但和自然受孕的优胜劣汰相比仍有不同，随着科学的发展，该类技术会进一步完善。中医认为此类患儿多先天禀赋不足。肾者，先天之本，受五脏六腑之精而藏之，脏腑发育皆赖于先天元气的滋养，元阳不足，激发无权，故见脏腑发育不全。反复使用抗生素、激素更加耗竭人体真阳。肾间元阳，为一身阳气之根，真元亏虚，则浮游于外之一丝阳气无以接续，譬如一堆篝火，柴将燃尽，火苗上蹿，此为无根之火，顷刻即灭，为极危之证，急当回阳，以挽其欲脱之势。附子温癸水之寒、补垂绝之火种、续将断之阳根，且能大补命门之火；鹿茸入督脉，以补督脉之虚，督脉为阳脉之海，督脉强则阳气旺。长期使用呼吸机影响宗气的生成与运行，《灵枢·邪客》曰："故宗气积于胸中，出于喉咙，以贯心脉而行呼吸焉。"黄芪补宗气兼以升提，气者性主阳，阳者主升，黄芪乃一升提之药，同气相求，以助气之上升；红参色红而入心，补元气，强心气。治重病非重药不足以起沉疴，予阳起石以温壮下元；代赭石镇纳浮阳，降逆平喘，以防阳气散越；沉香以降气平喘，下元得温，浮阳得潜，阳气归位而身安。

该患儿为早产儿、极低出生体重儿、试管婴儿，出生体重仅为0.69 kg，肺发育尚未成熟。患儿有先天性动脉导管未闭，多次发生心力衰竭并进行抢救，同时伴铜绿假单胞菌感染。从以上情况分析，患儿不仅存在先天性肺发育不成熟，也存在导致肺发育成熟障碍的诸多因素。先天性心脏病、重症感染及反复上呼吸机所致的气压伤，这些因素均可加重肺部慢性疾病，也会影响患儿出生后肺的继续发育，治疗难度很大，死亡率很高。我第一次接诊时，患儿8个月不足2.8 kg，这种极低体重也是诸多用药的难点。在中药治疗过程中，补肾阳、补宗气、化痰纳气平喘并用，有效控制了肺部感染，实现了尽快撤机，减少了肺的气压伤；停用抗生素后，逐渐使机体恢复微生态平衡。经以上治疗后，机体渐渐恢复了阴阳平衡，患儿生长发育逐步恢复正常，最终挽救了患儿的生命。之后随访，2021年患儿已上幼儿园，发育同正常儿童。

病例5：先天性支气管肺发育不良

谭某，男，31日龄，2016年7月15日初诊。

代主诉：呼吸困难（撤机困难）1个月余。

现病史：患儿为试管婴儿、早产儿（30周出生），出生体重为1.63 kg。其母G_1P_1，孕24周时出现阴道流血，并出现宫缩，在医院进行保胎治疗2次；孕30周时突发腹痛及宫缩，遂行剖宫产术。患儿出生时Apgar评分：2分。河南某省级医院诊断为"①新生儿重度窒息；②早产高危儿；③低出生体重儿；④新生儿呼吸窘迫综合征；⑤新生儿感染？"，急转入重症监护室行气管插管术，先后治疗1个月症状改善不明显，多次尝试撤机，均告失败。医院多次建议家属放弃治疗，家属态度亦犹豫不定，1周前有创呼吸机改为无创辅助通气，此后尝试撤机改鼻导管吸氧，均告失败。经友人介绍，遂来我门诊咨询。

刻下症（代诉，未见患儿）：患儿精神较差，仍行无创辅助呼吸（具体参数及监测指标不详），体温正常，纳乳量15 mL/次，每3小时1次，二便尚可，余症不详。

辅助检查：就诊前肺部CT见图2-1-5-1。

根据以上病史、症状、体征，诊断如下：

西医诊断：先天性支气管肺发育不良合并肺部感染。

中医诊断：肺炎喘嗽（先天不足，肾不纳气，痰浊内生，气机上逆）。

治法：补肾纳气，涤痰平喘。

方药：麻黄细辛附子汤合参赭镇气汤加减。制附子6 g（先煎30分钟）、炙麻黄6 g、细辛3 g、桂枝6 g、白芍10 g、杏仁10 g、紫菀12 g、款冬花10 g、太子参10 g、葶苈子10 g、赤芍10 g、红花6 g、阳起石6 g、煅代赭石20 g、橘络6 g、五味子6 g、炙甘草6 g，2剂，水煎服，3日1剂，每次10～20 mL。

淡附片配合鹿茸3 g/d、西洋参3 g/d单独浓煎服，2剂，分4～5次服，每次10 mL。

2016年7月25日二诊：患儿服上药后精神明显好转，二便可，体重也明显增加。2016年7月22日复查胸部CT通气较前改善（图2-1-5-2）。继以上方加减治疗，药量增至30 mL/次，3次/d，口服；后改为间断鼻导管吸氧，1个月后出院。现患儿已上幼儿园，健康如常人。

按语：麻黄细辛附子汤是《伤寒杂病论》治少阴病的方剂。麻黄散外寒；细辛温化寒饮，搜剔寒邪；附子温命门。细辛能入髓透骨，启闭开窍，既能助麻黄之散，开上焦之清窍，启玄府之闭，又能助附子启动肾中机窍。《灵枢·经脉》曰："肾足少阴之脉……从肾上贯肝膈，入肺中，循喉咙，挟舌本。"肺肾为母子之脏，阳亏于下，寒邪乘虚入上，可闭塞肺窍，甚至出现暴哑、暴聋，补阳开窍甚为重要。《伤寒论》云："少阴之为病，脉微细，但欲寐也。"寐指没精神。心主神，神离不开阳气，一切阳气之本均来自肾阳。凡起居、言语、动静、脉息一切衰减均为无神。神是人体活动总的外在表现，动则汗出、喜卧懒言等皆为无神、阳虚表现。神是以精气、气血为物质基础的，对人体起到守护的作用。

参赭镇气汤原方中龙骨入肝以安魂，牡蛎入肺以定魄。山茱萸配龙骨补肝以敛肾，芡实敛心神，使神能归位。人之元神在心，元气在肾，心肾相交也有此意。肺气以降为顺，代赭石降冲气上逆，开胸膈，坠痰涎，止呕吐，通燥结，降气而不伤气。诸药配伍，降逆气，纳肾气，收精气，升阳气，使气机通畅；豁痰、坠痰、化痰，可荡涤新痰、老痰；阴经、阳经通畅，道路通畅则阳气可以通达全身。

另外，很多人用中药治疗小儿疾病时，惧怕附子的燥烈之性，实际应用时只要把握好量及佐使药和适应证，就可以大胆应用。婴儿生机旺盛，补先天阳气可以激发脏器功能，故附子为治疗的关键，新生儿即可用之，实践证明，效果很好。后来我又遇到很多被"放弃"的患儿，均在辨证的基础上依法治疗，收获颇丰，也间接地拯救了不少家庭，使那些即将崩溃的家庭重获新生。人之体质，秉于先天，成于后天。《内经》有太阴之人、少阴之人等，也有木质人、金质人等。疾病的传变，根据体质的不同而有不同的传变。这就可以解释为什么不同的人患相同的病而有不同的结局。中医的精髓为辨证，中医的基本学说为阴阳五行，所有的治疗皆离不开这些基本法则。

鉴于患儿在出生后1个月内做了太多的CT，出院后未让患儿再做胸部CT，患儿也未发生喘促，精神好转，无须吸氧。2018年3月6日（时隔1年7个月）复查胸部CT：左右两肺仍有炎性索条，双肺充气明显好转（图2-1-5-3）。现患儿已经上幼儿园，发育良好。

机体内环境的稳定在重症疾病的治疗中占有重要地位，在治疗以上3位患儿（病例3、4、5）的过程中均使用了维生素及活菌制剂。目前很多临床医生忽略了维生素在机体恢复过程中发挥的重要作用。由病史可知以上患儿自出生就入住NICU、PICU，其间使用了大量的抗生素，破坏了肠道微生态平衡。新生儿肠道菌群自出生后就开始逐渐建立，肠道微生态的建立与分娩及喂养方式有很大关系。正常分娩，细菌从肠道、口腔进入，包括需氧菌和厌氧菌。早产儿厌氧菌进入肠道很慢，获得感染的风险增大；足月新生儿肠道菌群需要3~4个月才能建立，在肠道菌群建立前内环境极不稳定，受外界因素影响也较大。抗生素的长期应用，不仅影响肠道菌群的建立，同时对原有的菌群产生破坏。微生态失衡会导致很多问题：首先，肠道菌群参与食物消化吸收的整个过程，肠内大量双歧杆菌使氧化还原电势下降，有利于铁的吸收；产酸使肠道pH值下降，低pH值及低氧化还原电势环境有利于钙和维生素D的吸收；肠道正常菌群还可以分解肠腔内蛋白质和尿素而产生的氨等物质。肠道正常菌群还能合成多种维生素并产生有利于维生素吸收的环境，如链球菌产生维生素C，大肠杆菌产生维生素B_1，合成维生素K，双歧杆菌产生维生素B_1、D_1、B_2、B_6、B_{12}及叶酸、烟酸等，这些维生素在人体中起着重要作用。肠道正常菌群一方面刺激免疫系统产生免疫应答，使宿主对病原微生物保持一定程度的免疫力，同时又可促进宿主免疫器官的发育成熟，产生免疫及清除功能。在肠道正常菌群中大肠杆菌、双歧杆菌免疫复活作用最强，消化道是免疫反应的前线之一。此外，肠道正常菌群参与许多口服药物的代谢。微生态平衡破坏，导致全身和局部免疫力下降，菌群移位，从而诱发多器官功能不全等。因此，对长期使用抗生素的患儿，不可忽视维生素的补充和微生态平衡的建立。

针对以上3例先天性肺发育不良的患儿，都使用了维生素及活菌制剂进行治疗，并获得了较好的临床疗效。此后遇到很多长期使用抗生素的患儿，都施以同样的治疗方法作为辅助治疗，对机体的修复、提高口服药物的有效利用率及防止菌群进一步移位都起到了关键的作用。

对这种重症患儿，综合治疗甚为重要，切不可单纯盲目升级抗生素去控制感染，或者给予大量的激素和丙种球蛋白冲击治疗，中药扶正祛邪、维生素的补充、水电解质的平衡、微生态的平衡、合理的膳食营养等都是不可或缺的。另外，婴幼儿在能进食的情况下最好行母乳喂养，同时对于新生儿、婴幼儿重症感染使用大量激素造成免疫系统平衡的破坏，也应引起临床医生的足够重视，应注意权衡利弊。

病例6：肺表面活性物质缺乏症合并真菌性肺炎

张某，男，2岁，2019年5月6日初诊。

代主诉：反复咳嗽、喘息、发热半年。

现病史：半年前患儿无诱因出现咳嗽、喘息、发热，至河南省某三甲医院，诊断为"间质性肺炎？"，先后予"头孢曲松"等药物治疗1个月，体温稳定，仍伴咳喘。5个月前再次出现发热、咳嗽、喘息，至河南某省级医院住院治疗，诊断基本同前，予"头孢哌酮舒巴坦、糖皮质激素、抗真菌药"等治疗2周，症状好转出院。4个月前再次出现咳嗽、喘息，予抗感染及对症治疗9天，咳喘缓解后出院。2个月前患儿出现喘息，无发热、咳嗽，G试验185.69 pg/mL（正常值＜60 pg/mL），GM试验0.16 pg/mL（正常值＜0.5 pg/mL），在河南省某三甲医院住院，先后予中西医结合治疗15天，症状减轻后出院。1个月前上述症状再次出现，至北京某医院住院治疗，查基因检测：肺表面活性剂功能障碍3型相关基因ABCA3，发现两处杂合突变，突变来自双方父母（上海瀚垚生物医学）。先后予"头孢曲松、糖皮质激素、抗真菌药"治疗20余天，症状稍有好转出院。出院后激素改为泼尼松片（10 mg，每天1次）口服，医生告知家属患儿预后较差，嘱定期复诊。从北京回到郑州后，因患儿喘息加重，再次住院后，经人介绍来我处就诊。

刻下症：患儿精神差，面色晦暗，喘息，暂无咳嗽、发热等症，纳眠可，二便可。

查体：听诊双肺呼吸音偏低；杵状指。

辅助检查：肺部CT示双肺多发以左肺为主的囊性间质改变（图2-1-6-1、图2-1-6-2）。

西医诊断：①间质性肺炎；②肺表面活性物质缺乏症；③真菌性肺炎（临床诊断）。

中医诊断：肺痿（肺肾两虚，瘀血阻滞，气机上逆）。

治疗方案：

（1）中医治法：补肾纳气，化痰降逆平喘。方药：温肺化痰饮加减。制附子6 g（先煎30分钟）、炙麻黄6 g、细辛3 g、紫菀12 g、款冬花12 g、陈皮9 g、太子参12 g、西洋参6 g、炒桃仁10 g、川芎6 g、阳起石6 g、地龙10 g、山茱萸10 g、山药15 g、葶苈子10 g、芦根15 g、鱼腥草15 g，7剂，2日1剂，水煎服。

（2）鹿茸6 g/d，7剂，单煎口服。

（3）布拉氏酵母菌，0.25 g/次，1次/d，口服。

（4）氟康唑（大扶康），6 mg/（kg·次），1次/d，口服。

（5）葡醛内酯片（肝泰乐），0.05 g/次，3次/d，口服。

2019年5月24日二诊：服上药后未再喘息，精神可，无咳嗽，汗稍多。查体：听诊双肺呼吸音清晰，未闻及喘鸣音及细湿啰音。患儿已不喘促，故上方中药去降气平喘之品，注重扶阳敛精、温肺化痰、活血通络之品。方药调整如下：淡附片 6 g（先煎30分钟）、蜜麻黄6 g、细辛3 g、桂枝6 g、五味子6 g、杏仁10 g、陈皮6 g、紫菀12 g、款冬花10 g、化橘红6 g、橘络6 g、白芍10 g、甘草6 g、西洋参9 g、酒萸肉6 g、生龙牡各15 g、桃仁10 g、赤芍10 g、阳起石6 g、川芎6 g、地龙10 g，7剂，3日1剂，水煎服。

2019年7月1日三诊：10日前受凉后出现咳嗽，8日前出现发热，热峰38.6 ℃，口服我院中药热退，热退后继服中药。现患儿咳嗽明显减轻，无喘息，无痰。查体：听诊双肺呼吸音正常，杵状指无变化。

治疗方案：

（1）中药继续扶阳固本，活血通络。方药：淡附片 6 g（先煎30分钟）、蜜麻黄6 g、细辛3 g、桂枝6 g、五味子6 g、杏仁10 g、陈皮6 g、紫菀12 g、款冬花10 g、化橘红6 g、橘络6 g、白芍10 g、甘草6 g、西洋参6 g、阳起石6 g、鱼腥草12 g、一枝黄花15 g、川芎6 g、地龙10 g、桃仁10 g、皂角刺12 g，7剂，3日1剂，水煎服。

（2）氟康唑、葡醛内酯片、布拉氏酵母菌继用，氟康唑总疗程8周。

服药后诸症明显好转，复查CT明显改善（图2-1-6-3），患儿状态良好。由于长期缺氧，杵状指没有改变，现仍在治疗中，每年都追踪随访。

按语：本患儿开始诊断为先天性支气管肺发育不良，后经北京某医院做基因检测，诊为肺表面活性物质缺乏症合并真菌性肺炎，多家三甲医院均建议放弃治疗，我用中药成功挽救了患儿。2021年患儿已上幼儿园，发育同正常儿，虽然肺部影像上仍有少许条索，但不影响肺的呼吸功能。

中医诊断本病为肺痿，肺痿指肺叶痿弱不用，是肺脏的慢性虚损性疾病，包括间质性肺炎、肺间质纤维化、肺不张等多种疾病。发病机制多为肺燥津伤，或肺气虚冷，气不化津，以致津气亏损，肺失濡养。辨证有虚热、虚寒两大类，治疗总以补肺生津为原则。该患儿反复发热、咳喘，上焦有热，灼伤肺津，久则成肺痿。肺痿而无用，饮食之水气上输者不能收摄运化，则咳唾上逆，重则气虚亡津。本案采用附子、阳起石大补命门，使升发有权；再以西洋参滋补气阴，山茱萸生津敛精，生龙牡收纳精气，再配化痰之品，则痰液能化，气机和顺，升降有序，咳喘自平。

肺表面活性物质缺乏症是基因缺陷病，现代医学认为预后很差，目前没有很好的治疗方法，该患儿就是在应用了大量的抗生素及激素等药效果不明显时才选择了中医治疗。中药从补先天之本着手，补阳生津敛精，降气平喘，标本兼治，酌加活血化瘀，改善肺间质病变。虽然没有从根本上治愈本病，但使症状迅速改善，肺部影像也得到很大恢复，使不治之症变成可治或者可以改善，这也是一种挑战。

目前很多疾病都检测基因，最终可能会由于基因异常而放弃了治疗，在人类对基因尚不完全了解的情况下，临床治疗还需积极探索。据研究，基因是相对稳定的，但基因的表达会受到外界多种因素的影响，表达水平的高低受外部环境也就是人体内环境的影响，自然环境会影响人体的内环境从而改变基因的表达。人类基因的表达也受社会环境如营养因素、精神压力、幸福感等的影响，在人体感受巨大压力或者较大的情绪波动时，也会因为神经元调节失常使基因表达受到影响。同时，也会影响内分泌系统的状态，改变多种激素的分泌，而很多激素发挥作用的方式就是改变靶基因的表达，也就是说，外部环境刺激信号传入机体内部，转化为内部信号，进一步激活下游信号通路，调控基因的表达。所以在临床治疗上，不能把基因有问题作为治疗的障碍，而要区别对待，尽一切努力积极调控机体内外部环境的平衡，从而影响基因的表达。部分患者在此基础上病情会有所改善，实在不能改善的患者也可以作为研究目标一点一点攻破，不可轻言放弃。人类的经验就是在历史的长河中不断探索总结出来的。该患儿的治疗从调整机体平衡入手，积极补虚扶正，使症状改善，这是中医宏观调控治疗优势的一个方面，值得进一步研究。无论医学如何发展，整体观将是未来医学的归宿。

病例7：脓胸、肺坏死、肺空洞

刘某，女，3岁2个月，2018年6月21日初诊。

代主诉：反复咳嗽、发热20天。

现病史：20天前患儿无明显诱因出现发热，热峰为39.9 ℃，伴有咳嗽、寒战、咬牙、呼吸急促。至河南省某医院住院治疗，检查提示大叶性肺炎。就诊时患儿精神差，呈昏睡状态，予心电监护、吸氧吸入，心率为161次/min，呼吸为59次/min，不吸氧状态下血氧饱和度难以维持，予"头孢他啶、阿奇霉素、甲泼尼龙"等药静脉滴注7天，后改为"美罗培南、阿奇霉素、甲泼尼龙"等药静脉滴注7天，以及"利奈唑胺"口服治疗半月。其间行纤维支气管镜肺泡灌洗1次，患儿咳嗽减轻，体温较前下降，但复查肺部CT未见好转反有加重，提示肺脓肿。家长欲求中医治疗，遂至我门诊。

刻下症：患儿精神差，咳嗽无力，喉间有痰，暂无发热（激素尚未减停），纳眠可，二便可，易出汗。

查体：听诊双肺呼吸音粗，可闻及痰鸣音。

辅助检查：肺部CT示右肺大片实变，有空腔形成，纵隔窗影像示右侧胸壁密度增高影。诊为大叶性肺炎（右肺），脓胸，肺空洞。

根据以上病史、症状、体征及影像学检查，诊断如下：

西医诊断：①大叶性肺炎；②化脓性胸膜炎（脓胸）；③肺坏死；④肺空洞。

中医诊断：肺痈（热毒蕴结、化腐成脓兼气虚）。

治疗方案：停用抗生素，激素在1周内减停，改用纯中药清热解毒散瘀，补气托脓。方药：金苇肺热清加减。生黄芪10 g、大青叶15 g、桑白皮10 g、鱼腥草15 g、川贝母6 g、紫菀10 g、款冬花10 g、天花粉15 g、枇杷叶6 g、僵蚕10 g、蝉蜕6 g、橘红6 g、橘络6 g、赤芍15 g、红花 6 g、川芎6 g、煅蛤壳15 g、海浮石15 g、两面针15 g、冬瓜子10 g、金荞麦15 g、桃仁10 g、芦根20 g、葶苈子15 g、蒲公英10 g、炙甘草6 g，7剂，2日1剂，水煎服。

2018年7月2日二诊：服上药后患儿体温稳定，咳嗽基本消失，仍清嗓子，流涕，无咯痰，纳眠可，二便可，易出汗。查体：双肺听诊未闻及干、湿啰音，因患儿脓痰已尽，当去腐生新并用，重用天花粉配穿山甲透脓，脓尽方能生新。方药：大青叶15 g、桑白皮10 g、鱼腥草 15 g、川贝母6 g、紫菀10 g、款冬花10 g、天花粉15 g、枇杷叶6 g、僵蚕10 g、蝉蜕6 g、橘红6 g、橘络6 g、赤芍15 g、红花 6 g、川芎6 g、煅蛤壳15 g、海浮石15 g、两面针15 g、冬瓜子10 g、金荞麦15 g、桃仁10 g、芦根20 g、葶苈子10 g、穿山甲6 g，7剂，3日1剂，水煎服。

2018年7月25日三诊：服上药期间患儿无明显不适。无咳嗽，无咳痰、流涕等，体温可，纳眠可，二便可，出汗减少。查体：双肺呼吸音清。继服上方，加南沙参15 g、北沙参15 g气阴双补，加地龙10 g促经络畅通，7剂，3日1剂，水煎服。

2018年8月14日四诊：患儿前后共治疗近2个月，复查胸部CT示大叶性肺炎、肺坏死、脓胸痊愈，肺空洞修复（图2-1-7-1），痊愈停药，患儿已正常上学。

按语：肺痈，病位在肺，病性属实、属热，但热邪亦可耗伤气阴，出现邪实正虚或正虚邪恋之证，并可随着病情的发展、邪正的消长，表现为初期、成痈（酿脓）期、溃脓期、恢复期等不同阶段。现患儿大叶性肺炎、脓胸、肺空洞并存，实为该病的发展过程。该患儿病程长，经西医治疗后，临床症状虽有好转，但肺部影像学无改善，这和应用激素掩盖症状有一定关系。在治疗初期应用多种强有力的抗生素，未见明显好转，此时应考虑其他病原体，如病毒感染、真菌感染等。中医认为，抗生素虽有杀伤病菌的作用，但其为寒凉之药，多用久用，伤及正气。因而治疗时需考虑补宗气，以使其有力托毒外出。西医应用激素虽能减轻炎症反应，但激素又不同于中医的壮阳之药，不能从根本上补充阳气，长期大量应用还会损伤真阳。

该患儿疾病的基本病机为热毒壅肺，痰热瘀血互结肺络，肺络痹阻，故治疗上以清肺解毒、活血化瘀、透脓去腐为主。故首诊给予金苇肺热清以解毒化痰，逐瘀排脓。咳嗽无力、易出汗，为久病伤及气血，故出现气虚乏力症状，治疗上加黄芪既可以补气升阳、固表止汗，又能生津养血、托毒排脓。诸药配合，患儿服药后体温很快正常，咳嗽消失。二诊时，患儿脓痰已尽，当去腐生新并用，加穿山甲配合天花粉透脓，脓尽方能生新。7剂后三诊，已无不适。然而，无临床症状，听诊未闻及干、湿啰音不代表痊愈，需要结合影像学恢复情况而定后期中医治疗。后期治疗在原有基础上加南沙参、北沙参以益气养阴，加地龙通经活络巩固治疗。治疗近2个月，复查胸部CT提示大叶性肺炎、肺坏死、脓胸痊愈，肺空洞修复，痊愈停药。

该病例的治疗，体现了中医的整体观。久病多瘀，久病多虚，治疗当活血化瘀，补气托脓，贯穿治疗始终，解毒不忘扶正，补气兼顾托脓，破瘀结合通络，使毒去正不伤，腐去可生新，坏死的组织能尽快清除，新生组织得以快速生长，病得痊愈。

病例8：重症肺炎、肺脓肿

沙某，男，3岁，2018年12月5日初诊。

代主诉：反复发热、咳嗽25天。

现病史：25天前患儿无明显诱因出现发热，热峰为39 ℃，咳嗽，有痰，至附近诊所就诊，予药物口服4天（具体用药不详），效欠佳。3周前患儿出现咳嗽加重，伴见胸闷、呼吸困难，仍有发热，至河南省某三甲医院就诊，查肺部CT后诊断为"重症肺炎、胸腔积液"（图2-1-8-1），遂收入院治疗，先后给予"头孢他啶、美罗培南、哌拉西林舒巴坦、万古霉素、阿奇霉素"等药抗感染治疗，并予胸腔闭式引流。其间行纤维支气管镜肺泡灌洗4次，纤维支气管镜检查示支气管内膜炎。经治疗，患儿仍有反复高热，发热无规律，高热、低热交替发生，因糖皮质激素未停，无法勾勒热峰，咳嗽频繁，肺部CT病变较前加重（图2-1-8-2）。住院期间患儿又出现脓气胸、肺坏死等并发症，请胸外科会诊后建议切除患肺，家长拒绝行手术治疗，经人介绍后转入我院。入院后实验室检查如下：①血常规：白细胞计数12.78×10^9/L，中性粒细胞百分比75.2%，淋巴细胞百分比19.2%；②C反应蛋白（CRP）：77.38 mg/L；③血生化：未见异常；④病原学17项：EB病毒核抗原IgG（±），EB病毒壳抗原IgG（±），肺炎支原体DNA（−），G试验（−），GM试验（−），结核菌素试验（−），痰培养（−）；⑤免疫六项：补体C3 0.73 g/L（↓）；⑥尿常规、大便常规（−）。先后予"利奈唑胺"等药治疗9天，请胸外科会诊后仍建议外科手术切肺治疗，患儿家属拒绝手术，要求保守治疗，邀我会诊。会诊意见：同意以上的诊断（重症肺炎，胸腔积液，肺坏死）。因各种抗生素治疗效果不佳，考虑可能为病毒感染，建议停用抗生素、糖皮质激素，补充维生素及活菌制剂，诊疗方案如下。

西医诊断：①重症肺炎；②肺脓肿。

中医诊断：肺痈（毒热闭肺，化腐成脓，心肺两虚，痰瘀阻络）。

治法：解毒破瘀，补气托脓，泻肺行水。

方药：金荞肺热清加减。生黄芪9 g、鹿茸粉12 g（冲服）、鱼腥草20 g、芦根20 g、大青叶15 g、桑白皮10 g、川贝母6 g、桃仁30 g、紫菀10 g、款冬花10 g、天花粉15 g、僵蚕10 g、蝉蜕6 g、橘红6 g、橘络6 g、煅蛤壳15 g、海浮石15 g、两面针15 g、冬瓜子10 g、金荞麦15 g、桃仁10 g、葶苈子15 g、蒲公英15 g、炙甘草6 g、生薏苡仁20 g，7剂，2日1剂，水煎服。服药当日患儿体温下降，咳嗽好转。由于外院行CT检查较多，暂不拍片，以中药治疗。

2018年12月11日二诊：患儿胸腔闭式引流已无分泌物，已拔管3日，来诊时患儿不咳不热，精神明显好转，饮食、睡眠恢复如常。听诊右肺呼吸音低，较前好转。

治疗方案：

（1）于上方中加活血通络、敛疮生肌之品，如白及等。方药：生黄芪6 g、南沙参15 g、北沙参15 g、一枝黄花15 g、芦根20 g、鱼腥草30 g、海蛤粉15 g、海浮石15 g、葶苈子12 g、代赭石30 g、炒桃仁10 g、生薏苡仁40 g、冬瓜子10 g、天花粉15 g、白及10 g、金荞麦15 g、两面针15 g、皂角刺15 g、赤芍10 g、红花6 g、浙贝母10 g、紫菀12 g、款冬花12 g、地龙10 g、蜈蚣1条、橘红6 g、橘络6 g、炒僵蚕10 g、蝉蜕6 g、甘草6 g，7剂，2日1剂，水煎服。因阳虚无力托脓，又加鹿茸6 g/d，6剂，单煎口服。

（2）复合维生素B片，1片/次，3次/d，口服。

（3）维生素C片，0.1 g/次，3次/d，口服。

（4）布拉氏酵母菌，0.25 g/次，1次/d，口服。

2018年12月20日三诊：服药期间体温最高37.5 ℃，不咳，少痰，近4日体温36.5 ℃。查体：听诊右肺呼吸音明显好转。方药：金荞肺热清加穿山甲6 g、太子参10 g、厚朴10 g，7剂，2日1剂，水煎服。因阳虚无力托脓，继用鹿茸6 g/d单煎，继服6日。

2019年1月16日四诊：未诉不适。听诊左肺有痰鸣音，右肺呼吸音低。方药：太子参10 g、炒白术15 g、厚朴10 g、茯苓12 g、生黄芪6 g、天花粉15 g、皂角刺15 g、薏苡仁30 g、冬瓜子10 g、炒桃仁10 g、金荞麦15 g、两面针15 g、海蛤粉15 g、海浮石15 g、葶苈子10 g、赤芍10 g、紫菀12 g、款冬花12 g、橘红10 g、橘络10 g、地龙10 g、炒僵蚕10 g、蝉蜕6 g、甘草6 g、神曲15 g，7剂，2日1剂，水煎服。

2019年2月12日复诊：无咳嗽、发热，时气喘，纳差，大便干，眠安汗多。听诊右肺下叶呼吸音仍低。方药：大青叶15 g、桑白皮10 g、鱼腥草15 g、川贝母6 g、紫菀10 g、款冬花10 g、天花粉15 g、枇杷叶6 g、僵蚕10 g、蝉蜕6 g、橘红6 g、橘络6 g、赤芍15 g、红花6 g、川芎6 g、煅蛤壳15 g、海浮石15 g、两面针15 g、冬瓜子10 g、金荞麦15 g、桃仁10 g、芦根20 g、南沙参15 g、北沙参15 g、穿山甲6 g、生黄芪6 g、生龙骨15 g、生牡蛎15 g，7剂，2日1剂，水煎服。嘱服药后复查胸部CT。

2019年4月5日复诊：上方服完后复查胸部CT示肺坏死痊愈，无胸腔积液，右肺少许索条，余已恢复。上方去龙骨、牡蛎，加皂角刺15 g，10剂，3日1剂，水煎服。

2019年5月1日复诊：未诉不适。双肺听诊呼吸音正常。

2019年6月19日复诊：6月初发热，热峰38.0 ℃，至郑州市某人民医院予"头孢、热毒宁"静脉滴注3日，体温降至正常。查体：双肺听诊正常。

经过6个多月的治疗，复查胸部CT示右肺少许索条，考虑系当时胸腔闭式引流引起的瘢痕（图2-1-8-3）。患儿经治疗半年后痊愈，后期随访患儿体质强壮，复查胸部CT恢复正常（图2-1-8-4）。

按语：在治疗早期，渗出性胸膜炎的胸腔积液主要是稀薄的炎性分泌物，相当于中医的结胸。《金匮要略》治疗结胸实证用大陷胸汤，方中大黄、芒硝、甘遂为峻猛之品，对病初实证以解毒、化痰、行水为法，中病即止，用药得当，可以使胸水尽快吸收，迅速改善症状。使用大陷胸汤泻胸水，合金苇肺热清解肺毒，大叶性肺炎也会较快恢复。但随着病情变化，痰变得逐渐黏稠，化痰的力度就要加大，豁痰、涤痰方能达到效果，如渐成痰栓，则化痰也不能发挥效果，要润肺化痰，增液润痰，临证需要仔细观察，抓住时机。本案患儿来诊时发病已经20余天，早期的热毒炽盛变得复杂多样，热毒仍有，气阴两虚已成，毒热已化腐成脓，肺发生坏死，津液耗伤。治疗上扶正以托脓外出，养阴润肺稀释痰涎，化痰、豁痰、涤痰共用，破瘀活血共用，尽快清除坏死组织，建立修复通道，给痰、瘀及坏死的代谢产物找出路，这样毒热之邪才没有滋生的土壤。不同阶段的大叶性肺炎在治疗上有很多不同，临证当谨遵中医的辨证施治，方能达到理想的治疗效果。

病例 9：重症肺炎、肺动脉高压、STING 相关的血管炎症性疾病

孟某，女，1岁3个月，2018年1月2日初诊。

代主诉：反复发热、咳喘1年余。

现病史：1年前患儿无明显诱因出现发热、咳嗽、喘息，先后辗转于当地及省城多家医院治疗，多予"抗菌药物、糖皮质激素"等对症治疗，病情仍未完全控制；稳定期雾化3次/d（布地奈德、复方异丙托溴铵），发作期最多雾化4~6次/d（药物同上），咳喘等症状未见明显改善。

刻下症：患儿精神差，呼吸急促，咳喘不断，面色青紫，身体瘦弱，大便次频量少，不欲饮食，暂无发热。面颊部青紫溃烂，耳垂溃烂，四肢指（趾）端溃烂，如冻疮样改变（图2-1-9-1、图2-1-9-2、图2-1-9-3、图2-1-9-4）。

查体：听诊双肺满布中细湿啰音及喘鸣音，伴局部通气受限。

辅助检查：①院外心脏B超：重度肺动脉高压；②肺部CT：间质性肺部疾病（图2-1-9-5）；③基因示：干扰素基因刺激蛋白（STING）相关的血管炎症性疾病。

根据症状、体征，并结合肺部CT及基因结果，诊断如下：

西医诊断：①重症肺炎；②肺动脉高压；③STING相关的血管炎症性疾病。

中医诊断：肺炎喘嗽（心阳虚衰，水饮内停，血脉瘀阻）。

辨证诊疗思路：西医的STING相关的血管炎症性疾病，中医认为与肾中元阳亏虚有关。阳气如天空中的太阳，无时无刻不在温暖万物，阳气足则能敷布全身，发挥其温煦功能，也能推动阴津等物质在体内生长、运转；阳气一亏，阴津等物质运转受阻，经络不通，此阴即"死阴"，"死阴"聚则局部坏死。根据《素问·至真要大论》"寒者热之"的原则，当以温补肾中元阳为大法，才能达到活血化瘀之功。治疗方案如下：

（1）停用抗生素、糖皮质激素（抗生素抗菌消炎有阴寒之性，外源性糖皮质激素为亢阳，亢阳伤阴，久则阴阳俱伤，故停之）。

（2）因反复使用抗生素、激素，需排除真菌感染，查G试验、GM试验。

（3）适当补充活菌制剂、维生素。

（4）中医治法：温补肾阳，降气平喘，活血化瘀。方药：温肺化痰饮加代赭石30 g、葶苈子12 g、鱼腥草15 g、芦根15 g、红参6 g、阳起石6 g，5剂，每日1

剂，水煎服。

服药后患儿咳喘症状明显好转，肺部啰音完全消失，面部溃烂及四肢指（趾）端溃烂好转。治疗2个月后复查B超提示肺动脉高压消失，1年后复查胸部CT明显好转（图2-1-9-6），患儿整体状态好转。

2019年4月，追踪随访，患儿发育正常，1年未发咳喘。

按语：该患儿临床表现以肺部炎症为主，同时伴有面颊部发紫溃烂、耳垂溃烂、四肢指（趾）端溃烂等，此病隶属西医的STING相关的婴儿期发病的血管炎病变（STING-associated vasculopathy with onset in infancy，SAVI）。

目前认为该病是一种全身性炎症性疾病，好发于皮肤、血管和肺。SAVI的症状和体征在出生后数月即表现出来，大多是在血管及依赖这些血管的供血组织发生病变。临床表现为严重的皮损，特别是面部、耳朵、鼻子、手指和脚趾。起初这些病变出现皮疹，随后可进展成为溃疡和坏死。皮损遇冷则恶化，并可导致一系列并发症，如结疤耳、鼻中隔穿孔，甚至需要行截肢术的手指或脚趾出现穿孔。SAVI患者也可有皮肤青斑，一种微小血管病变引起皮肤呈现紫色外观的病理变化。患儿亦可伴有雷诺现象，即手指和脚趾因遇到寒冷或其他刺激变成白色或蓝色，这就是因为负责将血液输送到肢体末端的血管发生了病变。除了皮损，患儿还可有反复低热和淋巴结肿大，并可能伴有肺间质性疾病，能够导致肺纤维化和呼吸困难，甚至危及生命。少数情况下可有肌炎和关节僵硬。

在具体发生机制上，研究人员通过对比患儿及其父母基因，发现了编码STING蛋白的一个基因中的新突变。STING蛋白是一个已知的信号分子，它的激活可导致干扰素（一个关键的免疫调节因子）产生。然而，当干扰素过量生产时，就会引发炎症。而在患儿中观察到的过度炎症反应，连同干扰素通路激活的其他证据表明，STING突变可增强蛋白质的活性。通常干扰素可通过触发刺激免疫细胞的功能，限制入侵病原体复制的能力。但是持久地刺激该通路，可导致慢性炎症和组织器官伤害。

研究人员发现，STING高水平存在于肺部和血管内皮细胞，这可能解释了为什么主要是这些血管丰富的组织受疾病影响。

发现该病突变基因的Goldbach-Mansky博士称：当导致自身免疫性疾病的突变击中一个重要的通路时，患儿的预后可能是凄凉的。但是因为SAVI是由一个单一的基因缺陷引起，干扰素也具有如此强烈的作用，我很乐观，我们能靶定这个通路，并可能使这些患儿的生活发生巨大的变化。

众所周知，托法替尼、可替尼等药物，可阻断干扰素通路，所以研究人员认为，这些药物可能也会对SAVI患儿有效。当他们在实验室检测这些药物对SAVI患儿血细胞的影响时，发现干扰素通路激活显著减少。但就目前情况看，该病的治疗没有确切的有效方案。因此中医治疗该病也是临床的一种尝试。

中医认为，本患儿反复发热、咳喘，以及面颊部发紫溃烂、耳垂溃烂、四肢指（趾）端溃烂，为肾中元阳不足，无力推动血液运行，治当大补元阳，并用辛温走窜之药，祛除寒邪，疏通经络，促进气血流通。治疗以补肾阳纳肺气平喘、活血化瘀通络为法，方选温肺化痰饮加减。方以温肾补虚、纳气平喘为主。方中细辛辛温散寒结，附子补元阳；患儿虽为阳虚，但阳虚易感寒，寒邪郁久也能化热，鱼腥草、芦根清肺解毒以除实邪；患儿长期使用激素、抗生素，伤及人体元气，加红参以大补元气。中医认为，由于阳气大虚，不能推动血脉运行，致使出现指端瘀血，气为血之帅，血为气之母，阳气旺则可推动血液运行，阳气虚则气不运血，血脉阻滞，瘀血阻滞日久则出现坏疽。此乃阳虚血瘀所致，当大补阳气，活血破瘀，打通血管通道，真阳一壮，阴霾自消，栓塞自通。肺主一身之气，然肺之气源于肾中之元气，元气不足则肺气无源；心主血脉，然血脉之运行赖阳气之推动，真阳足、心气足则血脉运行有力。本患儿突出症状是咳喘不止，在温肺化痰饮治本的基础上加葶苈子、代赭石，以降气、行水、平喘，使肺中水饮得化。温肺化痰饮还加强抑制自身炎症反应，从中医角度起到改善血管炎性病变的效果，通过坚持中医治疗，血供最丰富的肺部、心脏病变得到恢复和改善，进一步促进全身的血管炎性病变恢复，面颊部发紫溃烂、耳垂溃烂、四肢指（趾）端溃烂得以痊愈。服药后患儿一年不治之喘渐渐好转。随着肺部喘息好转，血流通畅，阳气充足，指（趾）端坏疽也渐渐痊愈，肺动脉高压随之也渐趋恢复。

治疗2个月后复查B超提示肺动脉高压消失，1年后复查胸部CT明显好转，患儿整体状态好转。治疗的结果证实，通过中医方案干预，可以从根本上多靶点改善SAVI的血管病变，从而改善症状，治疗SAVI。由于临床中该病例较少，治疗可能存在一定的局限性，患儿的病情发展、长期预后还需进一步观察、研究、探讨。本案病例仅给大家提供一种治疗思路。

病例10：大叶性肺炎、肺坏死、脓气胸

李某，男，3岁6个月，2017年2月10日初诊。

代主诉：反复咳嗽伴高热2个月余。

现病史：2个月余前（2016年11月24日）患儿无明显诱因出现咳嗽，发热，热峰为39℃，至周口市某医院就诊，依据肺部影像学，诊断为"大叶性肺炎"（图2-1-10-1、图2-1-10-2），予"头孢曲松、阿奇霉素、甲泼尼龙"等药静脉滴注1周，症状无明显减轻。2016年12月4日转入郑州市某医院，诊断为"大叶性肺炎，肺坏死"，先后予"头孢哌酮舒巴坦、美罗培南、阿奇霉素、甲泼尼龙"等静脉滴注2周，其间行3次纤维支气管镜肺泡灌洗术，仍有反复高热、咳嗽；2016年12月11日查肺部CT提示局限性肺坏死；2016年12月20日复查肺部CT提示肺部坏死面积增大，出现气胸（图2-1-10-3）。2016年12月22日由于患儿病情仍未见好转，遂转入北京某专科医院，诊断为"重症肺炎"，予"利奈唑胺、头孢哌酮舒巴坦、甲泼尼龙"静脉滴注，其间行1次纤维支气管镜肺泡灌洗。患儿共住院40天，住院期间体温仍有反复，又出现自发性气胸（图2-1-10-4），行胸腔闭式引流后体温稳定，肺部实变改善不明显，胸外科会诊后建议切除患肺，患儿家属要求自动出院。出院诊断：①大叶性肺炎（支原体感染）；②左侧液气胸；③坏死性肺炎。

刻下症：体温正常（激素未停），面色萎黄，轻咳，无痰，呼吸音粗，盗汗，纳眠可，二便调，舌苔黄厚腻。

查体：肺部听诊呼吸音不对称；左侧胸廓塌陷。

辅助检查：肺部CT示大叶性肺炎、肺坏死、脓气胸（图2-1-10-5）。

结合以上症状、体征及肺部影像学，诊断意见如下：

西医诊断：①大叶性肺炎；②肺坏死；③脓气胸。

中医诊断：肺痈（热毒壅肺，化腐成脓，兼气虚血瘀）。

辨证诊疗思路：患儿长期使用抗生素无效，分析有多种原因。一方面，可能为耐药菌株引起；另一方面，可能为病毒感染或其他未知病原引起。近几年，甲型流感病毒感染引起的大叶性肺炎不在少数，而患儿在整个治疗过程中并未使用抗病毒药物，因此可以考虑用中药抗病毒治疗。激素用于重症感染患者，虽可减轻炎症渗出，同时也会降低机体的防御能力，直接抑制T淋巴细胞、B淋巴细胞的增殖，抑制免疫细胞的活性，此时可能会促进病毒感染的扩散。基于以上原因，

决定停用抗生素、糖皮质激素（激素根据使用的量及时间渐减停），给予中药治疗。

治以清肺解毒、补气破瘀、托毒透脓。方药：金荞肺热清加减。生黄芪10 g、鹿茸9 g、西洋参9 g、炒白术15 g、芦根20 g、鱼腥草30 g、葶苈子15 g、冬瓜子20 g、生薏苡仁30 g、桃仁10 g、大青叶15 g、蒲公英15 g、一枝黄花15 g、茶树根15 g、金荞麦15 g、两面针15 g、天花粉15 g、白及15 g、紫菀12 g、款冬花12 g、川贝母10 g、橘红10 g、橘络6 g、地龙10 g、僵蚕10 g、蝉蜕6 g、甘草6 g，6剂，2日1剂，水煎服。

2017年2月23日二诊：患儿服药后未诉明显不适，听诊两肺呼吸音较前好转。上方继服7剂。

2017年3月13日三诊：患儿精神及面色较之前明显好转。上方去西洋参继服。

2017年4月13日四诊：复查CT示病灶基本吸收（图2-1-10-6）。

患儿已上学，体质恢复如正常儿童。

按语：该患儿从2017年2月10日来我处就诊，停用抗生素、激素及雾化吸入治疗，仅用中药治疗2个多月，病灶完全吸收，成功保住了左肺，免遭切肺之痛，治疗效果超出预期，总费用仅几千元。

大叶性肺炎是由多种病原体导致的一个肺叶或一个肺段的肺组织实变。以往肺炎链球菌引起的大叶性肺炎，病理变化分为典型的四期：早期为水肿和浆液析出；中期为红细胞渗出；后期为大量的白细胞和吞噬细胞聚集、肺组织实变；最后为肺炎吸收消散。金黄色葡萄球菌肺炎常因细菌多种酶的释放，导致肺组织坏死和脓肿形成。病变侵及或穿破胸膜形成脓胸或脓气胸，病变消散时可形成肺气肿。革兰氏阴性杆菌引起的肺炎常发生多发性肺坏死、空洞、脓胸。消散不完全时引起纤维增生、残余性化脓灶或支气管扩张。抗菌药物使用后，大叶性肺炎前几十年并不多见。然而近十几年来，严重急性呼吸综合征（SARS）、甲型流感、新型冠状病毒肺炎、禽流感等病毒感染均可引起大叶性肺炎，从近几年引起的大叶性肺炎症状、支气管镜检查、影像检查等分析，患者气道上皮有广泛的破坏，黏膜发生溃疡，气道的防御能力降低，导致反复感染或合并真菌感染，也常引起间质性肺炎。肺炎可局灶或广泛弥漫，发生实变、坏死、脓胸、空洞。病灶吸收后常留有纤维化，致使疾病难以修复。

中医认为本病属"肺痈"范畴。张仲景在《金匮要略》中详细描述了本病的发病过程,如初期风伤皮毛为表证期,风合于肺为酿脓期,脓成后为成脓期,提出"始萌可救,脓成则死"的预后判断,也说明肺痈后期可导致肺组织坏死,这也符合现代医学说的该病引发多发性肺坏死、肺空洞、脓胸;后期元气疲惫则属难治,这就相当于现代医学所说后期遗留的纤维化增生、残余的化脓病灶难以吸收,伴发支气管扩张和闭塞性细支气管炎等。

《医门法律》谈及该病病因及治疗时,认为卫中之风得营中之热,留恋固结于肺叶之间,乃致血为凝滞,以渐结为痈脓,此时有形之败浊必从泻肺之法而下驱之,若将其毒随驱下移,入胃,入腹,入肠,再一驱即尽去而不留矣。不可在始萌时不救,任其脓成而致肺叶腐败。说明本病是客邪从外而内、从微而极的一个发展过程,在不同过程中有不同的症状,治当分期而治。肺痈不同于肺炎,由感染风热毒邪引起,一般分为三期:初期有表证,当清热解毒、宣肺止咳。由于毒邪传变迅速,很快内舍于肺,热伤血脉,则结而为痈,此时当分酿脓期和溃脓期两个阶段。前者多实证,当清热解毒,活血化瘀,泻肺行水,方选千金苇茎汤合葶苈大枣泻肺汤加减,治疗上以解毒为重点。溃脓之后,宜排脓解毒,《外台》桔梗白散散之;壅脓不尽,而兼里虚,宁肺桔梗汤主之;痈脓已溃,溃处未敛,紫菀茸汤补之。这是《医宗金鉴》的经验,强调了早期清热解毒,中期解毒透脓,后期补气托脓外出的治疗原则。

该患儿在2个多月的治疗中,反复使用抗生素,多次做纤维支气管镜及胸腔闭式引流等,元气大伤,加之热毒伤阴,阴阳两伤无力抗邪,致使邪毒盘绕不去,化腐化脓而致肺坏死。一般的医生看到患者发热、肺化脓坏死,多一味清热,而忽略固护正气,致使元气大伤。古人的经验已经告诉我们,痈已溃,溃而未敛,乃阳气大虚,以鹿茸大补阳气,黄芪补气托脓外出,方能托脓敛溃。在补阳的基础上,再用千金苇茎汤,取芦根(苇茎)甘寒轻浮,解阳分之气热,桃仁泻血分之结热,薏苡仁下肺中之湿,冬瓜子清结热吐败浊。溃而不敛,肺部坏死,又当去腐生新,加天花粉、白及。气血足,毒邪才能透达,故加黄芪,同时用大量的清热解毒之品如鱼腥草、金荞麦、大青叶等标本同治方能奏效。我们遵从了古人的训诫,取得明显的效果。

病例11:间质性肺炎

秦某,女,3岁,2011年3月3日初诊。

代主诉：反复发热、咳嗽2个月。

现病史：2个月前患儿无明显诱因出现高热（体温不详），病程中伴见抽搐1次，表现为双目上视，四肢僵直抖动，意识丧失，予指掐人中等处理约2分钟后缓解。遂至安阳市某医院就诊，就诊过程中患儿再次出现抽搐，症状基本同前，持续2~3分钟，急予"地西泮针"应用后症状缓解，并以"惊厥查因"收入院治疗。病程中伴见咳嗽、咳痰，予抗感染及对症治疗13天（具体用药不详），症状好转后出院。1个半月前（出院3天后）患儿再次出现发热，热峰为39℃，伴咳嗽，至安阳市某医院，以"支气管肺炎"为诊断收入院，予抗感染及对症治疗5天（具体用药不详）。患儿病情较前加重，伴见精神差，发热、咳喘，遂转至郑州市某医院PICU，诊断为"肺炎、中毒性脑病"，治疗1天后患儿病情持续加重，急转至河南省某医院PICU，先后住院治疗1个月余（具体治疗不详），患儿病情控制欠佳。从患儿抽搐到转至郑州市某医院期间，患儿一直口服"苯巴比妥"［5 mg/（kg·d）］。

2011年3月3日我受邀外院会诊，诊见：患儿精神差，形体消瘦，面色晦暗，咳喘不止，呼吸困难，发绀，口唇发紫，血氧饱和度偏低，需吸氧维持，纳眠差，便可。查体：听诊两肺满布细湿啰音。肺部CT示：双肺弥漫毛玻璃影改变，充气性欠佳（图2-1-11-1、图2-1-11-2）。

诊查患儿并结合肺部影像学等多种检查，诊断如下：

西医诊断：间质性肺炎（真菌感染？）。

中医诊断：肺痿（肾精亏虚，肺失濡养，瘀血阻络）。

辨证诊疗思路：会诊前予"伊曲康唑"抗真菌保护性治疗2周无效。由于患儿当时用药较多，病情复杂，抗真菌治疗2周无效不能完全排除真菌感染，因患儿反复使用糖皮质激素、抗生素，真菌相关检查可出现假阳性，其检查结果临床意义不大，因此使用保护性治疗给予伊曲康唑。根据症状，结合病史，抗真菌药调整为氟康唑，同时配合葡醛内酯保肝治疗，定期复查肝功能，配合复合维生素B、维生素C片及活菌制剂治疗。

中医治以补肾填精，收纳肺气，活血化瘀通络。方药：淫羊藿12 g、南沙参15 g、北沙参15 g、西洋参12 g、赤芍12 g、红花9 g、鱼腥草15 g、芦根15 g、桑白皮9 g、川贝母6 g、地龙12 g、橘红9 g、橘络6 g、僵蚕9 g、蝉蜕6 g、甘草6 g、细辛3 g、紫菀12 g、款冬花12 g、紫河车粉3 g（冲服），4剂，3日1剂，水煎服。

服药后患儿咳喘明显减轻，面色红润，渐渐停止吸氧，听诊肺部啰音逐渐消失。在上方基础上加减治疗并逐渐增加活血化瘀药量，治疗1年余，症状消失，胸部CT示痊愈（图2-1-11-3）。现已上学，随访5年，无复发。

按语：在中医传统著述中，没有与本病完全相对应的病名，针对该病主要以咳嗽、咳痰、喘促，后出现进行性加重的呼吸困难等为主要临床表现，同时具有慢性过程或反复发作等特点，一般将其归属于"咳嗽""喘证""肺痿""肺胀"等范畴。起病之初多为外感之邪（指"六淫""疬气"和"毒邪"，实际包括了多种致病微生物、有害粉尘、气体等有毒物质在内）侵袭，若反复袭肺，耗伤阴液，损伤阳气，邪气稽留，宣肃失常，则痰瘀阻肺，阻碍气机，津液不归正化，日久肺、脾、肾阳虚水泛，终致肺衰竭的危候。

该患儿以"发热、咳嗽2月"为代主诉就诊，外院诊为"肺炎、中毒性脑病"。因病程有反复抽搐病史，故在治疗过程中，为避免反复抽搐发作，家长在体温上升到38℃时就积极应用退热药物，使患儿本身的免疫反应未能正常调动起来。抗生素相当于苦寒药，能耗伤元气，激素的分泌是负反馈调节，外源性激素的大量使用，使阳气成为亢阳，亢阳可以灼阴，因此使用激素初期伤阴，久则伤气，致使气阴两伤，元气大虚，肾不纳气，肾元不足伤及诸脏，功能失常，致精血化生乏源，精血不足，则不能生气，形成恶性循环，患儿抗病能力明显下降。同时反复使用激素、抗生素增加真菌感染的风险。虽然怀疑真菌感染而使用了抗真菌药伊曲康唑，但抗生素及激素仍然使用，致使抗真菌治疗无效。结合患儿病史，考虑该患儿为病毒感染后并发的真菌性间质性肺炎。

患儿来就诊时形体消瘦，面色晦暗，呼吸困难，血氧饱和度低，需靠吸氧维持生命，提示患儿的肺部通气、换气功能较差，不能满足机体的氧供，从而出现面色晦暗、呼吸困难；病久耗伤正气，可见形体消瘦。中医辨本病为肺痿，证属肾精亏虚，肺失濡养、瘀血阻络。治疗以补肾填精、收纳肺气、活血化瘀通络，兼清肺解毒除邪为法。方中用淫羊藿以补肾阳、滋肾阴，淫羊藿性温，味辛、甘，归肝、肾经，功在补肾阳、强筋骨、祛风湿。现代药理研究证实其对下丘脑-垂体-性腺轴功能具有调节作用，并可调节机体免疫功能等。动物实验表明，淫羊藿有广泛的激素样作用，可促进性腺功能，其水提液可抗衰老与促进物质代谢。淫羊藿多糖和总黄酮有免疫调节功能，煎剂有强心、降压和增加冠脉流量的作用。赤芍、红花活血化瘀通络，可加强改善肺部血流进而改善氧供。橘红、橘络为理气化痰之对药，橘红燥湿化痰，理气健脾；橘络行气化痰，通络止痛。橘红行气和胃，其力缓不伤气，下气消食为主；橘络善走经络，以顺气活血、通络止痛为要。二药伍用，一利一通，相互促进，化痰消胀之力倍增，以起到通络作用。该方中加地龙以通经活络、清热平喘。地龙性寒，味咸，归肝、胃、肺、膀胱经，功能清热平肝、息风止痉、平喘利尿、通络除痹。现代药理研究表明，地龙的某种组分可阻滞组胺受体，对抗组胺引起气管痉挛及增加毛细血管通透性，此为平喘的主要机制。故此处应用地龙有双重作用，一方面止咳平喘、通经活络，另一方面可镇惊止惊，缓解抽搐。西洋参补元气，补而不燥。紫河车为血肉有情之品，补气生精兼纳肺气。患儿经治疗后，先天肾气、肾精得以恢复，肺的宣发肃降功能调达，气血经络畅通，病告痊愈。

病例12：重症肺炎、间质性肺炎

丁某，女，1岁9个月，2015年2月16日初诊。

代主诉：反复发热、咳喘2个月余。

现病史：患儿2个月余前出现咳嗽，发热，予药物口服治疗1周（具体用药不详），咳嗽加重，发热，热峰为39 ℃，伴见精神差，遂至郑州市某医院就诊。查体：体温（T）39 ℃，脉搏（P）155次/min，呼吸（R）45次/min，血压（BP）85/55 mmHg（11.7/7.33 kPa，1 mmHg约相当于0.133 kPa）。听诊双肺满布湿啰音。神经系统检查：双侧巴宾斯基征阳性。遂收入院，入院后血培养示肺炎链球菌阳性；痰培养示醋酸钙不动杆菌阳性；腰椎穿刺、骨髓穿刺无异常。依据相关症状、体征及相关检查诊断如下：①重症肺炎并呼吸衰竭；②肺出血；③脓毒血症；④中毒性脑病；⑤心力衰竭；⑥凝血功能障碍；⑦电解质紊乱。先后予"头孢哌酮舒巴坦、美罗培南、万古霉素"等药物治疗，患儿仍有反复高热，精神差，伴嗜睡，呼吸困难，遂转入重症监护室予有创机械通气等支持治疗2周，症状仍未见好转。改用"利奈唑胺、头孢哌酮舒巴坦"抗感染及"丙种球蛋白、血浆、血小板、红细胞、白蛋白"等支持治疗，体温稳定1周。1个多月前（体温稳定1周后）患儿再次发热，热峰为40 ℃，血氧饱和度急剧下降，给予上药抗感染及联合"氟康唑"抗真菌治疗，病情仍未见改善。肺部CT：双肺多发囊状透亮影，两肺透光度极低，呈毛玻璃样，两下肺支气管略扩张，两肺野可见大小不等囊性透光影，壁光滑，右肺上叶、中叶及两下肺可见淡薄片影，左侧胸腔可见弧带状液性密度影，纵隔内未见肿大淋巴结。此次肺部CT片与前片相比没有改善，同时鉴于患儿精神状态极差，遂告病危。

因治疗1个月余，患儿病情持续加重，遂邀我前去会诊。诊见：患儿神情淡漠，反应迟钝，不识人，不会走路，不能自己吃饭，面色晦暗，高热不退，呼吸困难，口腔黏膜可见鹅口疮，用多种抗生素、糖皮质激素治疗效果欠佳。同意上述诊断，除以上诊断外增加诊断"中度贫血，药物疹，肝损伤，鹅口疮，噬血细胞综合征（不排除）"。

曾考虑患儿是先天性多发性肺囊肿，但没有之前的肺部影像，诊断无法确定；也考虑为真菌感染，但用"伊曲康唑"静脉滴注效差，且本患儿在使用抗真菌药的同时，仍使用大量抗生素，因此治疗上无法评估抗真菌治疗效果，也不能排除真菌感染。会诊时患儿体温不稳定，不会走路，不认人，不会自己吃饭，反应淡漠，意识不清，目光无神、游离，面色晦暗，咳嗽，喘促不能平卧。听诊两肺满布中细湿啰音及喘鸣音，心率快而无力。结合以上症状、体征及肺部影像学，诊断如下：

西医诊断：①重症肺炎；②间质性肺炎并肺囊肿；③中毒性脑病；④中度贫血；⑤药物疹肝损伤；⑥急性假膜型念珠性口炎。

中医诊断：①肺炎喘嗽（毒热内闭，化腐成脓，元气大虚）；②神昏（痰蒙清窍）；③鹅口疮（气阴两虚，虚火上浮）。

根据以上病情，在没有之前肺部影像的情况下，无法判断是先天性或后天性的肺囊肿，因使用激素、丙种球蛋白也无法判断真菌检查（血清 G 试验，血清 GM 试验）的价值。在无法判断时，可以考虑从以下几点入手：①停用抗生素、激素（逐渐减停）；②支持治疗：口服补充多种维生素片；③活菌制剂：布拉氏酵母菌按说明口服；④中药治疗：补肾回阳救逆，兼化痰定喘，醒神开窍；⑤雾化治疗：用布地奈德雾化，减少口服激素；间质性肺炎使用糖皮质激素是教科书的规范治疗，但激素的使用不利于真菌的控制，为减少真菌感染的机会，激素改为雾化，使副作用减少到最小范围。

治法：补肾回阳救逆，化痰平喘，涤痰开窍。

方药：参附龙牡救逆汤加减。西洋参6 g、黄芪10 g、制附子6 g（先煎30分钟）、生龙牡各30 g、南沙参12 g、北沙参12 g、煅阳起石12 g、胡芦巴9 g、石菖蒲15 g、郁金12 g、蜜远志15 g、地龙10 g、红花9 g、鹿茸粉6 g、淫羊藿12 g、赤芍15 g、紫菀12 g、款冬花12 g、芦根15 g、鱼腥草15 g、橘红9 g、橘络9 g、僵蚕9 g、蝉蜕6 g、蜈蚣1条，7剂，2日1剂，水煎服。灵芝孢子粉2 g/d，冲服。

二诊：服上药1周后，患儿喘息消失，精神好转，体温正常，意识恢复，可独立行走、独立进食，能简单交流。由此可知上方大补元气之治法切中病机。该患儿由于元气亏虚，肾不纳气，出现了一系列的咳喘、无神、反应淡漠等症状，如肾不纳气则喘促不止；阳脱神魂不藏则意识模糊、目光无神；元阳亏虚五脏不养则气血无以化生，故而面色晦暗、肢体无力。在此基础上稍加大黄芪用量，黄芪补中气，益肺卫，对脾虚不得运化，有推陈出新的功能，对卫气虚不能固表者，可益气固表、收敛止汗，以防津气外脱。然小儿为纯阳之体，阳气在助不在补，临证不可过用补剂，要中病即止。加大西洋参量以补元气。方药：黄芪12 g、西洋参10 g、制附子9 g（先煎30分钟）、赤芍12 g、红花9 g、紫菀12 g、款冬花12 g、桃仁12 g、川芎6 g、紫苏子12 g、炒莱菔子15 g、细辛3 g、川贝母6 g、瓜蒌15 g、海蛤壳15 g、僵蚕9 g、蝉蜕6 g、甘草6 g，7剂，2日1剂，水煎服。

共治疗1个月余，患儿行走、语言、交流如常人，饮食恢复。复查CT明显好转［图2-1-12-1（至我院初诊时复查肺部CT）、图2-1-12-2］但未痊愈，此时已经证明先天性肺囊肿的诊断不成立，为感染继发的多发性炎性囊性气肿。本应继续治疗，无奈患儿家长在新疆工作，离开时间较长，加上工作及家庭多种压力，故带药回家，嘱其继续治疗后痊愈。

按语：本患儿为重症肺炎，在治疗过程中肺部病变加重，合并间质性肺炎、多发肺囊肿、中毒性脑病、全身衰竭等危象，这与多种因素有关：一方面患儿幼小，免疫功能低下，感染迅速发展成危重感染；另一方面与抗生素及激素的长时间使用有关，这是近几年临床比较常见的现象，应该引起我们的足够重视。

人体内外环境时刻都处于一个动态平衡的过程，为了抵御病原体的侵袭，人体逐渐形成三道屏障：皮肤、黏膜屏障，生物屏障，体液、细胞免疫屏障。皮肤、黏膜屏障为非特异性免疫屏障，其完整性构成抵御疾病侵袭的第一道屏障，有效地阻止病原体的侵袭；体液、细胞免疫屏障为人体最后一道屏障，可以通过血液相关检查了解病原体的变化。然而在人体内外环境之间存在另一种平衡系统——菌群，构成了人体第二道屏障。人体的菌群主要集中在黏膜系统，具体而言，多分布在整个消化系统——口、咽、胃、肠。菌群定植于人体皮肤黏膜，不同部位内环境不同，逐渐形成适应其环境的定植菌。菌群在人体中参与各种食物的发酵、分解，以保证为人体提供足够的能量，菌群的活动状态与人体的阳气多少有一定的相关性。人体肠道为有菌环境，血液系统是一个相对无菌的环境，当皮肤黏膜和生物屏障破坏后，细菌入血并随血流入侵到各脏器，发生定植菌感染。正如地表水和深层地下水的关系，地表水污染，长时间得不到及时的治理，久而久之波及深层，最终导致深层地下水的污染。此当清理胃肠，减少胃肠有害菌的载量，上源清则下源亦清。

中医认为，阳明为多气多血之府，从人体阳气角度而言，阳明为阳气充盛之脏，胃肠道黏膜血管分布多，血供丰富，肠道菌群生长除赖以生存的内环境外，也需要气血的濡养，菌群的活跃又利于食物的分解及胃肠的消化吸收。胃肠道被称为人体的第二大脑，与肠道菌群亦有很大关系。剧烈的情绪变化，会引起肠易激综合征，七情致病影响脏腑气机、气血运行，可造成胃肠供血的剧烈变化。1908年诺贝尔生理学或医学奖得主梅契尼科夫在《怎样延长你的寿命》中写道：生物进化中，体内寄生的微生物与宿主之间保持着物质、能量和信息的流转，形成了相互依存、相互制约的微生态环境。临床中我们经常发现，重症感染及应激反应会出现消化道应激性溃疡，这与人体气血趋向感染灶有关。

人体菌群按一定比例组合，相互制约、相互依存，并与宿主形成一种共生共赢的生态平衡，任何一种菌群的过强和过弱均不利于机体内环境的平衡。菌群的紊乱与药物使用有关，随着抗生素的过度使用，打破了人体正常的菌群生态，机体局部内环境的改变致使正常的菌群赖以生存的环境改变，使得菌群不断随气血游移，寻找自己最适宜生存的环境，而出现菌群移位，导致各种疾病的发生。因而调整人体菌群的分布为医学发展的一个方面，单纯地补充益生菌并不能从根本上解决菌群紊乱的问题。改变机体局部内环境亦为治疗的重要环节，此外人体必需的维生素等物质需要在胃肠道合成，补充维生素有利于肠道功能的恢复。现代医学使用粪便移植治疗胃肠道菌群紊乱疾病，虽然比较原始，但是因疗效较好仍然在临床使用。生物疗法必将在未来医学中发挥重要作用。本患儿在调整菌群紊乱的同时，配合中药补肾回阳救逆、化痰平喘，取得良好效果，进一步说明维持体内阴阳平衡、微生态平衡的重要性。

病例13：重症肺炎、肺空洞

录某，男，1岁5个月，2014年4月22日初诊。

代主诉：反复发热、咳嗽2个月。

现病史：2个月前患儿无明显诱因出现发热，热峰为39.5 ℃，无咳嗽、鼻塞、流涕等，无畏寒、寒战，至当地医院就诊，诊断为"上呼吸道感染"，予药物治疗（具体用药不详）4天，仍有高热，伴见咳嗽。至登封市某医院，查胸片示大叶性肺炎，遂转至郑州市某医院住院治疗，查肺部CT示右肺大叶性肺炎、胸腔积液、肺脓肿，予"头孢哌酮舒巴坦、万古霉素"等药静脉滴注5天，胸腔引流出3 mL左右黄浓液体，患儿仍发热，体温38.6 ℃。后转至北京市某医院，予"拉氧头孢"静脉滴注及"利奈唑胺"口服治疗20天，患儿体温基本控制在37.5 ℃左右，复查肺部CT示右肺巨大空洞，影像学较前加重。北京某医院建议手术切除，鉴于患儿体温不稳定，仍需要保守治疗，待体温稳定后择机手术。家属考虑反复使用高级别抗生素，患儿仍有发热，出院后遂转入我处求治于中医。初次就诊仅想改善体温，择机手术，随着治疗的展开，患儿体温稳定，肺坏死、肺空洞吸收。

刻下症：患儿精神萎靡，面色晦暗，咳嗽，胸痛，体温在37～38 ℃。

辅助检查：①痰涂片（2014年3月24日）：抗酸染色未检出抗酸杆菌，革兰氏染色检出阳性球菌呈短链状排列；②血清G试验（2014年4月19日）：22.8 pg/mL（正常值＜60 pg/mL）；③血清GM试验（2014年4月22日）：0.71 pg/mL（正常值＜0.5 pg/mL）；④胸部彩超：右侧胸腔内可见大片多分隔状蜂窝样积液，单腔小，结论为不宜穿刺；⑤肺部CT：肺炎伴右肺巨大空洞（图2-1-13-1）。

综合患儿病史、症状及影像学检查，诊断如下：

西医诊断：①重症肺炎；②肺脓肿；③肺空洞；④胸腔积液；⑤中度贫血。

中医诊断：①肺痈（毒热壅肺，肺气耗伤，阴寒凝滞）；②悬饮。

治法：补气透脓，豁痰破瘀。

方药：黄芪、西洋参加金荞肺热清加减。生黄芪15 g、西洋参10 g、南沙参15 g、北沙参15 g、炒白术15 g、芦根20 g、鱼腥草30 g、葶苈子15 g、冬瓜子20 g、生薏苡仁30 g、桃仁10 g、大青叶15 g、蒲公英15 g、一枝黄花15 g、茶树根15 g、金荞麦15 g、两面针15 g、天花粉15 g、白及15 g、紫菀12 g、款冬花12 g、川贝母10 g、橘红10 g、橘络6 g、地龙10 g、僵蚕10 g、蝉蜕6 g、甘草6 g，5剂，2日1剂，水煎服。

治疗1个月，肺部影像有所改善（图2-1-13-2）；继续中药治疗2个月，5次复诊，体温渐正常，咳嗽缓解，面色红润，精神正常，复查胸部CT（图2-1-13-3），肺空洞已痊愈。治疗效果超出预期，患儿免除了手术切除的痛苦，成功保留了全肺，经济费用约几千元。

按语：大叶性肺炎、肺脓肿属中医的"肺痈"范畴。《金匮要略》首先提出肺痈，并列为专篇进行讨论。《外科正宗》也提出病初在表者，宜疏风清肺；已成里热者，宜降火抑阴；成脓者，宜平肺排脓；已溃者，宜补肺、健脾等治疗原则。喻嘉言《医门法律·肺痿肺痈门》所说："凡治肺痈病，以清肺热、救肺气，俾其肺叶不致焦腐，其生乃全。故清一分肺热，即存一分肺气。"因此，病之初期，病在肺卫，清肺为主；入里邪实日盛，溃后脓毒不净，正虚邪恋，阴气耗伤，当扶正祛邪；后期败浊之物阻塞气道，脓溃流入胸腔，形成恶候，当补气养阴，托脓外出为主。

后世据此将肺痈的病因归为内、外两个因素。在外多因风、寒、热等外邪自口鼻或皮毛侵犯于肺所致；在内多因嗜食肥甘厚味，酿生痰热熏灼于肺所致。而正气虚弱，卫外不固，导致外邪乘虚侵袭，也是致病的重要内因。本病病位在肺，病理性质多属实、属热。因正气不足，外感六淫，加之内有痰热，邪热互结于肺，蒸液成痰，邪阻肺络，血滞为瘀，而致痰热与瘀血互结，蕴酿成痈。血败肉腐，损伤肺络，脓疡破溃外泄，为成痈化脓的病理基础。正如《杂病源流犀烛·肺病源流》所说："肺痈，肺热极而成痈也。"

本患儿来诊时已发热、咳嗽2个月，现以低热为主，并发肺坏死，且坏死组织尚在脓腔内，炎症持续存在，此时病已转为慢性，即由肺痈转为肺疽。肺痈、肺疽同为化脓性病变，但二者在成因、病机和临床表现上均有所不同。二者虽都由气血失和、毒邪阻滞而成，但其致病之因多有不同。正如古人云："痈有腠理火毒之滞，疽有腠理寒痰之凝。"肺痈系肺有蓄热，复因外感风热，两热相合，肺叶复灼，气壅血滞，郁结成痈；肺疽多为病久体虚，肺气耗伤，无力托毒外出，以致热从寒化，阴寒凝聚，邪毒深伏于肺所致。肺痈久延，元气耗损，亦可转化为肺疽。辨证当从起病之缓急、病程之长短、热势之高低、痰液与脓液之性状、舌苔及脉象等诸多方面鉴别。本患儿病初为肺痈，但久治不愈，耗损正气，已成肺疽。

历代医家治疗肺疽都主张温阳散寒、补气托毒，多采用阳和汤加减。阳和汤主治阴疽、脱骨疽，现在临床常用于治疗骨结核、骨髓炎、慢性淋巴结炎等疾病，其症多溃肿无头，皮色不变，流脓不止，为外疽。外痈疽指体表的痈疽，内痈疽指发于脏腑的痈疽，虽同为痈疽，但在辨证治疗上多有不同。本患儿为内疽，内脓已成，不可内消，应用托里透脓散加减，对内脓已成不穿破者，服之即破，已穿破者，可托其外出。中医治疗疽证，有补托法、透托法。补托法，用补益药扶助正气，使疮疡邪毒不致内陷；透托法，使疮疡热毒不致扩散，未成即消，已成即溃。

中医认为，气血二者，相伴而行，气血壅滞，血涩不行，瘀而化腐，故治以行气活血化瘀，使血行通畅。一诊方药有效，效不更方，共治疗2个月，肺坏死、肺空洞吸收，成功保住了患肺。

中医治疗疾病祛邪与扶正并举，善于从整体观的角度分析问题、解决问题，在中国五千多年的历史长河中，它就像一颗璀璨的明珠，为华夏民族的繁衍和发展做出了突出贡献。在西方医学迅速发展的今天，中医依然散发着耀眼的光芒，为医生指明方向，为患者带来希望。

病例14：大叶性肺炎、肺坏死、肺空洞

秦某，女，3岁9个月，2017年11月9日初诊。

代主诉：反复发热、咳嗽1个月余。

现病史：1个月余前患儿无明显诱因出现发热，热峰为38.9 ℃，无咳嗽、喘息等，予药物口服治疗（具体用药不详），仍有发热，伴见咳嗽。遂至当地医院就诊，肺部影像学示左肺大叶性肺炎（图2-1-14-1），结合患儿症状、体征及相关检查诊断为"重症肺炎"，予"亚胺培南、甲泼尼龙"静脉滴注及有创机械通气1天，上述症状未见缓解。遂转至郑州市某医院，以"发热1周，呼吸困难1天，机械通气22小时"为代主诉收入PICU，先后予"亚胺培南、阿奇霉素、头孢哌酮舒巴坦、万古霉素、利奈唑胺、甲泼尼龙"等静脉滴注20天，其间做5次纤维支气管镜进行肺泡灌洗，体温控制尚可。复查胸部CT提示病情进一步加重，出现肺坏死、肺空洞、胸腔积液（图2-1-14-2、图2-1-14-3）；治疗过程中患儿出现皮疹，伴见瘙痒，考虑过敏，遂停用静脉滴注抗生素，改为"头孢泊肟、氯雷他啶"等药口服治疗，患儿病情无明显好转。请心胸外科会诊，建议手术切除患肺，家长拒绝手术，于2017年11月8日自动出院。出院诊断：①重症肺炎、肺坏死；②呼吸衰竭；③胸腔积液；④心力衰竭；⑤甲状腺功能低下；⑥溶血性贫血；⑦继发性血小板减少。于出院次日（2017年11月9日）来我门诊求治于中医。

刻下症：患儿暂无发热（口服泼尼松片2.5 mg/d），偶尔阵发性咳嗽，输液后腹部以下、双下肢、会阴部过敏反应强烈，红疹伴瘙痒，面色萎黄，精神较差，但神志清醒，食欲欠佳，形体较瘦。

查体：咽腔充血，扁桃体无肿大；三凹征阳性；听诊肺部闻及中细湿啰音，

左肺呼吸音低；双下肢皮疹。

结合患儿症状、体征及肺部影像学检查，诊断如下：

西医诊断：①大叶性肺炎；②肺坏死；③肺空洞；④药物过敏。

中医诊断：①肺痈（气虚热毒瘀结，化腐成脓）；②中药毒（药毒入营，气津内耗）。

辨证诊疗思路：根据以往的治疗经验并结合患儿的病史及影像学检查，考虑患肺仍有保守治疗的空间，如果切除肺脏，患儿可能形成脊柱侧弯，影响生长发育，甚至造成终身残疾。故决定在治疗上进一步探索，尽量保留肺脏这个重要脏器以挽救患儿，方案调整如下：

（1）停用抗生素、激素，暂不做手术，保守治疗，以观察病情变化，择机调整方案。

（2）维生素C片，0.1 g/次，3次/d，口服。

（3）复合维生素B片，1片/次，3次/d，口服。

（4）布拉氏酵母菌，0.25 g/次，1次/d，口服。

（5）中医治法：补气透脓，解毒破瘀。方药：黄芪、鹿茸加金苇肺热清加减。生黄芪6 g、鹿茸9 g、大青叶15 g、桑白皮12 g、金荞麦15 g、两面针15 g、桃仁12 g、生薏苡仁30 g、冬瓜子15 g、天花粉12 g、海浮石15 g、海蛤粉15 g、川贝母6 g、紫菀12 g、款冬花12 g、橘红9 g、橘络6 g、僵蚕9 g、蝉蜕6 g、芦根20 g、鱼腥草30 g、甘草6 g，5剂，2日1剂，水煎服。

2017年11月21日复诊：服药后咳嗽好转，全身皮疹也消退，干裂脱皮，无色素沉着，基本不咳嗽，纳可，查G试验177.2 pg/mL（正常值＜60 pg/mL），GM试验0.2 pg/mL（正常值＜0.5 pg/mL）。实验室检查临床提示真菌感染，在以上治疗的基础上，又加用氟康唑片6 mg/（kg·次），1次/d，配合葡醛内酯片0.05 g/次，3次/d，口服；中药在上方基础上酌加山茱萸补肾养精，白及助天花粉透脓生新，穿山甲助天花粉透脓，地龙、蜈蚣通络，炒白术培土生金。方药：鹿茸6 g、生黄芪9 g、龙骨30 g、牡蛎30 g、南沙参15 g、北沙参15 g、酒山茱萸9 g、芦根20 g、鱼腥草20 g、炒桃仁12 g、生薏苡仁30 g、冬瓜子15 g、天花粉12 g、海浮石15 g、海蛤粉15 g、川贝母6 g、紫菀12 g、款冬花12 g、白及12 g、炒白术20 g、浙贝母9 g、地龙9 g、蜈蚣1条、醋穿山甲9 g、橘红9 g、橘络6 g、僵蚕9 g、蝉蜕6 g、甘草6 g，10剂，2日1剂，水煎服。

2017年12月15日复诊：呼吸明显好转，活动后汗多，无咳嗽，左肺呼吸音较前明显增强。上方加皂角刺15 g、地骨皮12 g、红参9 g，10剂，2日1剂，水煎服。

治疗2个月，患儿面色转红润，呼吸三凹征消失，基本不咳嗽，复查CT明显好转（图2-1-14-4）。之后在此基础上加减治疗半年，肺部影像恢复如常，患儿身体康复（图2-1-14-5），成功保留了患肺。

按语：大叶性肺炎，教科书介绍以细菌感染的较多，但是很多大叶性肺炎患者使用抗生素治疗效果并不理想，从以上几例患者看出，患者病初即用抗生素无效，之后不断升级，但此类患者也可能是病毒或其他病原体引起，如果是病毒感染，在不明确什么病毒的情况下，怎么治疗值得我们思考。在SARS及新型冠状病毒肺炎流行中，国际上已经看出中药的疗效，中医治疗传染病及感染性疾病从病因上虽不分病毒、细菌，但把病原分为外邪、内邪。外邪如风、寒、暑、湿、燥、火六淫之邪及疫疠之邪等。根据四季变化、体质不同，外邪侵入人体，可化毒化瘀，阻滞经络，伤及气血，进而损伤五脏等。疫疠之邪引起者中医归为"瘟疫"，如新型冠状病毒肺炎。

瘟疫不同于温病，瘟疫由于内有伏邪，复感受外界疫疠之气，外邪引动伏邪所致，因此无论什么病毒，都可以根据四季气候的反常和感受邪气的不同，按热邪、毒邪、湿邪等进行辨证治疗。

中医学和西医学不同，西医学建立在解剖学基础上，但西医解剖学的人体结构只是物质原形，不能反映出其功能和属性，而中医学不仅反映出物质原形，还反映出其功能和属性。比如说，我们知道心脏的功能是运行血液，肺脏的功能是输送氧气，但是心脏搏动的动力来自哪里？肺脏的输送氧气动力来自哪里？中医很早就认识到五脏的动力来自气。

气有先天之气、后天之气，《素问·经脉别论》云："饮入于胃，游溢精气，上输于脾，脾气散精，上归于肺。"上输于肺的最精华的物质，是上焦产生的气，也就是营养物质代谢过程中第一次的能量提取。《灵枢·决气》云："上焦开发，宣五谷味，熏肤、充身、泽毛，若雾露之溉，是谓气。"这是后天之气。气旺，五脏才有动力；有动力，五脏神才能指挥人体的一切功能，使我们目光有神、神志清晰。五脏神正常，也使能量代谢循环往复，生生不息。反过来大喜、大悲、大恐、大惊也影响气的运行，大喜则气缓，大悲则气消，过思则气结，大怒则气上，大恐则气下，大惊则气乱。气才是人体的内自我，有气才有灵魂。生命来源于真气，受控于后天之气。阴阳和、精气旺则神气生，这些看不见的生命现象才是人体的本质。气的传送，神的传送通过经脉，《灵枢·本脏》云："经脉者，所以行血气而营阴阳、濡筋骨、利关节者也。"

中医学站在宇宙的视角俯瞰人体，人就像是宇宙中的一个小颗粒，离不开宇宙能量影响，在这种影响下，发挥着自身的功能。中医的治疗就是本着天人合一的思想，在纷杂的矛盾中寻找矛盾的主要方面，以此切入矛盾的关键点。如本患儿使用大量的抗生素、激素，中气大虚，不能托毒外出，使毒邪化瘀化腐，肺迅速出现坏死。而大补中气，托毒外出，疾病向愈。病例12丁某，间质性、真菌性肺炎合并多发性肺大疱患儿，元气大虚，神不守舍，意识丧失，治疗当大补元气，元气充足神魂归位，患者才能意识恢复，目光有神，食欲增加，后天之气才能产生，从而战胜外邪，使身体迅速修复。病例15录某，毒邪猖獗，元气虚脱，五脏无所主，而出现休克状态，此时参附龙牡救逆汤回阳救逆，由此可见气和五脏的神对人的肉体有十分强大的修复功能，这些恰恰说明中医是站在宇宙的高度看待活动状态中的人体，并以此来判断机体的变化，这也可能是最科学的、最个体化的治疗。宇宙按五行相生相克的规律运行，人体生命也按五行相生相克的规律运行，疾病的治疗也按这个规律来治疗。

本例患儿的治疗，根据中医理论调整机体的气血状态，动态判断毒邪与机体抗衡的处境，不失时机地帮助机体抗邪外出，而非一味地杀灭细菌、病毒，从而取得了良好的临床疗效。

病例15：重症肺炎、呼吸衰竭、大咯血

录某，男，25岁，2018年2月8日初诊。

主诉：反复高热、咳嗽40天，加重伴呼吸困难3周。

现病史：40天前患者无明显诱因出现发热，咳嗽、咳痰，自服抗病毒药3天，症状消失（具体药物不详）。1个月前患者再次发热，热峰为39℃，伴咳嗽、咳痰，口服药物无效，遂至附近社区诊所输液治疗（具体用药不详），症状好转。3周前患者饮酒后出现呼吸困难，气促喘闷，发热，咳嗽、咳痰，不能下床，至省内某医院行肺部CT示双肺弥漫大片状高密度影，遂住院诊疗。约4小时后患者呼吸困难加重，仍伴发热、咳嗽，急转入ICU，诊断为"①重症肺炎；②呼吸衰竭；③急性呼吸窘迫综合征（ARDS）；④感染性休克"，予有创机械通气等治疗1天，患者病情仍不断进展。遂转入某省级医院ICU抢救，并予体外膜

肺氧合（ECMO）*应用，经抢救，患者虽暂时脱离了生命危险，但精神极差，仍高热不退，呼吸困难，大咯血致休克。来诊时患者仍在ICU行机械通气，不能面诊，遂由家属代诉前来求药，来诊时CT片见图2-1-15-1所示。依据患者症状、体征及相关影像学检查，诊断如下：

西医诊断：①重症肺炎；②呼吸衰竭；③急性呼吸窘迫综合征；④感染性休克；⑤出血性休克。

中医诊断：肺炎喘嗽（痰热阻络，心阳虚衰，阳气暴脱）。

辨证诊疗思路：患者为急危重症，因住ICU使用机械通气，无法面诊，根据病史介绍及影像学检查，诊断为重症肺炎、全身炎症反应综合征、感染性休克、出血性休克。因感染较重，出现细胞因子风暴、过度炎症反应、免疫系统坍塌，无力抗击外邪而出现全身脏器衰竭状况。中医认为属毒热内陷，阳气暴脱，当急予参附龙牡救逆汤回阳救逆，葶苈子泻肺平喘，配合金苇肺热清泻肺解毒。

方药：休克时急用参附龙牡救逆汤回阳救逆。人参20 g、制附子30 g（先煎30分钟）、龙骨30 g、牡蛎30 g，5剂，2日1剂，水煎服。

待病情稳定用金苇肺热清加减。生黄芪10 g、芦根30 g、鱼腥草60 g、金荞麦20 g、两面针20 g、生薏苡仁30 g、冬瓜子15 g、炒桃仁15 g、葶苈子30 g、茶树根15 g、山茱萸15 g、赤芍10 g、紫菀20 g、款冬花20 g、海蛤粉20 g、海浮石20 g、炙桑白皮20 g、地龙15 g、僵蚕10 g、蝉蜕6 g、白及12 g、一枝黄花30 g、甘草6 g、天花粉15 g。

2018年3月1日二诊（患者未至）：初诊取药后未能及时服中药，其间1周内右肺出血导致出血性休克3次，行结扎止血。因患者情况较差，随时有生命危险，多次下病危通知，肺部影像出现"大白肺"，多种抗生素无效，使用大量丙种球蛋白、大量激素体温不退，抗病毒药也无效。经过讨论，开始服用中药。口服3剂中药后，患者精神好转，乏力明显好转，未再咯血。1周后热退，咳嗽减轻，撤机，纳食增加，睡眠好转，盗汗减轻。予"亚胺培南、硫酸镁、依替米星、左卡尼汀"静脉滴注。2018年2月28日复查胸部CT明显好转（图2-1-15-2）。

---

* 体外膜肺氧合（Extracorporeal Membrane Oxygenation，ECMO），俗称"叶克膜""人工肺"，是一种医疗急救技术设备，主要用于对重症心肺功能衰竭患者提供持续的体外呼吸与循环，以维持患者生命。

治疗方案调整如下：

（1）服用复合维生素B片、维生素C片、布拉氏酵母菌。

（2）氟康唑胶囊200 mg/次，2次/d，口服（本药正常按1次/d使用，但本患者按2次/d使用，1周后调整）。因大量使用激素，予抗生素预防性治疗。

（3）葡醛内酯片0.1 g/次，3次/d，口服。

（4）因患者多次休克，中医认为是命门火衰，元阳大虚，气脱亡阳，致双目失神，意识丧失，不能上养五脏，导致多脏器功能衰竭。治疗在回阳救逆的基础上，当大补元气，元气足才能抗邪外出，而大补元气非人参无以起死回生，配鹿茸补阳，打通督脉。患者休克已缓解，改用红参，红参大补元气，补肺益脾，生津安神，强心作用极好，又能补气生津，使肺中邪气不致进一步入里，不伤及其他脏器。二诊调方如下：红参10 g、炒桃仁15 g、葶苈子30 g、茶树根15 g、山茱萸15 g、赤芍10 g、芦根30 g、鱼腥草60 g、金荞麦20 g、两面针20 g、紫菀20 g、款冬花20 g、海蛤粉20 g、海浮石20 g、炙桑白皮20 g、地龙15 g、炒僵蚕10 g、蝉蜕6 g、甘草6 g、天花粉15 g、白及12 g、一枝黄花30 g，7剂，每日1剂，水煎服。另用鹿茸10 g/d，单煎，口服。

2018年4月2日三诊：患者服药后，病情好转，于2018年3月6日出院。其后前来门诊表示感谢，精神抖擞，看不出来是刚从ICU出来的患者，一如常人。患者诉现在乏力较前明显好转，纳食后时有咳嗽，少痰，晨起自觉胸口稍闷痛，纳眠、二便均可。查体：听诊心肺未见异常。中药继服，巩固治疗，调方如下：红参10 g、葶苈子30 g、瓜蒌30 g、天花粉10 g、白及15 g、芦根30 g、鱼腥草30 g、金荞麦20 g、一枝黄花15 g、炒桃仁12 g、南沙参20 g、北沙参20 g、浙贝母10 g、生薏苡仁30 g、冬瓜子15 g、海浮石15 g、地龙10 g、蜈蚣1条、紫菀20 g、款冬花20 g、炒僵蚕10 g、蝉蜕6 g、炙甘草10 g、生龙牡各30 g、生黄芪15 g，10剂，2日1剂，水煎服。

2018年5月7日复诊：患者情况持续好转，偶自觉胸闷，偶咳，无痰，双肺听诊呼吸音清；5月4日复查CT示：右肺中叶点片高密度影，小实变影（图2-1-15-3）；复查G试验及GM试验（-）。效不更方，嘱其继服中药，以除病根。方药：红参10 g、生黄芪10 g、葶苈子20 g、瓜蒌30 g、芦根20 g、鱼腥草30 g、浙贝母10 g、一枝黄花15 g、天花粉15 g、白及10 g、紫菀20 g、款冬花20 g、山茱萸12 g、生龙牡各20 g、炒桃仁10 g、生薏苡仁30 g、冬瓜子15 g、地龙10 g、炒白术20 g、炒僵蚕10 g、蝉蜕6 g、甘草6 g，7剂，2日1剂，水煎服。

2018年6月1日复诊：自觉稍有乏力，活动后肌肉酸痛，汗稍多，脱发重，余可，双肺听诊正常。目前患者处于肺炎恢复期，肾精肾气亏乏，治法调整为滋补肝肾、养阴生津，以利身体恢复。方药：南沙参20 g、北沙参20 g、巴戟天12 g、肉苁蓉10 g、生地黄20 g、石斛15 g、山茱萸15 g、麦冬15 g、瓜蒌30 g、炒桃仁10 g、赤芍10 g、红花6 g、紫菀20 g、款冬花20 g、生龙牡各15 g、两面针15 g、鱼腥草30 g、生黄芪6 g、生薏苡仁20 g、地龙20 g、炒僵蚕10 g、蝉蜕6 g、甘草6 g，7剂，3日1剂，水煎服。西洋参10 g/d，单煎，口服。

2018年7月6日复诊：患者时感胸痛，方中加瓜蒌宽胸理气，赤芍、红花活血化瘀。方药：南沙参20 g、北沙参20 g、肉苁蓉15 g、生黄芪6 g、天花粉15 g、麦冬15 g、皂角刺15 g、紫菀20 g、款冬花20 g、生龙牡各20 g、瓜蒌20 g、芦根20 g、鱼腥草30 g、川贝母10 g、地龙10 g、蜈蚣1条、炒桃仁10 g、炒僵蚕10 g、蝉蜕6 g、石斛15 g、山茱萸15 g、甘草6 g、蒸首乌10 g，10剂，2日1剂，水煎服。

2018年8月13日复诊：患者未诉不适，复查胸部CT提示双肺仍可见小片影，双肺下叶少许炎性索条。守上方继服14剂。

2018年11月19日复诊：时掉头发，腰酸，运动后胸骨后偶有疼痛。此为大病之后，气血两亏之故。发为血之余，血虚不能上养于发则脱发；腰为肾之府，肾虚则腰酸，肾主骨生髓，髓海不足骨髓空虚则骨疼。以上均为身体逐渐修复的过程。常言道：病来如山倒，病去如抽丝。一方面中药调理，一方面饮食调理，居家静养。继服中药待身体慢慢恢复。方药：生黄芪15 g、当归15 g、生龙牡各30 g、天花粉20 g、瓜蒌30 g、淫羊藿15 g、炒桃仁10 g、赤芍10 g、红花9 g、紫菀20 g、款冬花20 g、芦根30 g、鱼腥草30 g、地龙15 g、蜈蚣1条、桑白皮20 g、蜜百部12 g、炒白术20 g、炒僵蚕10 g、蝉蜕6 g、甘草6 g，10剂，3日1剂，服完后停药，身体完全恢复。

随访至2020年，患者身体无不适。

按语：本例患者患大叶性肺炎，多次出现大咯血、感染性休克（大咯血致出血性休克），并且需要应用ECMO、呼吸机维持生命。中医认为此为命门火衰，元阳大虚，不能上养五脏，导致多脏器功能衰竭，治疗当回阳救逆，大补元气，元气足才能抗邪外出，故休克时选用中医急救药方参附龙牡救逆汤，以温补元阳，救逆固脱。《删补名医方论》在论述参附汤时曾云："先身而生，谓之先天；后身而生，谓之后天。先天之气在肾，是父母之所赋；后天之气在脾，是水谷之所化。先天之气为气之体，体主静，故子在胞中，赖母息以养生气，则神藏而机静；后天之气为气之用，用主动，故育形之后，资水谷以奉生身，则神发而运动。天人合德，二气互用，故后天之气得先天之气，则生生而不息；先天之气得后天之气，始化化而不穷也。若夫起居不慎则伤肾，肾伤则先天气虚矣；饮食不节则伤脾，脾伤则后天气虚矣。补后天之气无如人参，补先天之气无如附子。"

参附龙牡救逆汤原方中人参大补元气；附子回阳救逆；龙骨、牡蛎潜阳敛汗；白芍、甘草和营护阴。诸药合用，有回阳救逆、潜阳护阴之功。众所周知，阳气是人体物质代谢和生理功能的原动力，是人体生殖、生长、发育、衰老和死亡的决定因素。人的正常生存需要阳气支持，所谓"得阳者生，失阳者亡"。阳气越充足，人体越强壮；阳气不足，人就会生病；阳气完全耗尽，人就会死亡。阳气具有温养全身组织、维护脏腑功能的作用。阳气虚，就会出现生理活动减弱和衰退，导致身体御寒能力下降，因此治疗疾病时一定要固护阳气。对于重症患者，尤其需大补阳气以扶正固脱，使机体恢复功能。而参附龙牡救逆汤恰恰恢复的就是人体的阳气、元气，阳气充足，抗病能力强，病情恢复快，同时，元气得以恢复，神得以养，精神明显好转。故患者再次面诊时精神明显好转。

葶苈子泻肺平喘，配合金荞肺热清泻肺解毒。患者口服3剂中药后精神渐佳，乏力明显好转，未再咯血，体温稳定；1周后撤机，热退，咳嗽减轻，有痰，纳食增加，睡眠好转，盗汗减轻。二诊方中还加用了鹿茸补阳，打通督脉，正气足则能驱邪外出，不再伤及其他脏器。

本患者前期症状较轻，疾病加重时进展迅速，出现休克、呼吸衰竭，造成多脏器功能衰竭。医者认为病毒感染引起的可能性大，不单纯是细菌感染。依据教科书来讲，大叶性肺炎以细菌引起的较多，尤其是社区获得性肺炎，且以肺炎链球菌感染为主。但是近一二十年来，很多大叶性肺炎用抗生素效果并不好，我们也在努力寻找病源。2010年前后，重症肺炎多由腺病毒引起，腺病毒肺炎进展较快，多造成多脏器功能衰竭，致死率较高，但中医参与治疗患者后，预后相对较好。大叶性肺炎乃机体感染热毒之邪，入里或化毒或化痰，阻滞经络，伤及气血，损伤五脏。病原体侵犯机体，伤及气血，气管插管、手术等操作同样伤及气血，致元气外泄，不足以抗邪。本患者使用大量的抗生素、糖皮质激素，中气大虚，不能托毒外出，毒邪猖獗，元气虚脱，五脏无所主，而出现休克状态。此时参附龙牡救逆汤回阳救逆，可以迅速挽救患者。由此可见，气和五脏神对人的机体有十分强大的修复功能。万物之生由乎阳，万物之死亦由乎阳。人之生、长、壮、老，皆由阳气为之主；精、血、津液之生成，皆由阳气为之化。所以"阳强则寿，阳衰则夭"，精盈则气盛，气盛则神全，神全则身健。因此，中医治疗的目标是尽可能达到阴阳相对平衡的境界，正如《内经》所说"阴平阳秘，精神乃治；阴阳离决，精气乃绝"。

本着以上原则，通过近1年的调理，患者诸症消失，胸部CT完全恢复正常。通过此病例，充分证实，中医不但可以治疗慢性病症，也可以治疗急症、危症，使机体达到一种阴阳平衡的状态。

病例16：右肺实变、肺不张、化脓性胸膜炎、胸膜粘连

蔡某，男，33岁，2017年3月24日初诊。

主诉：反复低热伴咳嗽2个月余。

现病史：2个月余前患者无明显诱因出现低热，体温37.5～38℃，伴见咳嗽，至附近诊所就诊，予"头孢曲松"等药静脉滴注1周，症状未见明显改善。1个月前患者仍有发热、咳嗽，至附近医院就诊，肺部影像学示右侧肺完全实变，予抗感染及对症治疗后，患者仍反复咳嗽，发热。至河南省某医院就诊，诊断为"右侧包裹性胸腔积液、右肺中下叶肺不张"，并予抗感染治疗（具体用药不详），其间行"胸腔镜下右侧肺大疱切除修补术、胸膜粘连烙断术"，术后症状较前明显好转，但复查肺部CT示右肺仍大叶性肺炎，纵隔移位（图2-1-16-1），予"阿奇霉素、头孢类抗生素"等药物间断治疗1个月余，患者仍低热，体温37.5℃，咳嗽，伴乏力，汗出，形体消瘦。为求进一步治疗，遂来我门诊求治于中医。

刻下症：低热，体温37.5℃（下午及晚上发热，上午体温正常），伴头痛，面色萎黄，神疲乏力，正值壮年而上三楼需要人搀扶，汗多，二便调。

查体：听诊双肺呼吸音不对称（图2-1-16-2）。

根据病史及症状描述，结合查体及影像学检查，诊断如下：

西医诊断：①右肺实变伴不张；②胸膜腔化脓坏死粘连。

中医诊断：肺痈（精气亏虚，热毒内蕴）。

辨证诊疗思路：因抗生素反复使用2个月余无效，且带来很多不良反应，因此治疗上主张停用抗生素，加用维生素口服以弥补抗生素引起的维生素吸收障碍。治疗方案如下：停用抗生素，加服复合维生素B片、维生素C片，1片/次，3次/d，口服。

中医治法：补气生精，透毒托脓，清肺解毒。山茱萸、黄芪、鹿茸加金苇肺热清加减。方药：黄芪20g、鹿茸12g、山茱萸12g、鱼腥草30g、芦根30g、两面针15g、金荞麦20g、海蛤粉15g、海浮石20g、葶苈子20g、浙贝母10g、一枝黄花15g、天花粉15g、白及10g、蒲公英30g、炒桃仁10g、生薏苡仁30g、冬瓜子15g、地龙10g、炒白术20g、炒僵蚕10g、蝉蜕6g、紫菀20g、款冬花20g、甘草6g，5剂，2日1剂，水煎服。

2017年4月10日二诊：患者体温正常，精神好转，不用人搀扶，能自己上楼，偶咳嗽，鼻塞，有痰，纳眠可，二便调，右肺听诊呼吸音仍低。继以上方为主方，随证加减。

2017年5月4日三诊：患者体温稳定，无咳嗽，面色明显好转，未诉明显不适，双肺听诊呼吸音粗，肺部CT如图2-1-16-3所示。继续治疗1个月余完全恢复，胸部CT明显好转。

按语：本病例为大叶性肺炎合并脓胸，属中医"肺痈"范畴，为毒滞血瘀，壅阻于肺，肺叶生疮成脓。"痈"者"壅"也，不通是也。本病不同于其他大叶性肺炎的病例，本患者整个病程以低热为主，并无高热、寒战等临床表现，这与患者素体脾虚、痰湿内盛、饮食不节、嗜食肥甘、积滞内生、蕴生湿痰有关，恰逢感受热邪，热与湿相合，如油入面混为一体，湿温上及于肺，形成痈肿，故临床表现为身热不扬，肺部成脓，后行手术治疗。由于长期使用抗生素及手术治疗，导致正气亏耗，无力抗邪外出，致病久而难愈。患者就诊时精神不振，神疲乏力，33岁正值青壮年却不能上楼梯，实乃人身阴阳气血耗散之征象，故临床治疗以金苇肺热清方化痰逐瘀排脓，去腐生新，瘀腐去则新肌生。加用山茱萸、黄芪、鹿茸三药以阴阳双补，益气养血。其中山茱萸能收敛精气，同时可涩滑脱，利九窍，流通血脉，敛正气，而不敛邪气，配合黄芪大补中气，鹿茸填补精血，阴阳双补，补中有通，通而有力，精气内敛。正如《素问·生气通天论》云："阳气者，精则养神，柔则养筋。"阳气充足，内化精微养神气，则神清气爽，同时柔软四布的阳气可遍布全身，坚固经脉。使用一枝黄花有清热解毒及抗真菌之功效。口服维生素C与维生素B，可中和肺部氧自由基，有修复肺部损伤之功效。经过治疗后，二诊来时精神大振，行走如常，共治疗2个月余，肺部影像已明显好转。

病例 17：大叶性肺炎、肺坏死、肺大疱切除术后

张某，女，24岁，2018年11月9日初诊。

主诉： 间断胸闷、胸痛、咳嗽1个月余，发热10天。

现病史： 1个月余前患者剧烈运动后出现胸闷、胸痛，偶咳，至社区诊所就诊，予药物静脉滴注3天（具体用药不详），患者仍有胸闷、胸痛，伴咳嗽。遂至郑州市某医院就诊，查胸片示气胸（图2-1-17-1），予"头孢哌酮舒巴坦、美洛西林"静脉滴注10余天；查胸部CT示右肺肺大疱（图2-1-17-2），其间行"气胸引流"，引流后创口不收。2周前患者仍有咳嗽、胸闷，结合肺部影像学（右肺肺大疱），至河南某省级医院行"肺大疱切除术"（图2-1-17-3）；10天前出现发热，体温波动在37.8～38.5℃，咳嗽较前加重，予"美洛西林、左氧氟沙星"等静脉滴注10余天，查胸部CT示右肺大叶性肺炎、胸腔积液，其间行"胸腔积液引流术"1次（图2-1-17-4）。术后形体大虚，气短难续，经人介绍求治于中医。

刻下症： 患者面色萎黄，精神萎靡，气短乏力，胸闷胸痛，呼吸费力，发热，热峰为38.5℃，咳嗽，咯吐黄痰，纳眠差，大便干，3日1次，小便可，汗多。

查体： 右侧胸部置有引流管；听诊右肺可闻及细湿啰音。

根据以上所述病史、治疗经过及肺部影像学检查，诊断如下：

西医诊断： ①大叶性肺炎；②肺坏死；③脓胸；④气胸；⑤肺大疱切除术后。

中医诊断： 肺痈（热毒侵肺，气阴两虚，痰瘀互结）。

辨证诊疗思路： 该患者因久用抗生素、糖皮质激素致元气大虚，无力托脓外出，使痰瘀互结，阻滞肺络。治当补气托脓为先，后徐徐益气养阴，气足则血行，血行则瘀消，瘀消则脓自除矣。治疗宜补充维生素、活菌制剂。方案如下：

（1）复合维生素B片、维生素C片，各1片/次，3次/d，口服。

（2）布拉氏酵母菌，0.25 g/次，1次/d，口服。

（3）中医治法：补气托脓透达，清肺解毒化瘀。生黄芪加金荠肺热清加减。

方药：生黄芪30 g、大青叶15 g、一枝黄花15 g、芦根15 g、鱼腥草15 g、金荞麦20 g、两面针20 g、桃仁15 g、冬瓜子15 g、生薏苡仁40 g、浙贝母15 g、南沙参20 g、北沙参20 g、葶苈子30 g、天花粉15 g、紫菀20 g、款冬花20 g、桑白皮

10 g、煅蛤壳20 g、海浮石20 g、地龙10 g、僵蚕10 g、蝉蜕6 g、甘草6 g，7剂，2日1剂，水煎服。

2018年11月22日复诊：服中药13日，体温稳定，咳嗽明显减轻，偶咳，胸闷减轻，未再胸痛，说话如常人，纳眠可，二便可。听诊右肺呼吸音明显好转，胸腔引流管已拔，复查胸部CT示大叶性肺炎、脓胸基本痊愈，留有陈旧炎症病灶。治疗在上方的基础上，加山茱萸补肾养阴，配合西洋参气阴双补，再合上方徐徐收功。

（1）西洋参12 g/d，3剂，单煎，口服。

（2）中药调方如下：生黄芪30 g、生龙骨30 g、生牡蛎30 g、山茱萸15 g、芦根30 g、鱼腥草40 g、一枝黄花20 g、桃仁10 g、生薏苡仁40 g、冬瓜子20 g、天花粉20 g、地龙15 g、蜈蚣1条、南沙参20 g、北沙参20 g、浙贝母15 g、紫菀20 g、款冬花20 g、煅蛤壳20 g、海浮石15 g、葶苈子30 g、金荞麦15 g、僵蚕10 g、蝉蜕6 g、甘草6 g，7剂，2日1剂，水煎服。

2018年12月10日复诊：体温稳定，咳嗽大减，晨起时偶有胸痛，较前明显减轻，自诉无不适，纳眠可，二便可，双肺听诊呼吸音正常。气阴两虚已纠正，补气太过则易生热，中医有"气有余便是火"之说，故上方去黄芪，南沙参、北沙参均减为15 g，加熟地黄滋补肾阴，继服7剂，2日1剂。

2018年12月23日复诊：已无不适，继续口服中药巩固治疗。方药：生黄芪20 g、熟地黄20 g、酒萸肉10 g、炒白术20 g、生龙牡各15 g、一枝黄花15 g、芦根20 g、鱼腥草30 g、桃仁10 g、生薏苡仁30 g、冬瓜子15 g、紫菀12 g、款冬花15 g、皂角刺15 g、煅蛤壳15 g、海浮石18 g、橘红10 g、橘络6 g、僵蚕10 g、蝉蜕6 g、浙贝母10 g、天花粉15 g、甘草6 g，10剂，2日1剂，水煎服。

2019年1月21日复诊：大量活动后右侧背部时有疼痛，余无不适。复查胸部CT：右上肺一小索条，其他正常（图2-1-17-5）。守上方，10剂，3日1剂，水煎服。追踪随访1年无复发。

按语：肺大疱是指由于某种原因导致细小支气管活瓣性阻塞，致肺泡过度膨大、破裂、相互融合形成含气囊肿。在影像学上肺大疱表现为含气囊腔。一般继发于细支气管的炎性病变，如肺结核或肺气肿。肺大疱一旦破裂，可造成自发性气胸、血气胸等并发症。西医治疗以抗感染及手术治疗为主，预后一般良好。该患者与病例16均为成人，正值青壮年，元气亏虚，易于偿补，然因反复使用抗生素，且其间行手术治疗使元气大亏，精血耗散，致使毒邪久不能去，化瘀化腐，临床见面色萎黄，精神萎靡，乏力，说话上气不接下气，胸闷、胸痛，呼吸不畅；因肺部余邪未尽，故仍见发热、咳嗽、咯吐黄痰等症。治当补气填精，托脓外出。

临床上在金苇肺热清治疗的基础上，配伍生黄芪大补中气，具有托脓之功，防五脏气血脱失，后期培补中焦，补土生金，使化生有源。《素问·生气通天论》云："阳气者，若天与日，失其所，则折寿而不彰。"又云："阳者，卫外而为固也。"人若没有阳气，生命就会停止。阳气是人体最好的治病良药，阳气足，则生化有源，气血精微方显；阳气足，则气血精微可宣化输布；阳气足，则卫外固，外邪不侵。但用黄芪需注意，黄芪虽可大补中气，但用多可致气郁而腹胀，需观察病情适当选用厚朴、莱菔子等，使得补气行气而不郁滞。黄芪为补气益阳之要药，脾得补则血充，肺得补则卫固，能促进肌肉新生，促进溃疡早愈，故有排脓生肌的作用。现代药理研究证实，黄芪对病毒性疾病无明显的治疗作用，但对病毒引起的细胞病变有一定的抑制作用，这也从另一方面证实了黄芪对脓肿的修复功能。另患者久病耗伤阴津，故加用南沙参、北沙参以养阴润肺，加用桃仁等以活血通络，使患者能够快速治愈。《金匮要略》云："血不利则为水。"治血即治水也，气足则血行，血行则水行，祖国医学治内痈不忘破瘀解毒，该患者的治疗正是基于此，治疗上温补气血，扶正祛邪，托毒外出，促进患肺痊愈。

病例18：大叶性肺炎、肺坏死

武某，男，6岁，2015年4月5日初诊。

代主诉：反复发热、咳嗽40天。

现病史：40天前患儿无明显诱因出现发热，体温39~40℃，伴见咳嗽，至汝州市某医院就诊，肺部影像学示大叶性肺炎，遂收入院，予"头孢类抗生素、阿奇霉素"静脉滴注2天，患儿仍有反复咳嗽、发热。遂转至郑州市某医院，入院后依据肺部影像学，诊断为"大叶性肺炎，脓胸"，先后予"万古霉素、头孢哌酮舒巴坦、甲泼尼龙、地塞米松"等药治疗11天，上述症状仍不减轻。4周前因治疗效果欠佳，遂转入某省级医院，查肺部CT示右上肺实变（图2-1-18-1），予"抗菌药物（具体不详）、甲泼尼龙［4 mg/（kg·d）］"等药治疗8天，其间行纤维支气管镜肺泡灌洗2次，仍有反复发热、咳嗽。20天前因患儿反复发热、咳嗽，至北京市某专科医院，诊断为"大叶性肺炎，肺坏死"，予"氟康唑、阿奇霉素"等药物治疗，其间行纤维支气管镜肺泡灌洗及肺穿刺，症状较前好转，但复查肺部CT较前无明显好转（图2-1-18-2）。邀心胸外科会诊，建议手术切除患肺。经人建议遂回郑州至我处就诊。

刻下症：低热，体温37.7 ℃（激素刚减停），咳嗽，汗出、乏力，纳差，大便干，3日未行，口唇干燥，舌苔白厚腻。

结合症状、体征及肺部CT表现，诊断如下：

西医诊断：①大叶性肺炎；②肺坏死。

中医诊断：肺痈（气血虚弱，邪毒壅盛）。

治疗方案：

（1）中医治法：补气破瘀，托脓外出。方药：生黄芪10 g、蒲公英15 g、芦根30 g、鱼腥草30 g、葶苈子15 g、川贝母10 g、瓜蒌10 g、紫菀12 g、生薏苡仁30 g、冬瓜子20 g、赤芍10 g、淫羊藿15 g、款冬花10 g、炙枇杷叶10 g、煅蛤壳15 g、海浮石15 g、橘红6 g、橘络6 g、地龙10 g、僵蚕10 g、蝉蜕6 g、甘草6 g、天花粉15 g，10剂，2日1剂，水煎服。

（2）鹿茸粉6 g/次，1次/d，水煎服。

（3）复合维生素B片、维生素C片，按说明书口服。

（4）肝素钠针剂，每次100 U/kg+生理盐水2 mL，压缩泵雾化吸入，1次/d。

（5）外敷方：皂角刺15 g、赤芍30 g、红花20 g、蒲公英30 g、鸡血藤20 g，10剂，1次/d，水煎后热布外敷患处。

2015年4月29日二诊：服上药10日，热退，胸部正位片提示病变较前好转。肺穿刺病理结果示未培养出细菌，未检测出病毒及结核杆菌。上方生黄芪改为15 g，加西洋参6 g，10剂，2日1剂，水煎服。

2015年5月28日三诊：体温正常，晨起偶咳，时吐黄白痰，无流涕，纳差，大便可，汗偏多。方药：生黄芪10 g、蒲公英15 g、芦根20 g、鱼腥草30 g、生薏苡仁30 g、冬瓜子15 g、桃仁10 g、太子参15 g、天花粉15 g、白及10 g、川贝母6 g、紫菀12 g、款冬花10 g、煅蛤壳15 g、炒白术10 g、葶苈子10 g、赤芍10 g、红花6 g、淫羊藿10 g、橘红6 g、橘络6 g、僵蚕10 g、蝉蜕6 g、地龙10 g、甘草6 g、一枝黄花10 g，10剂，3日1剂，水煎服。

上方加减服药4个月余，患儿已无不适症状，2015年10月复查胸部CT基本恢复正常（图2-1-18-3）。患儿成功保留了双肺，随访至今无不适。

按语：本病为儿童坏死性肺炎（肺坏死）。患儿有发热、咳嗽、气促、发绀，肺部有固定细湿啰音等。但随着病情进展迅速，逐渐出现类似于重症肺炎的临床表现，持续高热、进行性加重的气促、呼吸困难（呻吟样呼吸、鼻翼煽动、吸气性三凹征）、中心性发绀等。中医治疗仍需要抓住"热、毒、痰、瘀"四个字，主方可用金苇肺热清。该患儿就诊时已高热40天，高热灼津，热毒成腐，同样为肺坏死，但本患儿已灼津成干性坏死，瘀滞深重，单纯活血不能透脓，因此加用皂角刺、鸡血藤。皂角刺辛散温通、性极锐利，能够迅速直达病所，在临床上主要用于治疗疮疡、肿块，如果脓未成，皂角刺可促进脓的生成，溃坚破脓，防止肉芽增生；鸡血藤性温，味苦、甘，具有补血、活血、通络功效，西医研究发现其有扩血管、抗血小板聚集、促进磷代谢等作用，与皂角刺合用可以散瘀消肿，修复坏死的肺组织。另外本病例治疗加用肝素钠雾化治疗，肝素钠具有抗凝、抗血栓作用，其作用与中药活血化瘀药物作用相似，小剂量肝素钠经压缩雾化后，可直达肺泡，且肺内吸入肝素钠后细胞贮存池增大，从细胞内缓慢释放入血液中，具有持久抗凝、抗炎作用，从而有利于肺部机化性炎症的吸收，也可防止肺痿的发生。本病例中西药并用，内服、外敷、雾化并用，多方法、多手段、多途径配合治疗，终将临床治疗十分棘手的肺坏死治愈。

病例 19：大叶性肺炎、化脓性胸膜炎

张某，女，5岁半，2015年12月29日初诊。

代主诉：反复发热、吐痰25天。

现病史：患儿于25天前不明原因出现发热，热峰40 ℃，喉间有痰，无明显咳嗽，至当地医院就诊，依据肺部影像学，诊断为"肺炎"，予"头孢类抗生素"等药静脉滴注，效欠佳。16天前患儿仍有反复发热、吐痰，遂转至我院儿科呼吸病区，结合肺部CT诊断为"大叶性肺炎，伴胸腔积液（图2-1-19-1）"；2周前行胸腔穿刺，抽取积液约150 mL后体温暂降至正常；11天前体温复升至38 ℃，无明显咳嗽等伴随症状；1天前行纤维支气管镜肺泡灌洗治疗，并抽取痰液，检验示肺炎支原体感染。

刻下症：患儿精神差，发热，热峰为38 ℃，午后体温偏高，夜间体温可降至37 ℃左右，无咳嗽，流清涕，纳差，大便干，每日1次。

因患儿体温不稳定，邀我会诊，会诊同意病房诊断：

西医诊断：①大叶性肺炎；②化脓性胸膜炎（脓胸）。

中医诊断：肺痈（气虚毒瘀，痰浊内生）。

治法：补肾填精，破瘀透脓。

方药：生黄芪6g、当归10g、芦根15g、鱼腥草30g、葶苈子15g、桃仁10g、红花10g、生薏苡仁30g、冬瓜子10g、川贝母6g、金荞麦15g、两面针15g、煅蛤壳15g、海浮石15g、紫菀12g、款冬花10g、浙贝母10g、僵蚕10g、蝉蜕6g、蒲公英15g、炙桑白皮10g、甘草6g，7剂，2日1剂，水煎服。鹿茸6g/d，分2次冲服。

2016年1月5日二诊：服上药1剂热退，吐痰基本消失，纳可，大便可，余无不适。方药：上方加天花粉15g、白及10g，10剂，2日1剂，水煎服。患儿诸症好转，阳气有所恢复，鹿茸4g/d，分2次冲服。

2016年1月19日三诊：患儿虽咳嗽很少，偶吐黄痰，但考虑肺部影像尚未恢复，继续给予巩固治疗。方药：生黄芪6g、芦根20g、鱼腥草20g、一枝黄花15g、白及10g、白蔹10g、炙桑白皮10g、浙贝母10g、金荞麦15g、两面针10g、天花粉15g、桃仁10g、葶苈子12g、地骨皮10g、生薏苡仁30g、皂角刺10g、冬瓜子10g、橘红6g、橘络6g、地龙10g、僵蚕10g、蝉蜕6g、甘草6g，10剂，3日1剂，水煎服。

服药后痊愈，胸部CT基本恢复正常，仅留有少许炎性索条病灶（图2-1-19-2）。

按语：本例患儿为肺炎支原体感染引起的重症肺炎，肺炎支原体是儿童社区获得性肺炎的常见病原体，近年来难治或重症病例逐渐增多。重症肺炎支原体肺炎临床表现复杂多样，除肺部炎症表现外，常伴有肺内、肺外多系统的损害。肺内并发症以不同程度的胸腔积液、肺不张最为常见，闭塞性细支气管炎、细支气管炎、坏死性肺炎、肺脓肿、支气管扩张等也不少见。西医治疗主要以大环内酯类药物为主，对于难治性病例，西医常联合使用大剂量的糖皮质激素或丙种球蛋白治疗，但部分病例仍可留下后遗症，如永久性肺不张、闭塞性细支气管炎等，此时中医称之为"肺痿"。

该患儿高热、吐痰，大叶性肺炎20余天，仍未出现肺坏死，说明病变仍处于成痈期。成痈期为邪热壅肺，气分热毒浸润及血，血为之凝滞，蕴酿成痈。治疗本当以清热解毒、化痰散痈为法。然患儿反复使用抗生素，体温并未得到控制，致使热伤阴津，痈久而不溃，毒热郁而不去。古人治痈有"气虚不敛口，血虚不溃破"之说，结合本患儿症状、病程，究其病因为高热，久而不退，伤及精血，精血亏虚，不养肌肉，致使内痈不溃，并延及胸膜，出现化脓性胸膜炎（中医称为"肺痈"），治当补气养精，促脓透达。在金苇肺热清的基础上加当归、鹿茸。鹿茸为血肉有情之品，既补肾阳，又益精血。《本草纲目》云鹿茸"善于补肾壮阳，生精益血，补髓健骨"，且鹿茸性温而不燥，善托疮毒，用之最佳。当归补血活血，补中有动，行中有补，对本病热毒凝滞之痈，大有益处。二诊时，患儿服药后体温即退，吐痰明显减轻，说明精血旺，则可溃痈之坚；气血足，则可化瘀之滞。在此基础上再加天花粉、白及，则可助脓透达。三诊加透脓通络之皂角刺、地龙促脓排尽，防止内痈后期形成局部的纤维索条，疾病渐渐向愈。

病例 20：大叶性肺炎、肺空洞、肺坏死

贾某，男，1岁半，2020年1月13日初诊。

代主诉：反复发热、咳嗽5周。

现病史：5周前患儿出现发热，热峰为39.0 ℃，咳嗽，有痰，至当地医院就诊，予"抗菌药"等静脉滴注6天（具体用药不详），体温稳定，咳嗽好转后出院。1个月前（出院当天）患儿再次出现发热，热峰为38.8 ℃，伴咳嗽，诊断为"流行性感冒"，予抗流感治疗1周（具体用药不详），体温好转。3周前（体温稳定3天后）患儿再次发热，热峰为39.0 ℃，伴干咳，呼吸困难，急至许昌市某医院PICU住院治疗，经胸部CT检查诊断为"①呼吸衰竭；②重症大叶性肺炎并肺空洞（图2-1-20-1、图2-1-20-2）；③腹泻并轻度脱水；④脓毒血症"，予"美罗培南、万古霉素、甲泼尼龙、免疫球蛋白"等药物静脉滴注及对症治疗17天，体温稳定，咳嗽明显减轻，遂出院。出院时胸部CT提示大叶性肺炎较前稍好转，但仍有大叶性肺炎、肺坏死、肺空洞，后至北京某医院外科建议择机手术切除患肺。家属欲求中医治疗，遂返郑来我门诊求治。

刻下症：患儿精神差，暂无发热，无明显咳嗽，乏力，面色萎黄，纳差，大便可。

查体：听诊右肺呼吸音低。

辅助检查：①结核菌感染T细胞斑点试验（T-SPOT）阴性（家长代诉）；②胸部CT（2020年1月1日）：右肺下叶肺炎，肺坏死，肺空洞。

根据以上病史及治疗经过，结合肺部影像学检查，诊断如下：

西医诊断：①大叶性肺炎；②肺坏死；③肺空洞。

中医诊断：肺痈（肺气虚弱，毒热瘀阻，腐烂成脓）。

治疗方案：

（1）复合维生素B片、维生素C片，各1片/次，3次/d，口服。

（2）金苇肺热清加生黄芪9 g、葶苈子15 g、一枝黄花15 g，4剂，2日1剂，水煎服。

（3）肝素钠针剂，每次100 U/kg+生理盐水2 mL，雾化吸入，1次/d。

（4）停抗生素1周后查G试验、GM试验；复查胸部CT。

2020年1月20日二诊：患儿乏力好转，面色红润，仍有盗汗，食欲、睡眠好。双肺听诊较前明显好转。复查胸部CT：右肺下叶实变、空洞较2020年1月1日胸部CT明显好转，空洞缩小（图2-1-20-3）。继以金苇肺热清加生黄芪10 g、皂角刺15 g、一枝黄花15 g，7剂，3日1剂，水煎服。

因2020年初疫情原因，患儿未能面诊，三诊经电话询问病情，予上方加减继续治疗2个月。

2020年4月20日四诊：诸症消失，双肺听诊无异常，在许昌某医院复查胸部CT完全恢复（图2-1-20-4），追踪随访无不适，患儿精神一如常人。

按语：本例患儿是大叶性肺炎合并肺空洞和肺坏死病例，从发病到恢复历经近4个月的过程，其间家属带患儿至北京某医院，告知需行手术切肺治疗，家长不能接受，抱着试试的态度来我门诊治疗，最终肺部得以完全恢复，家属释然。肺空洞及坏死性肺炎是临床上大叶性肺炎的相关并发症，往往在后期易出现反复肺部感染，肺耐力下降，病情严重者需要进行手术切除病变位置。中药在治疗的早期仍应抓住"热、毒、痰、瘀"四个字进行辨证治疗，后期应注重补中益气，托脓外出。该患儿虽经西药抗感染，大量激素及丙种球蛋白治疗，体温稳定（此时的体温也可能与使用糖皮质激素有关，存在一定的假象），但肺部影像未见好转，并出现肺坏死、空洞。中医从调整身体功能出发，调动自身的修复功能，不单单用攻击疗法，如加用黄芪补气托脓外出，在此基础上再逐加解毒之品才能达到治疗效果。

本例患儿治疗过程中还加用了一枝黄花，该药属菊科植物，又名肺痈草（《江西草药》，1970），性辛凉，味苦，功用疏风清热、消肿解毒，善于治疗痈肿溃后腐肉不脱，现代药理研究发现其具有抗菌、平喘、祛痰等作用，故治疗肺痈之症，临床选用可获奇效，可配合大青叶、鱼腥草、两面针、金荞麦使用，增强清热解毒排痈之效。使用时注意本品不宜久煎，久煎可令人作呕（《中药大辞典》，1986），临床需注意。

病例21：大叶性肺炎、渗出性胸膜炎

李某，男，8岁2个月，2020年1月20日初诊。

代主诉：反复发热17天，咳嗽2周。

现病史：17天前患儿无明显诱因出现发热，热峰为38.9 ℃，予药物口服治疗3天（具体用药不详），效欠佳。2周前患儿仍有发热，热峰为40 ℃，每日出现4~5次（口服布洛芬后体温下降不明显），伴咳嗽。至漯河市某医院就诊，查胸部CT：①考虑左上肺炎症；②左肺微量胸腔积液。咽拭子：乙型流感病毒抗原（+），甲型流感病毒抗原（+）。诊断为"大叶性肺炎"，收入院治疗1天，患儿上述症状加重，遂转至漯河市某三甲医院，予"阿奇霉素"等药静脉滴注3天，效差。10天前患儿反复高热，精神差，遂转至河南省某医院，先后予"头孢他啶、阿奇霉素、左氧氟沙星、利奈唑胺、甲泼尼龙"等静脉滴注10天，患儿仍高热不退，咳嗽剧烈，精神差。为求中医治疗，故来我门诊求治。

刻下症：患儿精神差，高热，热峰为39.8 ℃，阵发性咳嗽，纳欠佳，大便可。

查体：听诊左肺呼吸音消失。

复查胸部CT提示：①左肺炎症伴膨胀不全，左肺胸腔大量积液；②右肺上叶局灶性炎症（图2-1-21-1、图2-1-21-2）。鉴于影像学较前明显加重，整个左肺完全实变并伴有大量胸腔积液，建议患儿行胸腔闭式引流，并配合中药治疗。依据上述症状、体征及影像学检查，诊断如下：

西医诊断：①大叶性肺炎；②渗出性胸膜炎。

中医诊断：①肺痈；②悬饮（热毒闭肺，气虚血瘀，痰湿壅滞）。

方药：金苇肺热清加红参5 g（单煎）、生黄芪15 g、葶苈子20 g，7剂，2日1剂。

服上方1剂，患儿热退，咳嗽减轻，精神明显好转。

2020年1月21日在河南省某医院配合行胸腔积液引流术，排出黄色胸腔积液300 mL，伴有少量絮状物。1月26日因医院怀疑肺栓塞，行胸部增强CT，提示：左肺大片影内多发无强化区及囊泡影，考虑坏死性肺炎。遂住院治疗，住院期间

以抗生素、纤维支气管镜肺泡灌洗等方法治疗；1月29日行肺灌洗示分泌物明显减少；1月31日上方中药7剂已服完，患儿体温稳定，咳嗽咳痰明显减轻，因新型冠状病毒肺炎疫情影响，未能面诊，嘱患儿继服上方7剂，2日1剂，水煎服。2月16日患儿服药后病情较稳定，调方如下：生黄芪12 g、天花粉15 g、鹿茸9 g、炒桃仁15 g、生薏苡仁40 g、冬瓜子20 g、金荞麦15 g、两面针15 g、炒白术15 g、地骨皮12 g、海蛤粉20 g、海浮石15 g、一枝黄花15 g、紫菀15 g、款冬花15 g、皂角刺15 g、地龙15 g、炒僵蚕9 g、蝉蜕6 g、芦根20 g、鱼腥草20 g、橘红9 g、橘络6 g、甘草6 g，7剂，2日1剂，水煎服。

2020年3月3日二诊：患者近半月咳嗽，有痰，呈阵发性，某医院行肺部增强CT提示坏死性肺炎。支气管镜示肺部痰栓，分泌物较多。河南省某医院认为系肺炎二次感染，住院静脉滴注"利奈唑胺针"12日效不明显。但因处于疫情期间，故未见到患儿，仅通过手机联系。

2020年3月23日三诊：听诊左肺呼吸音低，患者出院后肺部仍然大片实变，胸部CT示病变恢复不明显。患儿整个左肺完全实变，经外院医生会诊，建议切除患肺。诊看患儿后，考虑其患病已2个月余，患肺病变逐渐加重，当抓住时机，以解毒去腐为主，兼顾补阳通络，防止患肺完全机化而失去内科治疗机会。故于4月10日将处方调整为扶阳通阳通络、解毒化瘀之方。治疗方案如下：

（1）鹿茸6 g，6剂，每日1剂，水煎服代茶饮。

（2）方药：南沙参20 g、北沙参20 g、麦冬15 g、太子参15 g、细辛3 g、炒桃仁15 g、地龙10 g、蜈蚣1条、天花粉15 g、皂角刺15 g、芦根20 g、鱼腥草20 g、海蛤粉15 g、海浮石15 g、桂枝6 g、生白芍12 g、紫菀12 g、款冬花12 g、炒僵蚕10 g、蝉蜕6 g、甘草6 g，10剂，3日1剂，水煎服。

2020年5月8日再诊：患儿未诉特殊不适，入睡困难，易醒，入睡时汗多，纳可，二便调。复查胸部CT：与2020年1月20日对比，左肺下叶开始复张（图2-1-21-3、图2-1-21-4）。

治疗方案：

（1）鹿茸6 g，6剂，每日1剂，水煎代茶饮。

（2）方药：南沙参20 g、北沙参20 g、白及10 g、麦冬15 g、天花粉20 g、太子参15 g、细辛3 g、地骨皮10 g、炒桃仁15 g、薏苡仁30 g、冬瓜子15 g、地龙10 g、蜈蚣1条、芦根20 g、鱼腥草20 g、海蛤粉15 g、海浮石15 g、紫菀12 g、款冬花12 g、川贝母6 g、生白术20 g、红花6 g、炒僵蚕10 g、蝉蜕6 g、甘草6 g，7剂，3日1剂，水煎服。

出院后又完全以中药治疗兼调理4个月余，其间复查肺部CT提示病变肺基本恢复（图2-1-21-5、图2-1-21-6）。现每年复查，无异常。

按语：本例为大叶性肺炎合并胸腔积液患儿，病初病情危重，出现肺栓塞的情况，整个左肺实变并伴肺不张，治疗难度大，西医这时选择抗生素时讲究重拳出击，力求广覆盖治疗，否则易出现严重并发症及后遗症，中医辨证治疗时更应审慎，讲究分期治疗。

第一期（急性期）以热、毒、痰、瘀为辨证要点，主张清热解毒、化痰排瘀，以金苇肺热清为主方，但应注意肺病易出现心脏受累，因五行肺属金，心属火，为相克关系，肺脏邪实则金反侮火，使心阳受损，而致心脉瘀阻，故除了加用活血化瘀药物，应给予强心之品。临床应用以红参为宜，该药是人参的熟制品，除具有补元气、补脾肺、生津安神的作用外，其药性比人参更温，具有火大、劲足、功效强的特点，长于大补元气、回阳救逆、益气摄血，有强心的作用。

第二期为患儿病情稳定后，虽临床症状缓解，但影像学检查提示病变仍偏重，伴有脓胸，这与疾病后期阳气亏虚，无力托脓外出有关，故用黄芪、鹿茸等。黄芪为补中气之要药，脾得补则血充，肺得补则卫固，能促进肌肉新生及溃疡早愈，故有排脓生肌的作用；鹿茸填补精血，阴阳双补，补中有通，通而有力，精气纳敛，阳气充足，内化精微养神气，则神清气爽，同时四布的阳气可遍布全身，坚固经脉。

第三期为大叶性肺炎恢复期，患儿病情趋于痊愈，但因前期感染重，高热时间长，加之使用抗生素、激素时间较长，故易损伤阴津，加用养阴清热之药，如南沙参、北沙参、麦冬、天花粉等。另外，肺病日久，虽影像学恢复，但仍存在小气道的慢性炎症病变，易出现咳嗽、咳痰、喘息等症状，严重者出现闭塞性细支气管炎、永久性肺不张等。中医辨证属痰邪内伏、肺络不通，故驱邪务尽，加用白及修复肺损伤，细辛温散寒结，可防寒凉药导致气血凝滞，协助诸药，散肺络之伏邪。另外多用虫类药物如地龙、僵蚕、蝉蜕、蜈蚣等以通肺络，开门户，使药物作用能入肺脏小气道之中，彻底驱邪外出，则病得痊愈。

病例22：大叶性肺炎、化脓性胸膜炎

郭某，男，4岁，2015年6月23日初诊。

代主诉：反复发热、咳嗽40天。

现病史：40天前患儿无明显诱因出现发热，热峰为39.5 ℃，咳嗽，有痰，予药物口服治疗4天（具体不详），效欠佳。36天前患儿仍有反复高热，热峰为40.1 ℃，阵发性咳嗽，有痰难咳，无明显寒战、吐泻等，至鲁山县某医院就诊，查肺部CT：左上肺点片状高密度影，有支气管充气征，右上肺小片状高密度影，胸膜无增厚，无胸腔积液。诊断为"左上肺大叶性肺炎，右上肺感染（图2-1-22-1）"，予"头孢曲松（3天）、阿奇霉素（天数不详）、甲泼尼龙（5天）、阿莫西林钠克拉维酸钾（天数不详）、热毒宁（7天）、地塞米松（4天）"静脉滴注治疗，上述症状缓解不明显。1个月前患儿仍有反复发热、咳嗽，遂转至平顶山市某医院，予"头孢西丁、痰热清、氨溴索、多索茶碱"等药治疗2天，查肺部CT：左肺节段性不张，右肺炎症，右肺上叶节段性不张，左侧胸腔积液（图2-1-22-2）。遂修改诊断为"重症肺炎"。因治疗效果欠佳于28天前转郑州市某医院，查肺部CT示左侧胸腔大量积液并肺实变（图2-1-22-3），胸腔彩超示左侧胸腔积液，予"头孢哌酮舒巴坦（5天）、地塞米松4 mg（每12小时1次，5天）、阿奇霉素（5天）、美罗培南（9天）、万古霉素（9天）、甲泼尼龙2 mg/次（每8小时1次，3天）、喜炎平（7天）"等静脉滴注治疗。其间行纤维支气管镜检查及肺泡灌洗提示：主支气管及主分支支气管未见狭窄，吸出黄白色黏稠分泌物。意见：支气管炎性改变。

在使用多种抗生素、糖皮质激素、纤维支气管镜灌洗、胸腔穿刺等治疗1个月余的情况下，患儿病情仍未得到控制，遂来我处就诊。依据患儿病史、症状、体征、实验室及影像学检查，诊断如下：

西医诊断：①大叶性肺炎；②脓胸（化脓性胸膜炎）。

中医诊断：肺痈（毒瘀阻络，湿痰停肺）。

治疗方案调整为：停用抗生素、糖皮质激素，改用支持及中药治疗。

（1）中医治法：解毒破瘀，补气透脓，泻肺行水，方以活络泻肺饮加减。

方药：当归10 g、制乳香10 g、制没药10 g、穿山甲6 g、葶苈子15 g、天花粉15 g、桃仁10 g、生薏苡仁30 g、冬瓜子15 g、蒲公英15 g、芦根20 g、鱼腥草20 g、生黄芪10 g、党参10 g、紫菀12 g、款冬花12 g、浙贝母10 g、橘红10 g、橘络10 g、炒

僵蚕10 g、蝉蜕6 g、甘草6 g。7剂，2日1剂，水煎服。

（2）复合维生素B片、维生素C片，各1片/次，3次/d，口服。

服药当日体温正常，继服2个月，8月复查肺部CT影像已经明显好转（图2-1-22-4），10月复查CT完全恢复。

按语：化脓性胸膜炎（脓胸）是由肺部感染灶中的病原菌直接侵袭胸膜或淋巴组织引起。由肺炎发展而来的占多数，在肺脓肿和支气管扩张的基础上引起的也不罕见。由于坏死肺组织阻塞气道，常出现肺大疱、纵隔气肿、脓气胸等。急性期中毒症状较重，慢性脓胸常伴有广泛的胸膜增厚，显著纤维化和脓性肉芽组织，肺脏被包裹而不能张开，严重影响呼吸功能。主要治疗方法为全身抗感染治疗，配合外科胸腔闭式引流。后期胸膜增厚、粘连，可做胸膜剥离术。肺仍不能复张，做胸廓整形术，严重的患者需要切肺。

祖国医学虽无"胸膜炎"病名，但根据其临床表现，渗出性胸膜炎可归属"悬饮"范畴，干性胸膜炎可归属"干胁痛"，化脓性胸膜炎可归属"肺痈"。中医治疗也需要分期治疗，早期清热解毒，中期透脓排毒，后期补气养阴，恢复期多从瘀论治。

该患儿因反复高热不退，咳嗽、胸痛，咳吐脓痰，辨证为毒热炽盛。因病程日久，热毒伤耗气阴，因此在解毒的基础上加养阴增液，使脓液稀释，胸闷胸痛加葶苈子泻肺平喘，当归、制乳香、制没药活血破瘀透脓。选用刘寿康老中医的活络泻肺饮（丹参、当归、制乳香、制没药、穿山甲、葶苈子、大枣、百部、十大功劳叶）加减。此方加减治疗约2个月，患儿诸症消失，肺部影像学明显好转；共治疗4个月，肺部CT完全恢复正常。

病例 23：大叶性肺炎、肺坏死、渗出性胸膜炎

吉某，女，6岁，2019年2月11日初诊。

代主诉：反复咳嗽、发热40余天，加重10天。

现病史：40天前患儿无明显诱因出现发热，热峰为39 ℃，咳嗽，有痰，至郑州市某医院，查胸部CT：左主支气管重度狭窄或闭塞，左肺不张，并左肺实变，双侧胸腔积液。诊断为"①大叶性肺炎；②肺实变；③肺不张；④胸腔积液"，予"甲泼尼龙、阿奇霉素"静脉滴注5天，其间行纤维支气管镜肺泡灌洗1次及胸腔引流术，上述症状未见明显缓解。35天前患儿仍有高热，咳嗽，遂转至河南某

省级医院，予"甲泼尼龙、美罗培南"静脉滴注10余天，其间行纤维支气管镜肺泡灌洗4次。查胸部CT：左肺大叶性肺炎，局部坏死可能。因治疗效果欠佳，被告知需要切除患肺。患儿于2019年1月31日出院，共住院26天。院外口服"多西环素、泼尼松"治疗，仍伴发热（隔日发热），热峰为38.7 ℃，伴轻咳。5天前复查胸部CT：左肺大叶性肺炎，局部坏死较前加重，双侧少许胸腔积液。因效果欠佳遂求治于中医。

刻下症：患儿精神差，发热，体温37.8 ℃（泼尼松已停用3天），咳嗽，痰少，汗多，乏力，肢冷，纳眠可，二便可。

查体：听诊左肺未闻及呼吸音。

依据患儿症状、体征、实验室及影像学检查，诊断如下：

西医诊断：①大叶性肺炎；②肺坏死；③渗出性胸膜炎。

中医诊断：①肺痈（毒热闭肺，痰瘀阻滞）；②悬饮。

治疗方案：

（1）维生素C片、复合维生素B片，各1片/次，3次/d，口服。

（2）布拉氏酵母菌，0.25 g/次，1次/d，口服。

（3）西洋参，6 g/d，单煎，口服6日。

（4）鹿茸，6 g/d，单煎，口服6日。

（5）方药：生黄芪15 g、南沙参15 g、北沙参15 g、大青叶15 g、蜜桑白皮12 g、芦根20 g、鱼腥草30 g、海蛤粉15 g、海浮石15 g、炒桃仁10 g、生薏苡仁30 g、冬瓜子15 g、葶苈子15 g、茶树根15 g、赤芍10 g、红花6 g、浙贝母10 g、牛蒡子10 g、紫菀12 g、款冬花12 g、金荞麦15 g、一枝黄花15 g、地龙10 g、皂角刺15 g、橘红10 g、橘络6 g、炒僵蚕10 g、蝉蜕6 g、甘草6 g、北柴胡6 g，4剂，2日1剂，水煎服。

2019年2月18日二诊：服药后患儿精神好转，体温正常，3日后再次发热，咳嗽，有痰难咯，听诊左肺呼吸音低。真菌检查G试验（－），GM试验（＋）。

考虑本患儿因反复使用激素、抗生素而出现了真菌感染，在治疗的基础上加用了氟康唑，并配合中药扶正祛邪，托脓外出。

（1）复合维生素B片、维生素C片、布拉氏酵母菌继服。

（2）氟康唑胶囊，6 mg/（kg·次），1次/d，口服。

（3）葡醛内酯片，0.05 g/次，3次/d，口服。

（4）西洋参、鹿茸继续单煎口服。

（5）方药：生黄芪15g、天花粉20g、葶苈子30g、南沙参15g、北沙参15g、地骨皮15g、桑白皮15g、川贝母10g、桃仁10g、薏苡仁30g、冬瓜子15g、制乳香10g、制没药10g、一枝黄花15g、蒲公英30g、芦根30g、鱼腥草30g、煅蛤壳15g、海浮石15g、金荞麦15g、两面针15g、白及10g、紫菀15g、款冬花15g、枇杷叶10g、地龙10g、僵蚕10g、蝉蜕6g、炙甘草6g、北柴胡12g，7剂，2日1剂，水煎服。

2019年3月7日三诊：服药后精神好，体温稳定，咳嗽减轻，少量黄痰。听诊左肺呼吸音好转，可闻及痰鸣音。

以上方法治疗有效，效不更方，仅做微调。

（1）氟康唑胶囊、葡醛内酯片、复合维生素B片和维生素C片、布拉氏酵母菌继服。

（2）西洋参单煎继服。

（3）金荞肺热清加生黄芪15g，葶苈子15g，7剂，2日1剂，水煎服。

2019年3月22日四诊：咳嗽明显减轻，偶咳，少痰。听诊左肺呼吸音明显好转。其中氟康唑胶囊服6周，配中药调理治疗2个月痊愈。

按语：本例为大叶性肺炎患儿，伴有胸腔积液及肺坏死，治疗后期怀疑真菌感染，在临床上可见于重症肺炎患儿。依据临床表现，本病初期为感染湿毒之邪所致，若辨证不当，治疗失宜，或后期因长期使用激素、抗生素或者免疫抑制剂，形成药物毒邪，导致肺脾肾三脏功能受损。肺朝百脉、主治节，脾主运化水湿，肾主水、主纳气，若三脏功能失调，则水液代谢失衡，酿湿生痰，出现痰瘀阻肺之症，故咳嗽、痰多。经久不愈，日久痰瘀从阳化热，伤阴耗气，或可阴损及阳，阳虚水泛，上扰于肺，形成悬饮。

患儿来就诊之时，病程已有40余日，低热，咳嗽不重，肺部影像可见肺坏死。初发病时应以驱邪为主，使用破瘀、利痰、化痰之药；后期可加用生黄芪、南沙参、北沙参补气养阴，防止正气亏虚，阴津耗伤，辅助驱邪外出。但该患儿来时已处于疾病后期，且伴有肺坏死，久病伤及肾中之精气，故出现多汗、肢冷等阳虚表现，故加用鹿茸以补益肾中精气，并可托脓外出，去腐生新，促进肺坏死组织的修复。另患儿治疗中使用了大量激素及抗生素，久用损伤人体阴津，形成肺阴亏耗，虚火灼肺，肺坏不用，故治疗整个过程使用西洋参单煎口服，可益肺阴、清虚火、保肺脏。该药气血双补，可补益肺阴，也可补元气，亦可防止使用黄芪、鹿茸等补气之药时，灼液伤津。经以上治疗，终得痊愈。

从这则病例我们可以总结出，治疗重症肺炎患者，扶正是很重要的治疗环节，可贯穿于整个治疗过程之中，根据辨证或补阴，或补阳，或补血，或补气，或气血阴阳共补，根据疾病的不同临床表现及发展的不同阶段选择使用。

病例24：麻疹后闭塞性细支气管炎

朱某，男，1岁2个月，2016年1月28日初诊。

代主诉：反复咳嗽、喘憋半年。

现病史：半年前患儿无明显诱因出现发热、全身皮疹，至郑州市某医院就诊，予药物治疗（具体用药不详）。治疗过程中，病情迅速进展，出现咳憋，呼吸困难，急转至重症监护室，诊断为"①麻疹并重症肺炎；②呼吸衰竭；③脓毒症"，先后予"地塞米松、甲泼尼龙、万古霉素、克林霉素、头孢哌酮舒巴坦、多索茶碱"等药静脉滴注和"伊曲康唑"口服及对症治疗，其间多次告书面病危。后经治疗患儿生命体征基本稳定，但喘憋控制欠佳，遂要求出院，之后至我院就诊。

刻下症：咳喘、憋闷，烦躁，呼吸困难，流清涕，纳差，大便溏，每日4～5次，面色㿠白。因长期口服糖皮质激素，皮质醇功能低下，激素稍减量即完全无食欲。

查体：听诊双肺满布细湿啰音及喘鸣音。

辅助检查：肺部CT示双肺充气不均，多发点片高密度影。

综合以上症状、体征及影像学检查，诊断如下：

西医诊断：麻疹合并闭塞性细支气管炎。

中医诊断：肺炎喘嗽，肺痿（脾肾阳虚兼痰饮伏肺）。

辨证诊疗思路：患儿因长期使用抗生素、糖皮质激素治疗，肾上腺皮质功能低下，致使反复发生感染。而感染的发生，又易出现重症及皮质醇危象，且反复感染的同时又能加重细支气管的病变。因此治疗上逐渐减停糖皮质激素，以中药补肾温阳、化痰平喘为治疗大法，方案如下：

（1）舒喘灵散渐减量，继服6日停用（舒喘灵散：泼尼松，沙丁胺醇，葡萄糖酸钙片）。

（2）温肺化痰饮为主方加减。加太子参10 g、煅代赭石30 g、葶苈子10 g、桃仁10 g、阳起石6 g、皂角刺10 g、地龙10 g、茶树根10 g、青礞石10 g、山茱萸9 g，7

剂，3日1剂，水煎服。

2016年2月13日二诊：咳嗽较前加重，喘息减轻，不发热，清涕，食欲仍然很差，睡眠好转，激素已停用5日，听诊双肺仍可闻及喘鸣音及细湿啰音，但较前明显好转。治疗：①上方微调如下：温肺化痰饮为主方加减。加太子参10 g、葶苈子10 g、煅代赭石30 g、茶树根10 g、芦根15 g、蜜百部10 g、地龙10 g、鱼腥草15 g、神曲10 g，4剂，2日1剂。②肝素钠针剂，每次100 U/kg+生理盐水2 mL，雾化吸入，1次/d。

2016年2月19日复诊：服药后症状明显减轻，但仍咳嗽，清涕，呛咳伴呕吐，喘憋，咳吐白痰，睡眠不安，食欲有所改善，大便溏，每日2～3次。口服泼尼松已5个月，皮质功能明显降低，虽已停用激素，但皮质功能恢复仍需要时间。继予温肺化痰饮为主方加减。加太子参10 g、煅代赭石30 g、葶苈子10 g、炒桃仁10 g、地龙10 g、阳起石6 g、山茱萸9 g、熟地黄12 g、茶树根10 g、芦根15 g、皂角刺10 g、天花粉15 g、炒苍术10 g，10剂，3日1剂，水煎服。

2016年2月26日复诊：仍有咳嗽，听诊双肺喘鸣音明显减少，清涕黄痰，汗多。此清涕乃卫气不足，肺虚津液不布，黄痰为内伏之胶痰，治疗当补气散寒，又当涤痰降气平喘，配地龙、蜈蚣疏通肺络，方药如下：温肺化痰饮为主方加减。加太子参10 g、煅代赭石30 g、葶苈子10 g、地龙10 g、蜈蚣1条、赤芍10 g、红花6 g、阳起石6 g、茶树根10 g、芦根15 g，5剂，3日1剂，水煎服。

2016年2月29日复诊：患儿因感染流感病毒，发热3日，热峰38.8 ℃，口服退热药，热退易反复，咳嗽频繁，喉间有痰难咯，纳差，大便每日2～3次，稀夹有不消化物。查体：听诊双肺呼吸音粗，未闻及啰音；辅助检查：乙型流感病毒抗原（+）。本着急则治其标，缓则治其本的原则，暂调整为清肺解毒、化痰止咳之方，方药：大青叶15 g、桑白皮12 g、川贝母6 g、紫菀12 g、款冬花12 g、橘红9 g、橘络6 g、僵蚕9 g、蝉蜕6 g、甘草6 g、地骨皮20 g、芦根15 g、鱼腥草15 g、葶苈子10 g、蒲公英10 g、海蛤粉15 g、太子参10 g，4剂，每日1剂，水煎服。

2016年3月4日复诊：热退，仍咳嗽，左肺较多喘鸣音，清涕，黄痰，腹部疼痛；腹部B超提示胆结石。追加诊断：胆结石。处方1：炙麻黄6 g、炒杏仁10 g、生石膏20 g、太子参10 g、紫菀12 g、款冬花10 g、煅代赭石30 g、桃仁10 g、葶苈子10 g、阳起石6 g、川芎6 g、丹参10 g、莱菔子10 g、地龙10 g、蜈蚣1条、橘红6 g、橘络6 g、芦根15 g、鱼腥草15 g、炒僵蚕10 g、蝉蜕6 g、甘草6 g、茶树根10 g、制附子6 g（先煎30分钟），5剂，2日1剂，水煎服。处方2：金钱草100 g、石韦20g，4剂，水煎当茶喝。

2016年3月7日复诊：偶咳黄痰，痰多伴喘息，清涕，纳差，大便溏。3月5日复查CT双肺多发高密度片影、条片影，部分支气管扩张，充气不均（图2-1-24-1）。查体：呼吸三凹征阳性，双肺听诊无啰音，通气较差。处方1：炙麻黄6g、桂枝6g、杏仁9g、生白芍12g、细辛3g、清半夏12g、陈皮9g、紫菀12g、款冬花12g、五味子6g、炙甘草6g、太子参10g、煅代赭石30g、阳起石6g、皂角刺10g、葶苈子10g、桃仁10g、地龙15g、海蛤粉15g，5剂，3日1剂，水煎服。处方2：金钱草100g、石韦20g，用法同前。

之后一直以中药调理2年多，后复查胸部CT明显好转（图2-1-24-2），发育正常。胆结石经超声检查已经消失。

按语：患儿为麻疹合并肺炎，由于长期大量使用激素，致使皮质功能严重低下。患儿一方面出现免疫功能低下，反复感染，加重了肺部的病理进程；另一方面，在严重感染的应激状态下，血浆肾上腺皮质醇的水平常常可以提高3~10倍，而本患儿由于皮质醇功能低下，无力应激，再次出现不可控制的严重感染。同时，糖皮质激素本身参与人体多种物质代谢，糖皮质激素减少，糖原合成减少，胃蛋白酶的产生减少，胃酸的产生也减少，以及抑制抗利尿激素的释放也受影响，对食欲的刺激减弱，使患儿完全没有食欲，不能进食又影响营养的摄入，使患儿更容易感染，形成了一种恶性循环。另外糖皮质激素可抑制维生素D介导的钙吸收，影响脂质代谢，因此该患儿又出现胆结石。糖皮质激素是负反馈调节，其分泌受下丘脑-垂体-肾上腺轴的调控，促肾上腺皮质激素（ACTH）的分泌部分由血中皮质醇浓度决定，替代疗法使血中皮质醇浓度增高，因此促皮质激素分泌减少，久而久之，不仅皮质功能受损，其皮质也会渐渐萎缩。总之，以上问题一方面和麻疹病毒感染有关，另一方面也和大量使用激素，导致肾上腺皮质萎缩有关。

中医认为本患儿不仅有阳气虚，也有阴精不足，在治疗上补肾阳滋肾阴同步进行，再加止咳平喘之药慢慢调理。方中山茱萸补肾精，附子温命门，阳起石壮阳，再配合活血化瘀及化痰平喘之品，症状渐渐缓解，皮质功能渐渐恢复。该患儿治疗约3年，胸部CT示闭塞性细支气管炎明显改善。现患儿已经上学，如正常儿童。

闭塞性细支气管炎堪称医学界一大难题，死亡率极高，长期存活率较低，中药治疗使患儿病情逐渐改善，值得我们进一步探讨。

病例25：肺含铁血黄素沉着症

陈某，女，5岁，2014年11月28日初诊。

代主诉：反复咳嗽、咯血半年，再发4天。

现病史：半年前患儿无明显诱因出现咳嗽、咯血，至北京某医院就诊。查肺部CT：双肺间质改变，右肺上叶渗出，不除外出血可能；痰涂片：普鲁士蓝染色细胞内有蓝色颗粒。又抽取胃液做上述检查，确诊为"肺含铁血黄素沉着症"。曾用糖皮质激素治疗半年，咳嗽、咯血较前好转，但病情仍有反复。4天前患儿因感冒口服"双黄连"及抗生素（具体药物不详），服药后感冒好转，但出现咳嗽加剧，伴见咯血。11月26日复查肺部CT示双肺间质病变明显改善。依据患儿症状及胃液细胞学检查，诊断如下：

西医诊断：肺含铁血黄素沉着症。

中医诊断：咳血（阴虚火旺、肺络受伤）。

辨证诊疗思路：该病属中医"咳血"范畴，以弥漫性肺泡出血为特征。热伤血脉，血溢脉外，郁于肺中则为瘀血，早期表现为咯血，瘀阻则气滞，郁而化火，灼伤津液，致肺阴不足，故治疗以滋阴润肺、化瘀止血为法。

方药：南沙参10 g、北沙参10 g、白及10 g、紫苏子12 g、麦冬15 g、海蛤粉15 g、赤芍10 g、红花6 g、太子参15 g、炒白术15 g、紫菀12 g、炒莱菔子15 g、款冬花12 g、三七6 g、橘红6 g、橘络6 g、僵蚕9 g、蝉蜕6 g、甘草6 g，10剂，2日1剂，水煎服。

2014年12月22日二诊：患儿咳嗽明显好转，无咯血。效不更方，仅根据症状微调。方药：南沙参15 g、北沙参15 g、白及10 g、麦冬10 g、桑白皮10 g、川贝母6 g、炙枇杷叶6 g、红花6 g、阿胶6 g（烊化）、橘红6 g、橘络6 g、僵蚕9 g、蝉蜕6 g、甘草6 g，7剂，2日1剂，水煎服。

2015年1月26日三诊：患儿无明显不适，查胸部CT示，双肺间质病变明显改善，之后复查胸部CT已痊愈。随访6年，未再发病。

按语：特发性肺含铁血黄素沉着症是一种少见但具有潜在致命危险性的疾病，主要见于儿童，多发于3～10岁，其中女性患儿多于男性。它是一种肺泡毛细血管出血性疾病，以肺泡反复出血、肺内沉着大量含铁血黄素为特征。该病的病因及发病机制尚不明确，多数认为与遗传因素、肺泡结构异常、过敏反应及免疫因素相关。中医认为本病与瘀血阻肺有一定的关系，多种原因如热邪郁阻、阴虚阳亢、内热耗伤阴精、瘀血阻滞等致血行不畅，阻塞肺络，血溢络外而发出血。另阴虚无力制阳，导致阳气偏盛，阳盛则热，进一步耗伤肺中阴津，形成阴虚肺燥之证。肺中血流丰富，肺热进一步熏蒸，则肺中血凝成瘀，久病入络，则致肺络瘀阻，肺中瘀血形成。故治疗应以养阴清肺为主，如使用南沙参、北沙参、麦冬养肺阴、清肺热，配伍红花、赤芍活血祛瘀；本病患儿多伴有咯血，故加用三七，该药善化瘀血，又善于止血，可有效预防肺部出血；白及可收敛止血，消肿生肌，现代医学研究发现其可修复损伤的肺组织，改善肺的循环；另外加用太子参、炒白术健脾补气，以扶正治本，促进气血的生成；橘红、橘络为对药使用，一利一通，相互促进，可通肺络之壅塞之痰；紫菀、款冬花两药合用，长于润肺止咳化痰。经一诊治疗后，患儿临床症状缓解，咳嗽好转，无咯血；二诊时在原方基础上，加用阿胶，该药长于补血滋阴、润燥、止血，为良好的补血之品，同时具有滋阴润燥止咳之效，可改善患儿的贫血状态，提高抵抗力。经治疗后，患儿病愈，未再复发。

病例 26：顽固性咳喘

郭某，女，10个月，2016年10月初诊。

代主诉：反复咳喘9个月，加重1个月。

现病史：患儿出生10天时因咳嗽、喘促在当地医院就诊，以"肺炎"为诊断收住院，给予抗生素（具体药物不详）、"甲泼尼龙"静脉滴注治疗，1周后好转出院。出院1天，患儿咳喘又起，再次住院，诊为"肺炎复感"，又以上方案治疗，好转出院。出院不久，患儿又因咳喘住院，因病情反复、经久不愈而转入河南某省级医院。因患儿喘促较重，又以甲泼尼龙［6 mg/（kg·d）］配合抗生素静脉滴注，虽咳喘好转，但甲泼尼龙稍减量咳喘即更重，喉间痰鸣，不得平卧，多次下病危通知书。因西药治疗效果欠佳，于2016年9月转入我院，诊断为"慢性肺炎"，予"甲泼尼龙、氨茶碱、痰热清、抗生素"等药静脉滴注，患儿病情未见好转。由于长期使用糖皮质激素，患儿夜间亢奋不安，彻夜难眠，要靠镇静药物方能入睡。家长异常焦虑，自述9个月来患儿每天咳喘不止，未曾中断1天，无奈来我处就诊。

就诊时症见：患儿满月脸，颜面通红，咳喘不止，喉间痰鸣。听诊双肺满布细湿啰音及喘鸣音。再问家长，现口服"泼尼松片［2 mg/（kg·d）］"。肺部

CT示双肺纹理粗乱模糊，伴充气不均，局部过度充气。患儿舌质嫩红，苔薄白，脉沉细无力。根据舌、脉、症辨为命门火衰，阴火逆冲，肾不纳气，致使浊阴上泛，治以温潜真阳，散寒降逆，方用麻黄细辛附子汤合参赭镇气汤加减。

方药：制附子6 g（先煎30分钟）、炙麻黄6 g、细辛3 g、人参6 g、代赭石30 g、生龙牡各30 g、沉香9 g、山茱萸9 g、生白芍12 g、紫菀12 g、款冬花12 g、葶苈子10 g、苏子10 g、甘草6 g。

服药当晚，患儿不用镇静药即能安静入睡，咳喘明显减轻。3剂药服完，咳喘基本平息，听诊两肺喘鸣音、细湿啰音消失。根据中医"脾为生痰之源""肾虚则水泛为痰"的理论，在上方基础上加炒白术、茯苓健脾，杜绝生痰之源；加胡桃肉、紫河车补肾气与肾精，纳气平喘。嘱糖皮质激素较快减停，共调理1个月，患儿恢复如正常儿童。

按语：患儿初患病时为新生儿，新生儿脏腑娇嫩，形气未充。如《小儿病源方论·养子十法》说："小儿一周之内，皮毛、肌肉、筋骨、脑髓、五脏六腑、营卫气血，皆未坚固。"而这些也是稚阴稚阳的表现。古人认为小儿肾气不足，天癸未至，为纯阳也。纯阳并非盛阳，小儿生长发育的过程是阴长而阳充。纯阳虽在小儿身上表现为功能活动活跃，但由于小儿阳气尚不成熟，也非常容易受伤。因此小儿虚寒之症并不少见，临证用药当谨慎小心，对虎狼之药更应慎重。

该患儿初次发病，为外感六淫之邪，内合于肺。感受风寒当辛温宣肺，感受风热当辛凉宣肺，治当中病即止，万不可发散太过。然医者用抗生素，一味清热，伤及阳气，阳气受伤，五脏失养。脾虚不运化精微，肺气虚不敷布精华，水聚为饮，饮凝为痰，痰浊上泛，气机上逆，则咳喘不止。而医家见喘治喘，长期用糖皮质激素平喘，糖皮质激素提供的是壮火。《素问·阴阳应象大论》曰："壮火之气衰，少火之气壮；壮火食气，气食少火；壮火散气，少火生气。"反复使用糖皮质激素，耗伤肾中之元阳，阳气内伤则阴寒独盛，阳气不能温养五脏，诸脏不得温煦，卫外不固则反复感冒、咳喘。这也符合现代医学的观点，长期使用糖皮质激素，使免疫力下降，而易发生反复感染。所以大量使用糖皮质激素，初期提供的是亢阳，后期则亢阳耗阴，出现阴阳俱伤，阴虚不抱阳，阳虚不入阴，虚阳上浮，咳喘不止。

该患儿咳喘不止，当属肾阴、肾阳亏虚。肾阳亏虚则肾不能纳气，肾精不足则津液不藏，精不归元则咳喘不止，治当温补肺肾，纳气平喘。方用张仲景的麻黄细辛附子汤合张锡纯的参赭镇气汤加减治疗。方中附子补命门，人参补元气，配合山茱萸补精气，收敛固涩；再配代赭石、沉香重镇降逆。张锡纯评价参赭镇气汤之人参：借代赭石下行之力，挽回将脱之元气，以镇安奠定之。麻黄细辛附子汤振奋阳气，迫寒外出，紫菀、款冬花化痰，苏子降气化宿痰。诸药配合，阴精得固，阳气得充，逆气得降，痰浊得化，而顽喘得愈。

当下诸多医生治儿童发热、咳喘喜用寒凉，认为小儿纯阳，易于化热，实则小儿为纯阳之体，易寒易热，易虚易实，寒证并非少见。当代中医洪广祥曾提出"治肺不远温"的观点，尤其是慢性咳喘，多因肺肾阳虚，痰饮内伏，痰瘀互结，当根据脉症，治以温散、温化、温通之法，其补法尚不可心急。《医宗必读·喘》曰："治实者攻之即效，无所难也。治虚者补之未必即效，须悠久成攻，其间转折进退，良非易出。"故临证当据小儿之生理特点及其病情特点，施以补法。其体易虚易实，邪气稍盛则症出，正气稍虚其症亦出，纵观儿科临床纯实之证少之，纯虚之证亦少之，而虚实夹杂者尤为多见。临证尤当辨清虚实主次，当攻者亟攻之，亦可稍佐以补，扶正以助攻邪；当补者亦不可骤补、壅补，宜补中有行，补中有散，于徐缓之中取效。

病例27：肺结核、肺空洞

付某，男，57岁，2021年12月13日初诊。

主诉：反复发热伴咳嗽、咳吐脓血痰1个月。

现病史：患者咳嗽，咯脓血痰，伴有呼吸困难、乏力，无胸闷、胸痛，动则大汗出，形体消瘦，精神不振，走路需人搀扶，情绪低落，对治病不抱希望，纳眠一般。查体：听诊两肺呼吸音粗，可闻及痰鸣音。外院先后查胸部CT（图2-1-27-1、图2-1-27-2）提示肺部感染伴多发空洞，外院诊断为"①肺部感染；②肺空洞；③肺结核"，建议住院手术治疗肺空洞。考虑手术创伤较大，且病变较为弥漫，手术效果不可预测，遂征求患者意见，患者拒绝手术。经人介绍来我处寻求中药保守治疗。

既往史：患者先后于2020年5月、2021年10月在结核病防治所诊断为"肺结核"，口服"帕司烟肼片（0.5 g，1次/d）、盐酸乙胺丁醇片（0.75 g，1次/d）、利福平胶囊（0.45 g，1次/d）、吡嗪酰胺片（1.25 g，1次/d）"四联抗结核药至今。由于长期口服药物，复查肝功能提示肝损害。

患者为中老年男性，反复感染，应用抗结核药、抗生素时间较长，正邪交争日久，虚实夹杂。依据患者症状、体征、实验室检查，诊断如下：

西医诊断：①肺部感染；②肺空洞；③肺结核。

中医诊断：肺痨（脾肾两虚，痰瘀蓄毒）。

治疗方案：

（1）中医治法：温补脾肾，活血化瘀，涤痰解毒。方药：生黄芪15g、鹿茸10g、南沙参20g、北沙参20g、地骨皮15g、金荞麦15g、川贝母10g、芦根30g、鱼腥草50g、炒桃仁10g、生薏苡仁40g、冬瓜子15g、天花粉15g、白及10g、紫菀20g、款冬花20g、地龙10g、蜈蚣1条、皂角刺15g、制乳香10g、制没药10g、两面针15g、煅蛤壳15g、海浮石15g、僵蚕10g、蝉蜕6g、甘草6g、桑白皮20g，14剂，2日1剂，水煎服。

（2）维生素C片，1片/次，3次/d，口服。

（3）复合维生素B片，1片/次，3次/d，口服。

（4）葡醛内酯片，0.1g/次，3次/d，口服。

嘱其平时进食高蛋白类食物，多晒太阳。

2022年1月12日二诊：患者症状好转，咳嗽伴咳痰，带血丝，每天4~5次，闻及油烟等异味后自觉咽喉紧缩感，乏力，无胸闷，纳眠可，大小便可。调整方药如下：生黄芪15g、鹿茸10g、白及15g、天花粉15g、南沙参20g、北沙参20g、穿山甲10g、地骨皮15g、桑白皮20g、桃仁10g、薏苡仁40g、冬瓜子15g、紫菀20g、款冬花20g、川贝母6g、地龙10g、制乳香12g、制没药12g、蜜枇杷叶15g、西洋参10g、僵蚕10g、蝉蜕6g、甘草6g、煅蛤壳15g、海浮石15g、一枝黄花15g，14剂，2日1剂，水煎服。

2022年2月9日三诊：患者服药1个月后诸症减轻，咳嗽、咯痰基本缓解，自觉用力时呼吸急促，无发热，汗不多，饮食可，大便正常，自述体重较前增加约5kg。查胸部CT（图2-1-27-3）提示感染范围较前明显缩小，空洞基本痊愈。守二诊方加白术40g、酒萸肉12g、皂角刺20g，14剂，2日1剂，水煎服。追访患者，诸症消失，双肺CT恢复如常。

按语：肺结核，中医称为"肺痨""干血痨"，病变之肺出现炎性充血、坏死、空洞等，多因毒邪盘踞于肺，气血腐败所致。此肺毒非阳毒，乃为阴毒。何为阴毒？由于阳虚无力运化，体内积聚了过剩的代谢产物，如湿、痰、水等，蓄而为毒，毒邪积聚，盘踞不散，气血运行不畅，郁而化腐成脓，积于骨为脱骨疽，积于肺为肺疽。《备急千金要方》《医钞类编》等都提到了肺疽，部分肺痨也可归属于肺疽之类。因其在特殊的年代造成广泛流行并产生巨大危害，又因其独特的发病特征，故将其命名为肺痨。这类疾病大多都是由于阳气不足，不能推动血液运行，水液代谢失常，水湿痰瘀聚集所致，其阳气亏虚为其阴毒产生的内在基础。

现代医学认为，结核菌感染人致病有三种发展趋势：一部分人感染后战胜了此菌；一部分人感染后与结核菌长期共存而不发病；只有一少部分人自身状况不佳，如过度疲劳、思虑过久、暗耗心神、营养匮乏等，感染结核菌而发病。这也从另一方面说明该病起病时就存在机体免疫功能低下，也就是中医说的阴阳气血亏虚，在此基础上，正气无力抗邪，才发生结核菌感染发病。病初患者有午后低热、乏力、盗汗等症，似阴虚火旺之象，实际上这种阴虚火旺不是阳气正常、阴气偏虚，而是阴阳俱虚、阴气更虚（病理性平衡转至不平衡），此种状况极易出现变证，使阳虚的征象表现出来。如见午后低热、两颧潮红，判为阴虚而养阴清热，清热可以伤阳；再比如大量使用抗结核药，此类药相当于中医的苦寒药，苦寒也可以伤阳，因此患者更易出现阳气大虚的表现，阳气大虚，阴毒盘踞不散，致使毒邪肆虐，疾病加重。李可老中医提出治痨以固护脾肾阳气为第一要义，并提出对朱丹溪治疗肺痨以"滋阴除火，甘凉养阴"的异议。我对这种提法有相同感受。

抗结核药物需要长期使用，基本疗程也需1~2年，甚则更长。这类药物对肝损伤较重，肝气受伤，其气外泄，不行疏通气血津液之责，则肝气郁结，这也符合临床肺结核患者多出现精神病的现象。肝气躁动太过，潜降不及，还易出现头痛、头胀、面红耳赤，因而许多人误将结核病的面色潮红当作阴虚火旺的依据，而一味滋阴清热，对疾病无益。肝体阴而用阳，肝脏有病，善干他脏，上损脾胃，下及于肾，出现多脏受损并存的复杂状况，为症状加重的根结所在。

《内经》言"必伏其所主，而先其所因"。该患者为中老年患者，罹患肺结核半年余，曾用四联抗结核药物治疗，后因肝脏损伤较重，无法行抗结核药物治疗而停药。停药1个月余，诸症加重，胸部CT病变迅速扩大，双肺多发实变影及多发坏死、空洞，病变较为弥漫。再用抗结核药无效，且肝损伤无法继续用抗结核药，医院判其不治，也有医生建议患者行切肺治疗，因患者双肺病变较为弥漫，最终未行肺切除术。患者原本久病气虚，现动辄咳喘不止，神疲乏力，虚汗淋漓，同时伴有咯血诸症，加之医生告知放弃，遂万念俱灰，反过来精神溃败也加重了病情。

中医认为治病当先治神，精神内守，病安从来？《灵枢·本脏》就已提到"志意和则精神专直，魂魄不散，悔怒不起，五脏不受邪矣"。反之志意不合，则魂魄涣散，五脏气乱，不能行使正常的气化功能，脾不运化，肺不布津，肾不气化，肝不收敛，心不藏神。脾不运化，则食少纳呆；肾不气化，则咳喘不止；心不藏神，则神疲乏力，夜寐多梦。汗为心之液，心气不足则大汗淋漓。古人对汗的产生、功用、生理、病理也有论述，如《素问·阴阳别论》中说"阳加于阴谓之汗"，阳气的气化功能是形成津液内存及外布的主要因素，津液是汗液的基本物质。阳气不足，津不内存外出而发为汗。汗为心之液，如《素问·宣明五气》曰："五脏化液，心为汗。"血汗同源，出汗过多，伤津耗液，久之必耗心气，大汗淋漓，也可导致亡阳之变，也就是常说的"气随液脱"，故精神因素在治疗中至关重要。详细了解患者诊疗经历后，我先告知患者精神因素对疾病的影响，劝其树立信心与医生配合战胜病魔，遂以中药慢慢调理。

李可老中医运用"阳和汤"治疗肺痨颇有体会，阳和汤是温阳补血、散寒通滞之方，主治阴疽、流注、鹤膝风等。无论是鹤膝风，还是肺疽、肺痨，患者虽气阴两虚，而阳虚才是该类病的关键。阳气是人体一切物质代谢和生理功能的原动力，没有阳气，一切精血津液都是"死阴"，"死阴"可以化生阴毒，阴毒盘踞，则气血壅滞，可致腐败坏死。而阳气之根在肾，肾阳为一身阳气之根本，可推动、激发脏腑经络的功能，促进新陈代谢，激发精血津液的化生。阳虚，精血津液不化则聚而为水、为痰、为瘀，久之形成阴毒。而阳虚日久必责之于肾，因此对肺痨的治疗，当以温肾阳、补精血、化瘀血、散阴毒为法。肾阳恢复，诸脏得温，再温润脾土，培土生金，肺痨则可治愈，古人讲五脏伤久，必伤之于肾，确有道理。现代医学治疗结核病有一种辅助措施——晒太阳，与中医的补阳气有相通之处。研究显示，阳光照射10分钟可以杀死稀薄痰液中的结核杆菌，2小时可杀死痰块中的结核杆菌。太阳是结核菌的最好杀菌剂，太阳中的不可见光如紫外线可以改变微生物的脱氧核糖核酸（DNA）的结构，使细菌失去繁殖能力，当即死亡。中医认为，晒太阳本身可以助阳气，头为诸阳之会，头部经阳光照射，可以温暖阳经，促进血液流通，改善新陈代谢。所以结核病人晒太阳确有疗效。

方中用鹿茸温肾阳通督脉。督脉统领一身之阳气，督脉通则阳气通，对肺痨患者可温阳补精，疏通经络，托毒外出。

有人提出，附子入命门，为补肾阳之第一要药，肾阳虚何不用附子？附子，辛甘，大热，温命门，补肾阳，有回阳救逆之功。然大热则燥，燥则伤阴，肺痨患者为慢性消耗性疾病，虽有阳虚，也有精血亏虚，同时患者虽阴阳俱虚，并未出现亡阳之变，因此，不选燥热补命门之附子，而选血肉有情之品鹿茸。若患者病重出现亡阳之变，参附龙牡汤当为首选。

方中还用生黄芪补气升阳，黄芪补气，又能激发阳气的上升，还能托毒外出，补中气可培土生金，与鹿茸配合，阳气升，精血足，则阴毒易散。再配合活血破瘀之桃仁、薏苡仁、冬瓜子，化痰散结之海蛤壳、紫菀、款冬花等，活血破瘀，祛湿化痰，软坚散结，将湿毒、痰毒一扫而光。若阴毒化热，也可配合鱼腥草清肺解毒；坚而不溃者加穿山甲、天花粉可溃坚透脓；肺痨日久，坚硬不溃，瘀血较重者加乳香、没药。此类患者多为久病顽症，阴毒盘踞日久，最易阻滞气机，致经络阻塞，上下不通达，此时可酌加地龙、蜈蚣增强通经活络之功。

上方配合治疗多例肺痨、肺疽之肺坏死及肺空洞久治不愈者，每获良效。尤其在大叶性肺炎流行时，用上方治疗大叶性肺炎、肺坏死属肺疽者每年近百例之多。很多大叶性肺炎、肺坏死后期（肺疽）诸药无效，行将切肺之时，用此方治疗，可使无数患者免切肺之痛。

第二节 其他杂病

病例1：长期超高热伴体重增加（丘脑综合征）

张某，女，12岁，2018年4月6日初诊。

代主诉：反复超高热伴心神不宁半年余。

现病史：半年前患儿无明显诱因出现发热，表现为超高热，体温高达42 ℃，甚则普通体温表测不出，多于午后、夜间发热，服用"布洛芬"体温不降，"对乙酰氨基酚（扑热息痛）"可降，伴头晕，腹痛，体重增加，先后至多家医院诊治，排除感染性疾病、结缔组织病、恶性疾病，予对症治疗效果较差，应用"地塞米松"后体温正常，可维持数日后仍反复。来诊时症见：超高热，体温达43 ℃以上，面红，心神不宁，但食欲不减反有增加，睡眠较差，常做梦，发热以来身体逐渐发胖。家长诉，体重1个月之内增加十余斤，倍感焦虑。

查体：舌质红，苔黄，脉细数；咽腔稍红，两肺听诊呼吸音清晰，心律齐，无病理性杂音；腹软，无压痛、反跳痛；神经系统查体无异常。脑电图未见异常。蝶骨电极脑电图示未见异常。2018年4月7日查性激素：孕酮3.46 nmol/L（↑）。根据患儿症状，归纳以下特点：①体温突然升高，突然下降，而皮温与体温不成比例；②高热时无畏寒、无寒战，无全身中毒表现，也不出现颜面潮红，呼吸、脉搏增快，不出汗，四肢不热反凉；③血常规检查正常；④水杨酸类退热药常无效；⑤排除结缔组织病及感染性疾病。根据以上特点，高度怀疑丘脑综合征（为一种中枢性高热）。

西医诊断：丘脑综合征？

中医诊断：百合病（心阴不足，浮阳上扰）。

辨证诊疗思路：仔细询问病史，患儿平素学习压力较大，心情郁闷，加之上各种补习班，长期压抑的情绪不能得到舒缓，精神得不到调节，使肝气不舒，过思则气结。正如《素问·举痛论》云："思则心有所存，神有所归，正气留而不行，故气结矣。"一般为生理现象，这种生理现象如果长期得不到调整，正气留滞结于心，伤于脾。结于心则郁而化火，火热上扰心神，则心神不宁。心为火脏，与热相合，致心火炽盛，高热不退；胃火炽盛，则暴饮暴食，此为实热。久之阳盛耗阴，伤及肝肾之阴，成阴虚火旺之象，阴虚火旺、神魂不归则夜梦多。

总之，本病以心理、精神压力为主要因素，伴有多种因素参与，为虚实夹杂之症。中医认为类似于"百合病"，是一种肝肾阴虚，心阴不足，火热扰神，以高热、心烦为主症的精神方面疾病。治当养阴清热，重镇安神，收纳浮阳。治疗方案如下：

方药：百合知母汤加减。百合15 g、知母15 g、生地黄20 g、生磁石30 g、青礞石30 g、琥珀粉6 g（冲服）、栀子10 g、生石膏50 g、当归15 g、赤芍15 g、红花6 g、夜交藤15 g、生龙牡各30 g、连翘15 g、合欢皮15 g、金钱草15 g、山茱萸10 g、甘草6 g、青蒿15 g，3剂，2日1剂，水煎服。

2018年4月26日二诊：患儿服药后第2天热退，头晕、腹痛缓解，内分泌检查恢复正常，以中药继续调理。方药：生地黄20 g、青蒿15 g、知母10 g、山茱萸15 g、生龙牡各20 g、赤芍15 g、红花10 g、琥珀粉10 g、生磁石30 g、青礞石20 g、夜交藤15 g、怀牛膝12 g、炒麦芽15 g、炒山楂15 g、炒枳壳10 g、连翘15 g、银柴胡15 g、合欢皮15 g、甘草6 g、百合15 g，10剂，2日1剂，水煎服。

2018年9月14日复诊：其间患儿未发热。近3天再次出现高热，热峰42℃，予退热栓、上述中药口服仍发热，伴咽痛，清嗓子。诊脉浮数，考虑为感冒引起，以疏风清热治疗后体温稳定，仍以原方加减。方药：生磁石30 g、青礞石30 g、知母10 g、生地黄20 g、黄柏10 g、生石膏30 g、生龙牡各15 g、青蒿15 g、当归10 g、赤芍10 g、川芎6 g、琥珀粉6 g（冲服）、浙贝母10 g、牛蒡子10 g、连翘10 g、合欢皮15 g、金钱草15 g、山茱萸10 g、皂角刺15 g、生薏苡仁30 g，10剂，3日1剂，水煎服。

2018年9月21日复诊：体温时有反复，夜间体温可达40℃。上方中生石膏加至60 g、知母加至15 g、生磁石加至40 g，加香附10 g、人中白10 g，6剂，2日1剂，水煎服。

2018年10月11日复诊：药后热退，未服西药。上方生石膏改为50 g，5剂，2日1剂，水煎服。服药后未再发热，诸症状消失。随访1年余，未复发。

之后又治疗几例丘脑综合征患儿均获良好效果。

2020年6月病房邀我会诊一患者，12岁男孩，超高热2个月余，体重80 kg，身高160 cm，经过各项检查排除了感染性疾病、结缔组织病、恶性疾病，诊断为丘脑综合征，但是服上药无效，病房医生曾经怀疑诊断是否正确，或者处方用药不到位等。我看了患者后，对病房的诊断是肯定的，但为什么无效呢？仔细分析发现，患者虽然年龄不大，但是体重超标，体表面积很大，其用药在剂量上就要进行调整，把上方生石膏加为100 g再次服用，于用药第3天体温完全正常。中医治病强调宏观辨证，从疾病的复杂性、多元性中寻找疾病的主要矛盾，发现问题、解决问题，方能奏效。

按语：丘脑综合征相当于中医的什么病呢？这个问题困扰我多年。丘脑综合征症状表现多样，可无明显诱因出现发热，多为过高热，也可伴有发冷，体温可以自降，随时再升，没有规律，过高热时也没有消耗性改变，或明显的中毒表现，可伴食欲旺盛，或头昏头晕，全身内分泌紊乱等，也可食欲不振。患者虽然表现为过高热，但皮温不高；虽然发冷，但皮温不凉，也无竖毛肌紧缩的现象。如曾见一个患者用电子体温计测量体温高达54℃，传统水银体温计测试均导致体温表破坏，但是触诊皮温却不高，真是不可思议。人体的极限体温是43℃，但是这类患者体温高达54℃却没有生命危象，这是中医的什么病呢？我认为这和中医的"百合病"非常类似。

大部分人认为"百合病"是一种精神障碍性疾病，类似于"癔症"（中医称为"脏躁症")。中医对这一类精神障碍性疾病有不同的称法，如"梅核气""脏躁症""奔豚气""百合病"等。梅核气主要表现为精神因素引起的咽部不适；脏躁症主要表现为神经亢奋、精神错乱，如心慌、抽搐、腹疼肢疼等。百合病也是由于精神系统出现问题，但表现症状却与上面所说的癔症、梅核气不同。《金匮要略·百合狐惑阴阳毒病证治》曰："百合病者，百脉一宗，悉致其病也。意欲食复不能食，常默然，欲卧不能卧，欲行不能行；饮食或有美时，或有不用闻食臭时；如寒无寒，如热无热；口苦，小便赤。诸药不能治，得药则剧吐利，如有神灵者；身形如和，其脉微数。"明确指出，患者如热无热（患者测体温很热，但触摸之则不热，在几千年前没有体温表测量时，只能描述如热无热），如寒无寒，有时食欲好，有时厌食，虽神态失常，但形体上一如常人，虽症状表现变化多端，但口苦，小便赤，脉微数不变。该病和梅核气不同，和癔症也不同，梅核气不发热，脏躁症也不出现超高热，说明百合病虽与精神系统疾病有关，但不同于梅核气、癔症等。丘脑综合征，恰恰具备以上的特征，虽高热，体温高达40℃以上，但皮温不高；虽发冷，但皮肤不凉（如寒无寒），食欲很好（饮食或有美时），但有时食欲不好（或有不用闻食臭时），普通退热药药效差（诸药不能治），虽病的时间很长，但没有消瘦（如有神灵者，身形如和）等。并且明确指出本病病程可长可短，反复发病。所以百合病是不同于癔症、梅核气的另一类独立的精神系统疾病，类似于西医的丘脑综合征。

现代医学认为丘脑是自主神经总中枢，有很多神经团核，如摄食中枢、饮水中枢、体温调节中枢等，当这些中枢出现异常放电时，就会出现相应的症状，如中枢性高热、摄食及饮水异常等，它通过电流的方式传播信息，过度放电就会出现相应功能的异常。中医讲脑为元神之府，元神喜静，是先天的，就像智力水平是先天具有的，每个人的智力都有差别。识神由五脏所主，如神魂魄意志，主喜、怒、忧、思、悲、恐、惊，识神主动，正常情况下脑所主的元神和五脏所主的识神相互沟通，五脏所主的识神正常藏于五脏，由五脏发出意识潜流通过经脉传递信息。《灵枢·本脏》曰"经脉者，所以行气血而营阴阳"，识神可以影响元神，使其发挥应有的水平。如心情好时智力水平发挥最佳，心情不好，过悲、过怒、过恐等均不能使元神发挥最好的状态。二者相互影响，无时无刻不在通过电流的方式交流，一旦因为一方的电流过强或者过弱，就如电线短路一样，出现过量电流通过。物理学上认为，短路时电源提供的电流比正常通路时的电流大得多。严重时会烧坏电源。人体也一样，短路时信息传达过强，而出现相应神经核团过度放电的现象。如管理体温的神经核团出现问题，就会导致中枢性体温调节障碍从而出现过高热，体温调节中枢和摄食中枢紧邻，异常放电也会波及邻近的神经核团如摄食中枢，患者就会出现贪食，伴有肥胖等。当然也可能出现饮水中枢及其他的神经核团障碍。因此临床表现症状多种多样。

结合现代医学，我们可以这样理解，脑有大脑、小脑、丘脑、垂体、松果体等不同的板块。大脑管理人的智慧、运动，它通过奇经八脉与五脏相连。人类十二经脉很少入大脑，但奇经八脉中有七条脉和大脑相连。这也恰好说明一个问题，经络是一个巨大的有序的网络系统，十二经脉连接五脏六腑，传达脏腑发出的信息，这些信息传出要经过奇经八脉的再次精准整合传入大脑，使大脑发出有用的指挥，中医称之为大周天。小脑协调大脑的运动功能使人身体保持平衡，使大脑的功能更加准确。丘脑管理人的自主神经，与内脏通过经脉联系。垂体分为腺垂体（垂体前叶）和神经垂体（垂体后叶），前者与下丘脑、靶腺构成下丘脑-腺垂体-靶腺轴。神经垂体将腺垂体分泌的多种激素储存备用；腺垂体分泌多种激素，如促肾上腺皮质激素、促甲状腺激素等，这些激素和免疫系统相互联系、相互调节，参与人体代谢、生长、发育、生殖及免疫系统的管理。所以当垂体发生疾病时，内分泌系统、免疫系统则全面失控，如甲状腺素减少时患者就会乏力、无欲、易感染等，性激素减少时则性功能减退等，肾上腺激素减少时甚至会出现皮质危象、休克等。中医认为垂体的功能直接影响的是元气元精。松果体是人的"第三只眼睛"，与宇宙沟通，使人类按照宇宙昼夜变化、四季变化、阴阳升降功能的规律而活动。这些都是通过经脉连接。

经脉是什么？它也许是电子流，也或许是离子流，目前人类用现代科学技术尚不能确定它的存在，但是很多科学家、医学家认为它可能是在活体时才能存在的一种类似电流一样的通道，其实这些在《灵枢·经脉》中早有论述："人始生，先成精，精成而脑髓生，骨为干，脉为营，筋为刚，肉为墙，皮肤坚而毛发长，谷入于胃，脉道以通，血气乃行。"这段文字虽然短，但是给我们提供的信息量却使人大开脑洞。几千年前祖先是怎么知道胚胎发育的顺序呢？同时提出当发育完善，出生后进食脉道才通。这明确告诉我们，经脉只有在人活着的时候才运行。我们可以理解为有生命迹象时它才存在，生命迹象旺盛时它的流动很畅达，气血运行充足，人就活力四射，精力旺盛；生命迹象减弱时它的流动就减弱，甚至出现堵塞、断流等迹象，这时疾病就出现了，表现为瘀血、休克、心衰等。所以《灵枢·经脉》又说："经脉者，所以能决死生、处百病、调虚实，不可不通。"电子流也好，离子流也好，它们都有阴阳两极，当两条线形成的环路不能连接时，就出现短路、断路等。丘脑综合征正是丘脑传出的信息和五脏所表达的信息出现短路而导致的一类病变。《金匮要略》曰"百脉一宗"，明确提出本病与经脉有关。当临床出现的症状无法归于某一脏、某一腑、某一部位时，就归于经脉。中医讲，百脉周于身，脉病则身病；百脉通于心，脉病则心病。五脏藏神，正常应该藏，而意志的表达通过传神，所以本病患者元神和识神传达的信息不相对称，致使传神在传达的通路上出现短路，本神有病归于大脑五脏，传神有病归于通路。另外本病患者在神志上既可有心神不宁，也可有胆小恐惧、不欲思考，神、魂、魄、意、志皆有表现，治疗应该安神，还是安魂，抑或是定魄？这时注意：心为君主之官，神明出焉，主明则下安，主不明则十二官危，治当调整心神为先。

结合本患儿情况，正处于青春发育期，快速的生长发育、巨大的学习压力及来自不同方面的压力，导致心阴不足，虚火旺动，元神与识神交接的通路上不相吸纳，而出现电流短路。

在治疗上，患儿长期超高热，常于午后及夜间高热，反复使用退热药难降，此乃汗法治不得法，可损于津液，致虚阳浮越；阴气亏则阳气胜，阴阳不相接、阳气亢逆而致。正如《格致余论》曰："阴虚发热……阴气耗散，阳无所附，遂致浮散于肌表之间而恶热也。"《金匮要略》强调，百合病症状变化多端，但以口苦、小便赤、脉微数常见，小便赤为心经热，口苦乃心脾热，脉微为虚，脉数为热，可见本病的起病原因是阴虚内热，发汗为禁忌，故发汗无效。

综上所述，中医治疗当滋阴潜阳，吸纳上下，安神定志。根据《金匮要略》百合知母汤、百合地黄汤、百合滑石代赭石汤的方义，自拟方如下：百合15 g、知母12 g、青礞石30 g、代赭石30 g、生磁石30 g、生地黄30 g、山茱萸15 g、栀子15 g、生龙牡各30 g、夜交藤15 g、生石膏30~100 g、合欢皮15 g、柴胡15 g、金钱草15 g。以此为基本方，根据不同病状在此基础上加减治疗，患者一般服用一到两剂药体温即降，长期困扰患者的痛苦手到病除。

本方重在选用磁石。磁石重镇安神，吸纳上下，维系阴阳。现代药理研究认为，磁石能够抑制大脑皮质，扩张毛细血管，调节自主神经。磁石敛神，龙骨安魂，牡蛎安魄。龙骨、牡蛎收纳浮阳，使浮越之气不致游散于外，且敛正气而不敛邪气。牡蛎入足少阴肾、厥阴肝经、少阳胆经，《得配本草》曰："凡肝虚阳升于顶者，得此降之，而阳自归也。"牡蛎咸寒，重镇可安潜魂魄，与龙骨相须为用。青礞石入心肝二经，乃治顽痰癖结之神药，其坠痰下气之功，一能消顽痰瘤结，二能使上蒙心神之痰下行，痰邪不能蒙蔽心神，则神清，怪病自除。以上多为矿物类药，有重镇安神之效。综观本方，养阴使形充，重镇使神安，故能使形与神俱，而病去。

本例患儿发病初期，治以清热养阴。生石膏、知母、栀子以清火，使热离有径；生地黄滋阴，山茱萸敛精；合欢皮、金钱草、夜交藤行气解郁，活血通络，调和阴阳。诸药合用，药到病除，困扰患儿多日的疾病随即缓解。正如《灵枢·九针十二原》曰："知其要者，一言而终，不知其要，流散无穷。"

之后又遇到几例此类患者，曾经跑遍大江南北，治疗无效，而用中药很快使体温稳定。不得不惊叹中国古人的智慧。中医的四大经典字字如金，句句珠玑，令无数中医人着迷。

病例2：川崎病（皮肤黏膜淋巴结综合征）

张某，女，2岁2个月，2015年8月25日初诊。

代主诉：反复发热伴手足硬肿、全身皮疹、淋巴结肿大半月余。

现病史：半月前患儿无明显诱因出现发热，热峰38 ℃，无咳嗽、皮疹、球结膜充血等不适，至我院就诊，予抗感染治疗4天（具体用药不详），效欠佳。10天前患儿出现全身皮疹，伴手足硬肿、口唇干裂、草莓舌等表现，查体：颈部淋巴结肿大。诊断为：川崎病。给予丙种球蛋白2 g/（kg·d）冲击及阿司匹林口服治疗。患儿仍有反复发热伴烦躁，其间查心脏彩超提示冠状动脉未见明显扩张。6天前患儿仍有发热，热峰38.9 ℃，口唇干裂，四肢末端硬肿伴脱皮，考虑"丙种球蛋白不敏感型川崎病"，再次予丙种球蛋白冲击治疗，用法用量同前。患儿仍有发热，伴烦躁，遂予"氢化可的松8 mg/（kg·d）"，治疗2天患儿体温仍未见好转。由于近10天反复扎针输液，患儿哭闹明显，家长也异常焦虑，多次与医护人员发生言语冲突。因病情不缓解，病房大夫遂介绍至我处会诊。刻下症：发热，白天低热，体温徘徊在37.5 ℃左右，夜间体温偏高，体温波动于38～39 ℃，易激惹，烦躁，口唇干裂，四肢末端硬肿，脱皮，纳眠差，大便偏干。依据病史，结合临床症状、体征及治疗反应，考虑诊断如下。

西医诊断：川崎病。

中医诊断：内伤发热（阳明热盛，气营两燔）。

辨证诊疗思路：根据患儿反复高热、手足硬肿、全身淋巴结肿大及抗感染治疗无效等特点，西医川崎病诊断成立。询问病史，患儿每于夜间体温较高，伴口唇干裂，腹部胀满，舌质红，苔黄厚燥。询问父母，平素该患儿喜食肥甘。这些症状均符合《伤寒论》的阳明经证。此证热在气分，热多发于黄昏，气分热盛，热由气转营致气营两燔而发全身皮疹；热结于颈部，则淋巴结肿大；虽腹部胀满，但未见燥、实、坚之象。属内伤发热，阳明热盛，气营两燔，治当清气凉营，通腑泄热。治疗方案如下：

方药：白虎汤合清瘟败毒饮加减。生地黄15 g、丹参10 g、赤芍12 g、牡丹皮12 g、玄参15 g、姜厚朴9 g、连翘15 g、板蓝根15 g、羚羊角粉0.5 g（冲服）、黄芩12 g、紫草15 g、大黄9 g、红花9 g、生石膏40 g、知母10 g、僵蚕9 g、麸炒枳壳12 g、皂角刺15 g、浙贝母12 g、栀子12 g、甘草6 g，3剂，2日1剂，水煎服。紫雪散1盒。

2015年8月28日复诊：服药3天后，发热明显减轻，大便泻下腐败物后，在停用激素的情况下，体温最高为37.9 ℃。上方去大黄、姜厚朴等通腑泻下之品，去黄芩、羚羊角粉清肺热之药，加麦冬养肺阴，百合清心热，银柴胡清虚热。方药：生地黄15 g、丹参10 g、赤芍12 g、牡丹皮12 g、玄参15 g、麦冬15 g、连翘15 g、板蓝根15 g、知母9 g、紫草15 g、百合12 g、红花9 g、生石膏40 g、僵蚕9 g、甘草6 g、芦根20 g、浙贝母12 g、栀子15 g、蝉蜕9 g、炒麦芽15 g、炒山楂15 g、银柴胡15 g，3剂，2日1剂，水煎服。

服药后随访，体温完全正常。口唇干裂渐渐好转，淋巴结肿大消失。

按语：现代医学对川崎病的认识已经比较成熟，并且制订了一套相对完整的治疗方案，对于大多数临床典型川崎病的治疗，疗效一般较为满意。此言其常也，然而治疗费用较为高昂。而对于部分丙种球蛋白不敏感病例，临床往往较为棘手，而中医治疗具有明显的个体化优势，能针对不同的病例进行针对性治疗。

川崎病，很多人认为相当于中医的温病。温病是什么病？温病不同于伤寒，也不同于瘟疫。伤寒乃风寒之邪从毛窍入侵太阳经所致，太阳经为一身之表，六经之篱，寒邪入于太阳，四肢拘急，身紧无汗，故伤寒初起以汗而解；温病是天地间六淫之热邪产生，温邪致病，感人则发热较重。伤寒也好，温病也好，均由六淫之邪引起，为四时反常之气，终离不开四时本气之源，为外邪、时邪，从表而入。

川崎病的发生不是因于外邪，而是体内积热，属内伤发热，积于阳明经，热邪炽盛，从内而发。所以川崎病起病时壮热不已，口唇赤红干裂，舌绛红无苔，颈部硬核，手足硬肿，病在阳明，没有传染性，起病时没有表证，也不是温病，乃平素饮食肥甘，热积肠胃，内热循经而发。

阳明经为阳经，治疗初期当清泻肠胃，阳明经证宜清热为主，但久治不愈则子病及母，累及于心，致心火炽盛。热为阳邪，阳主动，心为火脏，主血脉，两阳相合，血流加速，冲击血脉，致血脉长期受巨大压力而扩张变薄，形成瘤样改变。

本病从始至终均以阳盛为主，乃内热，治疗及时，阳明经、阳明腑邪及时清除，可见速效。经证有大热、大渴、大汗出、脉洪大，用白虎汤，腑证有痞、满、燥、实、坚，用大承气汤。治疗不当，则气分热邪传入营分，可迅速出现皮疹，此时用清瘟败毒饮加减，重者用化斑汤加减。不出皮疹，淋巴结肿大者，为气分热邪循经聚集，结于经络所致，当清热散结通络。冠状动脉瘤的出现，为心火过盛所为，以泻心汤加减，重者用牛黄清心丸加减。诸症俱见，高热、皮疹、神昏不识，淋巴结肿大，口唇干裂者，以安宫牛黄丸加减治疗。后期热盛伤津，出现手足脱皮，精神疲乏，舌红无苔，胃纳欠佳，以养阴生津为主，方用地黄丸配沙参麦门冬汤加减。本病的症状要点为"热、结、郁"，清热通郁散结是治疗的关键，养阴、生津、清热为后期治疗的重点，防止热盛伤津，变证百出。川崎病治疗的全过程都是围绕着清热护阴之法，根据疾病的不同阶段选择不同的药物。

清瘟败毒饮治疗瘟疫热毒炽盛、气营两燔之证，症见患者大热渴饮，谵语躁狂，头疼如劈，全身发斑。方中重用生石膏，大清胃热，阳明为多气多血之经，胃为水谷之海、气血化生之源，胃热清，十二经之火自清。配黄芩、黄连清心肺上焦之火，牡丹皮、栀子清心肝之火，生地黄、知母清热养阴，犀角清热凉营，竹叶清心除烦，桔梗载药上行，共达清气凉营、泻火解毒之功。后世对很多热病如流行性脑脊髓膜炎、乙型脑炎及川崎病、疱疹咽峡炎等，只要辨证到位，应用该方均有较好的治疗效果。川崎病病情是不断发展的过程，早期阳明经证可能没有皮疹，以清阳明经为主；诸症俱见，如皮疹、手足硬肿、淋巴结肿大，即阳明热盛，心火上炎；气营两燔之证才用清瘟败毒饮；如果大便干结，还可以大胆使用大黄、芒硝等抑或大承气汤，以泻火解毒。中医治疗川崎病，根据患者的发病症状分期治疗，个体化很强，临证当抓住病变的主要矛盾，明确主攻方向。

病例3：神经性耳聋、耳鸣

张某，男，21岁，2019年4月29日初诊。

主诉：右耳耳鸣、耳聋8年，左耳耳鸣3个月。

现病史：8年前因长期戴耳机右耳出现耳鸣、耳聋，至河南省某医院住院诊为"神经性耳聋、耳鸣"，以西药治疗，无明显好转。3个月前无诱因出现发热、淋巴结炎，继而左耳出现耳鸣，外院诊为"内耳积水"，以激素等药物治疗无好转。来诊时症见：右耳完全耳聋，左耳耳鸣，呈蝉鸣音，无发热，近几年脾气暴躁，睡眠较差，大便干，每日1次，小便可。诊脉：寸脉弦，尺脉弱。

西医诊断：神经性耳聋、耳鸣。

中医诊断：耳聋、耳鸣（脾虚肝旺，痰火郁结，气滞血瘀）。

辨证诊疗思路：神经性耳聋通常伴有耳鸣，是一种感音性神经性耳聋。根据耳聋的部位和性质，分为传导性耳聋和感音性耳聋，由先天因素和后天因素等不同原因引起。该患者基本排除先天因素，询问病史，主要由于长期戴耳机学习而诱发耳聋。

中医认为，突发性耳聋有以下类型：风热侵袭型、肝火上扰型、痰火郁结型、气滞血瘀型、脾虚湿热型及肝胆火旺型等。该患者学习压力较大，脾气暴躁，睡眠较差，为肝胆火旺型。肝木克脾土，脾失健运，气血化生无源，久则肾精亏损，不能上奉于耳，痰蒙清窍，耳部经络被瘀血阻滞，耳部气血不足而引发耳聋、耳鸣。治疗既要清降肝火，又要滋补肾精，同时要行气活血，化痰开窍，方选葛根地黄汤加减。

方药：石菖蒲20 g、远志15 g、升麻9 g、僵蚕12 g、川芎9 g、桃仁12 g、葛根30 g、地龙15 g、路路通20 g、香附15 g、夏枯草10 g、辛夷10 g（包煎）、苍耳子10 g、猪苓20 g、紫苏子10 g、板蓝根15 g、生龙牡各30 g、全蝎10 g、生磁石30 g、酒萸肉9 g、甘草6 g，5剂，2日1剂，水煎服。

2019年5月9日二诊：右耳耳聋，双耳耳鸣减轻，白天不耳鸣，睡前耳鸣较明显，心烦，脾气仍暴躁，纳眠改善，大便可，2日1次，小便可。上方加郁金、香附、生白芍行气敛肝，以平肝阳。方药：葛根40 g、远志10 g、石菖蒲15 g、三棱15 g、莪术10 g、当归15 g、川芎15 g、生白芍15 g、桃仁15 g、红花15 g、升麻40 g、香附10 g、鳖甲20 g、地龙15 g、郁金15 g、路路通15 g、僵蚕15 g、蔓荆子10 g、泽泻10 g、甘草6 g，5剂，2日1剂，水煎服。

2019年5月24日三诊：双侧耳鸣减轻，左耳减轻明显，右耳仍间歇性耳鸣，右耳仍耳聋，心烦好转。治疗对症，效不更方，仅做微调：葛根60g、远志20g、石菖蒲20g、三棱20g、莪术20g、升麻50g、路路通20g、当归20g、桃仁15g、生白芍15g、鳖甲20g、地龙15g、香附15g、僵蚕12g、蔓荆子15g、郁金15g、泽泻15g、甘草6g、全蝎10g、生龙牡各30g，7剂，2日1剂，水煎服。

2019年7月1日四诊：双侧耳鸣基本消失，偶有耳鸣发作，发作时间减短，两次发作间隔时间长，心烦明显好转，纳眠可，二便可。加滋阴潜阳之品，以平抑肝阳上亢。方药：葛根60g、骨碎补20g、肉桂3g、酒萸肉6g、细辛3g、远志15g、石菖蒲25g、鳖甲30g、水蛭10g、当归15g、路路通20g、升麻60g、生磁石30g、桃仁10g、神曲15g、蔓荆子15g、生龙牡各30g、郁金15g、香附10g、淫羊藿15g、甘草6g，7剂，2日1剂，水煎服。

服药后耳鸣完全消失，耳聋也明显好转，神清气爽，精神完全恢复。

按语：引起耳鸣的原因很多，肾气不足、肝气郁结、脾胃虚弱均可引起，但脾胃虚弱精气不上达是主要原因，注重升达阳气乃打开耳窍的关键治疗。治疗时多用柴胡、石菖蒲、香附、川芎、葛根、升麻、路路通为主以理气通窍开郁，石菖蒲利九窍，明耳目，气味芳香，有通窍的作用，为治疗耳鸣、耳聋之要药；葛根、柴胡、升麻等引药上行，助清阳上升。其中葛根、升麻用量一定要大，升麻为胃经引经药，能引领诸药直达脾胃。中药非常注重引经药，《引经报使药歌》中写道：

小肠膀胱属太阳，藁本羌活是本乡；

三焦胆与肝包络，少阳厥阴柴胡强；

太阳阳明并足胃，葛根白芷升麻当；

太阴肺脉中焦起，白芷升麻葱白乡；

脾经少与肺部异，升麻兼之白芍详；

少阴心经独活主，肾经独活加桂良。

通经用此药为使，岂能有病到膏肓。

进一步说明升麻入脾胃，可以升中焦之气。三焦是能量气血转换之处，耳鸣本身为脾胃虚弱、经气不上达所致，升麻可以升提中气，同时可以引经上达头面。

耳鸣是在以上诸多原因的基础上致精气不上达，气虚无力达耳窍所致，《素问·灵兰秘典论》曰"心为君主之官"，《灵枢·五癃津液别》曰"目为之使，耳为之候"，说明耳是经络达到的较远的地方，没有强大的推动作用，精气则不上达。本例患者耳聋多年，通窍之石菖蒲加量，再配地龙、路路通、全蝎增强活血通络之功，以助石菖蒲开窍。猪苓渗湿兼有补益之功；远志性苦，宣泄通达，可宁心安神，祛痰开窍，疏通气血之壅滞，宁心安神；香附、夏枯草疏肝行气，平肝降火。葛根用量较大，这也是治疗的关键。诸药配合，肝火清、痰热去、心神安、耳窍开。

病例4：神经性耳鸣

王某，男，17岁，2019年12月6日初诊。

主诉：耳鸣半月。

现病史：患者半月前疑因精神压力大出现耳鸣，上课时较明显，休息及活动时缓解，不伴头晕，听力尚可，精神紧张。至焦作市某医院就诊，听力测试基本正常，予"泼尼松、倍他司汀、银杏叶片"口服半月，耳鸣未明显缓解，遂至我门诊。查体：发育正常，形体偏瘦，面色萎黄发暗，食欲欠佳，舌苔白腻，脉沉细无力。既往史：2年前患者听力较差，未行检查及治疗。

西医诊断：神经性耳鸣。

中医诊断：耳鸣（气虚血瘀，经络阻塞，清阳不升）。

辨证诊疗思路：耳鸣，或如蝉噪，或如水激，或如钟鼓之声，均系自觉症状，分为虚、实两类。实证由于肝胆火气上逆。《素问·经脉别论》曰："一阳独啸，少阳厥也。阳并于上，四脉争张，气归于肾。宜治其经络，泻阳补阴。"实证多伴有头痛、头胀，心烦易怒，脉象弦滑，用柴胡清肝散加减。虚证由于用脑过度，肾亏虚火上炎所致。《灵枢·口问》："上气不足，脑为之不满，耳为之苦鸣，头为之苦倾，目为之眩。"虚证常伴头晕目眩，心悸，腰酸，脉象细弱。脑为髓海，髓属于肾，治宜滋补，方用补肾丸加减。大概新病多实，病在于经；久病多虚，病偏于脏。亦有病与心肺有关，如外感风邪，风痰上扰，阻塞耳窍。

该患者为高三学生，学习压力较大，睡眠很差，食欲减退，心脾两虚，气血化生无源，上气不足，脑为之不满而发耳鸣，治当益气升阳，宁心安神，活血通络为法。治疗方案如下：

方药：益气聪明汤加减。生黄芪10 g、党参15 g、炒白术20 g、升麻10 g、葛根40 g、远志15 g、石菖蒲15 g、生磁石30 g、苍耳子10 g、泽泻15 g、路路通15 g、地龙12 g、全蝎10 g、川芎6 g、酒萸肉12 g、炒神曲12 g、炒桃仁15 g、甘草6 g，7剂，2日1剂，水煎服。

2019年12月20日复诊：服上药，耳鸣明显减轻。一日前因临近期末考试，精神较紧张，睡眠差，耳鸣又稍加重。查体：脉沉细无力。分析为病情日久，气滞血瘀，经络阻塞，阳气不得升达所致。上方葛根、升麻加量继服。方药：党参12 g、炒白术20 g、升麻15 g、葛根50 g、远志15 g、石菖蒲30 g、路路通15 g、川芎9 g、地龙12 g、猪苓15 g、生龙牡各30 g、夏枯草15 g、板蓝根15 g、全蝎10 g、酒萸肉10 g、生磁石30 g、炒桃仁10 g、苍耳子10 g、辛夷10 g（包煎）、香附10 g、甘草6 g，7剂，2日1剂，水煎服。

2019年12月30日复诊：服药后耳鸣较前减轻，睡眠好转，升达之药继续加量。方药：党参20 g、生黄芪10 g、炒白术30 g、升麻20 g、葛根60 g、石菖蒲35 g、远志15 g、路路通20 g、川芎9 g、猪苓15 g、地龙15 g、全蝎10 g、生龙牡各30 g、夏枯草15 g、板蓝根15 g、山茱萸10 g、生磁石30 g、苍耳子10 g、炒桃仁10 g、香附10 g、甘草6 g，7剂，2日1剂，水煎服。

2020年1月20日复诊：患者耳鸣声小，睡眠明显好转。方药：党参20 g、生黄芪15 g、炒白术30 g、升麻30 g、葛根65 g、石菖蒲40 g、远志10 g、路路通20 g、川芎9 g、猪苓15 g、地龙12 g、全蝎12 g、生龙牡各30 g 生磁石30 g、香附10 g、山茱萸10 g、苍耳子12 g、甘草6 g，7剂，2日1剂，水煎服。

随访，患者服药上药后耳鸣彻底消失。

按语：见第三章第二节中"十、顽固性耳鸣"。

病例5：重症湿疹合并感染

张某，男，9岁，2017年12月29日初诊。

代主诉：眼、口、鼻周溃烂伴黄色脓性分泌物3天。

患儿于3天前无明显诱因出现面部、眼睑、口、鼻周散发透明水疱，瘙痒，1天之内溃破并流黄色脓性分泌物，眼睑处皮疹成片，伴渗出、肿胀，睁不开眼，用抗组胺药及激素治疗缓解不明显。眼睑、口周、鼻下、耳周可见较厚黄色脓痂，眼内较多分泌物，不能睁眼，颈前红肿，皮肤湿润，体胖（图2-2-5-1、图2-2-5-2、图2-2-5-3），大便2日未行。因用激素效果不明显，故来我门诊求中医治疗。

西医诊断：急性重症湿疹合并感染。

中医诊断：急性湿疮（湿热阻滞阳明）。

治法：清热化湿，通腑泄热。

辨证诊疗思路：观患儿面部皮疹较重，融合成片，渗出明显，瘙痒难忍，面部几乎无完整皮肤，双眼睑肿胀，有较多脓性分泌物，上下眼睑黏合，睁不开眼，形体肥胖，腹部胀满，苔黄厚腻。中医认为，面部为阳明经所主，上眼睑属脾，下眼睑属胃。舌症合参，该患儿为阳明热盛、胃腑不通、湿热蕴积，外发于肌肤所致。治当清热化湿，通腑泄热。治疗方案如下：

（1）色甘酸钠滴眼液、利福平滴眼液、地塞米松滴眼液点眼，3次/d。

（2）生石膏50 g、滑石粉100 g、黄柏20 g、炒苍术20 g、金银花30 g，共研细末，麻油调敷患处或水煎外洗患处。

（3）方药：草薢渗湿汤加减。枳实10 g、草薢20 g、苦参12 g、金银花20 g、连翘15 g、薏苡仁40 g、炒苍术15 g、黄柏10 g、蜈蚣1条、全蝎10 g、木鳖子10 g、赤芍10 g、红花15 g、乌梢蛇15 g、乌梅15 g、蝉蜕12 g、浮萍15 g、防风15 g、地肤子15 g、白鲜皮15 g、徐长卿15 g、紫荆皮15 g、火麻仁15 g、制大黄6 g，3剂，2日1剂，水煎服。

2018年1月5日复诊：服用中药6天，面部湿疮明显消退，眼睑处脓痂脱落，眼内分泌物也减少，眼睛能睁开，恢复正常，口周仍遗留少量黄色分泌物（图2-2-5-4、图2-2-5-5）。继服中药16天后痊愈，皮肤恢复正常。

按语：本例患儿起病急骤，病情进展迅速，皮损以溃烂、流脓等湿性病变为主，属急性湿疹。患儿喜食肥甘厚味，胃火炽盛，蕴生湿热，阻滞阳明，《医宗金鉴》曰"阳明主面"，湿热循经上熏于面，兼感四时不正之气，营卫稽留，故发湿疮。证属湿热，病位在阳明，病发于肌肤、头面。治当清热燥湿，通腑解毒。方用草薢渗湿汤加减，药用草薢、苦参、金银花、连翘、薏苡仁、炒苍术、黄柏、木鳖子清热解毒燥湿，用枳实、大黄、火麻仁通腑泄热。配合西药外用抗过敏、抗炎，取其局部治疗迅速取效之作用；外用黄柏、苍术、金银花清热解毒燥湿，石膏、滑石清热收敛，生肌收口。

在清热燥湿、通腑解毒的基础上配伍了赤芍、红花通血脉；浮萍、防风除风祛邪；地肤子、白鲜皮、徐长卿祛风除湿，走肌肉；蜈蚣、全蝎通大经；乌梢蛇通络脉；紫荆皮通肝经，祛在筋之湿热。如此打通经络，内外配合，使正气恢复，邪无可藏，疾病向愈。

病例6：顽固性湿疹

范某，女，30余岁，2020年3月7日初诊。

主诉：顽固性湿疹10余年。

患者患顽固性湿疹10余年，分布在全身上下所有的关节处，如脚踝、膝关节、尾骨、两腋下、肘关节。双手、双脚皮疹呈对称性，患处奇痒，流水（图2-2-6-1、图2-2-6-2、图2-2-6-3、图2-2-6-4）。患者夜晚瘙痒不能睡眠，患处流水，呈苔藓化，白天当众无法抓痒，精神极度焦虑，昼夜难眠，病情愈发严重。曾被诊为抑郁症，患者几欲崩溃。多处求医无果，前来就诊。因患处瘙痒，局部苔藓化，初诊：西医诊为皮肤癣病，中医诊为癣（寒毒阻络）。治以温经通络，除湿止痒。

方药：百部30 g、蛇床子30 g、硫黄30 g、土槿皮40 g、斑蝥6 g、樟脑3 g，1剂，研面外用。

2020年3月9日二诊：患者诉湿疹有所加重，瘙痒难忍。仔细观察病情，诊脉后判断患者为慢性湿疹，因慢性湿疹皮肤也可有苔藓化，故一诊误诊为顽癣。慢性湿疹因脾胃湿热，风湿热毒入侵，阻塞经络，津液耗伤，肌肤失养所致。风邪为患，奇痒难忍，内湿、外湿相合病情顽固，久而化热化毒，伤耗阴津，阻塞经络。此时祛湿易伤阴，养阴易助湿，热毒则生燥，治疗变得十分复杂，冰冻三尺非一日之寒，先从解毒除湿下手，配合养阴搜风通络治疗。治法：解毒除湿，养阴搜风通络。苦参乌蛇汤（苦参、乌蛇）加金银花汤（金银花、菊花、黄连、土茯苓、薏苡仁、防风、蝉蜕、甘草）加六虫解毒汤（全蝎、蜈蚣、荆蛇、赤芍、地龙、当归、首乌、地骨皮、菊花）化裁，方药如下：苦参15 g、乌梅12 g、金银花40 g、黄柏15 g、连翘15 g、生薏苡仁50 g、炒苍术12 g、蜈蚣1条、全蝎10 g、木鳖子10 g、赤芍15 g、枳实12 g、红花12 g、乌梢蛇12 g、蝉蜕12 g、萆薢20 g、浮萍12 g、防风15 g、地肤子15 g、白鲜皮20 g、徐长卿20 g、紫荆皮15 g、火麻仁20 g、制大黄9 g，3剂，2日1剂，水煎服。生石膏50 g、滑石100 g、黄柏20 g、苍术20 g、金银花20 g，每日1剂，外用洗湿疹患处。

2020年3月27日复诊：用药近3周后，瘙痒明显减轻，皮疹好转。继以上方配以夜交藤20 g、酸枣仁30 g，口服5剂，困扰患者10余年的湿疹竟然痊愈（图2-2-

6-5），抑郁症也好转，心情舒畅，正常上班。患者全身皮肤已如正常，腿部因苔藓化较重，又用药1个月痊愈如常。

按语：湿疹中医称为"浸淫疮""湿疮"。西医认为本病是多种因素引起的一种具有明显渗出倾向的皮肤变态反应性炎症。治疗主要是抗过敏，其表现特点是皮疹多形，对称分布，湿性倾向，剧烈瘙痒，反复发作。本病可分为急性、亚急性、慢性三种。急性湿疹的特点是起病较急，皮疹潮红肿胀，以丘疹水疱为主，糜烂渗液明显；亚急性湿疹以丘疹鳞屑和痂皮为主，仅有少数水疱和糜烂；慢性湿疹由急性亚急性湿疹演变而来，其特点是皮肤增厚，色素加深，粗糙脱屑，苔藓样变。

本患者初诊时见苔藓样变曾误诊为癣而用燥烈的药物，使病情加重。一诊方中硫黄酸温有毒，内服补火助阳，本品纯阳暖通而不燥涩，对于阳虚寒湿之证效佳，但本患者不属寒湿，乃为湿热；蛇床子辛散祛风，苦燥除湿，内服有温肾壮阳之功；斑蝥辛寒有大毒，蚀肌散结解毒；土槿皮杀虫止痒，润燥活血；樟脑味辛、性热，芳香气烈，杀虫疗疮。该方总体偏燥，配伍主治顽癣，患者用后病情加重，故诊断当重新考虑。

再次诊查发现该患者具有皮疹多形，对称分布，湿性倾向，剧烈瘙痒，反复发作的特点。由于发病10余年，皮肤虽出现增厚粗糙，但仍有流水渗出，为湿疹慢性顽固性病变。中医认为，该病变为脾胃虚弱，饮食不节，湿热内蕴，感受风毒邪气，搏于肌肤而病，病久热毒伤阴，血虚风燥，经络不通，治当解毒除湿，健脾养阴，搜风通络。方中苦参燥湿；生薏苡仁化湿；草薢祛经络之湿，草薢治湿最长，治风次之，能分利湿热，对皮肤湿疹、下焦湿热疮毒有良效；苍术祛下焦之湿；枳实、大黄通大肠，火麻仁润肠通便、滋养肝肾，使湿毒有出路，上、中、下三焦湿邪从不同途径逐出；全蝎、乌梢蛇、蜈蚣祛在经之风；蝉蜕、浮萍、防风、地肤子、白鲜皮、徐长卿祛在皮之风；木鳖子有毒，解内毒、久毒；金银花、连翘解在表之毒；佐以乌梅养阴生津。祛湿不伤阴，除风不在皮，从经到络到皮打通通路，风湿热毒透发体外，诸药配合，症状明显减轻。用药近3周，再次来诊，皮疹、瘙痒明显好转，嘱继续用药。1个月余后皮肤如常人，10余年的顽固性皮肤疾病痊愈。

病例7：荨麻疹

马某，男，7岁7个月，2019年11月29日初诊。

代主诉：全身反复出现大片皮疹1个月，发热1周。

患儿于1个月前无诱因出现全身红色皮疹，瘙痒无比，至河南省某医院就诊，诊为"荨麻疹"，多次予"地塞米松"静脉滴注及"西替利嗪、氯雷他定"口服，皮疹可暂时消退，每天仍反复发作；1周前无诱因再次出现全身皮疹，伴有发热，在郑州市某医院住院，予"地塞米松"等药静脉滴注后体温暂退，但皮疹不退，为求中医治疗，至我门诊。现症见：全身密布大片状皮疹，高出皮面，发白，瘙痒难忍，突发突止，反复发病（图2-2-7-1、图2-2-7-2、图2-2-7-3、图2-2-7-4、图2-2-7-5）。查舌质淡，苔薄腻，脉迟弱。询问病史，患儿喜食肥甘及牛奶、酸奶等高蛋白食品，运动较少，怕热，喜吹空调。

诊断：荨麻疹（气血虚弱，风邪阻络，营卫失和）。

治法：补气除风，活血通络，调和营卫。

方药：制附子6g（先煎30分钟）、生黄芪10g、防风12g、地肤子15g、当归15g、桂枝6g、生白芍10g、乌梅15g、乌梢蛇10g、赤芍10g、红花10g、生地黄20g、玄参15g、蝉蜕9g、紫荆皮10g、地肤子15g、白鲜皮15g、刘寄奴15g、徐长卿15g、蛇床子10g、甘草6g，3剂，2日1剂，水煎服。嘱避免受风，忌肉、蛋、奶。

服药1周皮疹完全消失。嘱患儿不喝牛奶，少食高蛋白食物。随访半年未再复发。困扰患儿1个月的荨麻疹用纯中药治疗后痊愈，未用任何激素及抗组胺药。

按语：见病例8。

病例8：哮喘、荨麻疹

张某，男，12岁，2019年12月20日初诊。

代主诉：反复喘息1年，间断全身散在皮疹2个月余，再发8天。

患儿于1年前接触冷空气后出现喘息，外院诊为"哮喘"，规律予"信必可都保（布地奈德福莫特罗粉吸入剂）"一天2次，吸入1年余，哮喘得以控制。半年前（夏日）每次在空调房间学习后就出现喘息，离开房间2小时后症状缓解；

4个月前（8月15日）至公园玩耍路程中哮喘急性发作，呼吸困难，至河南省某医院住院，查过敏原提示对"羊肉、尘螨"过敏，予"布地奈德、特布他林"雾化及"地塞米松"静脉滴注7天，好转后出院，出院后间断雾化吸入"布地奈德、特布他林"；2个月前外出玩耍时哮喘再次发作，并出现全身荨麻疹，以四肢居多，予"甲强龙"静脉滴注及"氯雷他定"口服1周后症状缓解；近1个月前（11月22日）食牛奶、荷包蛋后于夜间12点哮喘急性发作，荨麻疹再次出现，以面部为主，予"地塞米松、硫酸镁"静脉滴注及雾化后症状缓解；8天前患儿受凉咳嗽，怀疑"流行性感冒"，予"奥司他韦"口服1小时后出现哮喘急性发作，呼吸困难，全身皮疹，躯干部明显，自觉瘙痒，再次至河南某省级医院住院，予"甲强龙"静脉滴注7天，"头孢曲松"静脉滴注3天后喘息缓解，皮疹未消退，夜间使用"异丙嗪"也无明显疗效。至此反复发病，多次用大量激素控制，虽能短暂缓解，但不久再发，由于反复应用大量激素，患儿免疫功能受到严重影响，出现反复感染，感染又加重全身皮疹，同时因长期使用激素，患儿出现明显的库欣综合征，使疾病越发越重，出现恶性循环，成为顽固性荨麻疹。家长为求彻底治疗，遂至我门诊。现症见：全身皮疹，躯干部居多，呈大片状，皮疹中间发白，自觉瘙痒（图2-2-8-1、图2-2-8-2、图2-2-8-3、图2-2-8-4），大便稀，每日2~3次。患儿平素喜喝牛奶、酸奶，以及喜食肥甘厚味、小食品等。查体：皮疹压之退色，听诊双肺未闻及明显的喘鸣音。

西医诊断：①荨麻疹；②支气管哮喘。

中医诊断：荨麻疹（气虚营卫不和），喘证（上盛下虚、肾不纳气）。

治法：补气祛风，调和营卫。

方药：当归四逆汤加减。制附子6g（先煎30分钟）、生黄芪12g、当归15g、桂枝10g、生白芍10g、防风12g、赤芍10g、通草15g、生地黄20g、玄参15g、红花15g、炒麦芽15g、炒山楂15g、制大黄10g、木鳖子10g、蛇床子12g、地肤子15g、白鲜皮15g、徐长卿15g、蝉蜕6g、乌梢蛇10g、刘寄奴15g、甘草6g、连翘15g，4剂，2日1剂，水煎服。

2019年12月25日复诊：患儿服药后自觉燥热，眠差，皮疹增多，发痒，喘息加重。为什么诊断、治疗方案对症，而病情加重呢？思考再三，豁然开朗。肺主气，司呼吸，其华在毛，在体为皮，主宣发肃降、通调水道。宣发不仅指肺气有向上或向外升宣、发散的功能，同时可宣发卫气，调节腠理开阖。患儿当下因外邪引动伏痰，痰浊阻塞肺气，气机上逆，使肺无法行使宣发肃降功能，补气可加重肺气之壅塞。治疗当根据祖国医学"急则治其标，缓则治其本"的原则，先降气平喘，气归于顺，肺才能正常行使宣发肃降功能。此时再补气、调和营卫，才能达到治疗目的。因此治疗方案改为化痰平喘，宣降肺气，方用定喘汤加减。调方如下：炙麻黄6g、白果10g、桑白皮12g、瓜蒌20g、清半夏10g、沉香6g、代赭石30g、葶苈子20g、赤芍10g、红花10g、徐长卿15g、防风12g、地龙10g、蜈蚣1条、炒麦芽15g、炒山楂15g、神曲15g、连翘10g、紫菀15g、款冬花15g、甘草6g、青皮12g，3剂，2日1剂，水煎服。

2019年12月30日复诊：服药后患儿喘息基本消失，咳少量白色黏痰，皮疹明显消退，面部仍有少量皮疹。双肺听诊呼吸音清晰。在上方的基础上配当归四逆汤加减，重用除风活血通络之品，调方如下：炙麻黄6g、白果10g、桑白皮12g、防风12g、炒麦芽15g、炒山楂15g、连翘15g、厚朴10g、地肤子15g、白鲜皮15g、浮萍12g、桂枝6g、生白芍12g、当归15g、生黄芪10g、制附子6g（先煎30分钟）、徐长卿15g、蝉蜕6g、乌梅15g、乌梢蛇10g、蛇床子10g、制大黄6g、甘草6g、赤芍15g、红花10g，3剂，2日1剂，水煎服。

患儿服上药第2日，皮疹再次加重，就近去医院注射"地塞米松"，皮疹稍缓解，晨起再次来诊。思考再三，患儿确有虚象，为何每于补气后皮疹加重呢？切脉发现，患儿脉象寸脉浮，尺脉涩弱，说明虽有虚候，但是表证未除，邪气阻碍经络，治当先泻肺平喘，疏通经络，气道血道畅通，再行补虚，方能奏效，急更换成2019年12月25日药方继服，当天患儿皮疹消退，不喘，听诊双肺呼吸音清晰。调方如下：制附子10g（先煎30分钟）、炙麻黄6g、白果10g、桂枝9g、生白芍15g、生黄芪10g、乌梢蛇15g、木鳖子10g、浮萍15g、防风12g、赤芍15g、红花15g、蝉蜕6g、地龙10g、地肤子12g、白鲜皮10g、徐长卿10g、炒麦芽15g、炒山楂15g、炒槟榔10g、甘草6g，3剂，2日1剂，水煎服。

2020年1月13日复诊：患儿服药后未再出皮疹，无喘息，双肺呼吸音正常。上方加减巩固治疗。方药：制附子10g（先煎30分钟）、生黄芪10g、炙麻黄6g、白果10g、桂枝10g、生白芍12g、当归15g、浮萍15g、防风15g、赤芍10g、红花10g、徐长卿15g、地肤子15g、白鲜皮15g、木鳖子10g、炒麦芽15g、炒山楂15g、炒槟榔10g、枳壳10g、乌梢蛇12g、地龙10g、甘草6g、蝉蜕6g，7剂，2日1剂，水煎服。

此后患儿皮疹完全消退，嘱其不喝牛奶、酸奶，少食高蛋白饮食，生活有规律、不熬夜，哮喘未犯病。之后由于进入新型冠状病毒肺炎疫情期，未见患儿，电话随访半年无发病，身体健康，截至2021年，患儿无不适（图2-2-8-5）。

按语：荨麻疹是由于皮肤、黏膜小血管扩张及渗透性增加而出现的一种局限性过敏性水肿反应，是一种儿科常见的皮肤病。观荨麻疹所发之部位，多在表，与营卫关系密切，盖营行脉中，卫行脉外，营卫者，气血之别名也，其发病与气血不和、循行不畅关系密切。

接触致敏物质是诱发荨麻疹的主要发病因素，其中最主要的就是饮食物及刺激性异味。对于人体而言，与自然环境进行物质交换主要是呼吸和饮食，正如《素问·六节藏象论》所言"天食人以五气，地食人以五味"。现代医学认为该病与过敏原及小儿机体免疫功能亢进有关。中医认为与肺、脾、肾关系密切，肺虚无以御外来之杂气，脾虚无以化入口之杂食，肾虚无以驱杂邪，且该病与先天禀赋不足、肾气肾精亏虚有关。

外界寒热的变化、剧烈运动及情绪刺激，此三者皆可影响肌表气血的升降出入。祖国医学认为血出脉中而居卫分之位，潴留于肌表，阻滞卫气运行，而见风团样皮疹，若津多而血少，其色发白，血多而津少，其色发红。《伤寒论》云"荣气和者，外不谐"，荣卫之气和，其疹自愈。

营卫之本源于中焦脾胃运化之水谷精微，并依赖于下焦肾气肾阳之推动，上归于心肺，奉心化赤，布散皮肤、腠理，《金匮要略》云："腠者，是三焦通会元真之处，为血气所注；理者，是皮肤脏腑之纹理也。"卫气来源于水谷之精微，并在肺气的宣发作用下通过三焦布散到体表。正如大多数人随着年龄的增长，出现皱纹，就是人体元阳渐衰，不能充养卫气，而导致皮肤腠理疏松，皱纹横生。人体之气血充足时，优先供应以脏腑为中心的重要脏器；气血亏虚时，四末及体表则首先受到影响，因而我们就很容易理解为什么长期劳累（久病、多病亦是对阳气的消耗）是诱发呼吸道感染的最主要原因。

顽固性荨麻疹的治疗重在通补，具体而言：通指通调上、中、下三焦，以助元气通行；通十二经脉，以助气血运行；通皮肤腠理之小络，以助气血外达。补指补下焦之元阴元阳，以助先天；补中焦之气血，以资后天；补上焦之（阳）气，以助气血行肤至络。元阳充盛，气血得行，经络得通，空窍得养，贼风客邪，安有藏身之处？

本患儿不仅有顽固性荨麻疹，还有哮喘，二者虽病不同，实则病因相同，均为过敏引起，但治疗上当分轻重缓急，从整体着手辨证。治疗该患儿时先降气平喘，活血祛风通络，将壅塞之气疏通，再缓缓补虚，而达到治疗目的。

人体是一个有机的整体，脏腑为机体的核心，五脏由经络相连，十二经脉通过经气的运行，协调、平衡、营养五脏六腑及皮毛筋骨等，是个复杂的运行调整环路。当外邪由肌表入里，由腑及脏，每深入一步都有相应部位的正气与之抗争，这是人类最严谨的保护机制。皮肤出现荨麻疹，病初在皮肤，病程日久，邪由络脉入阳经最终到达阴经，导致经络不通，阳气不足而影响脏腑。邪由外而渐入于内，治则由内而外，层层鼓动正气，驱邪外出。基于顽固性荨麻疹病机，遂制祛风通络汤治疗，方药如下：当归、细辛、桂枝、白芍、通草、黄芪、制附子、地肤子、蛇床子、乌梢蛇、生地黄、浮萍、白鲜皮、防风、乌梅、徐长卿、蝉蜕、刘寄奴。

本方以辨病与辨证相结合，主方以当归四逆汤加减，标本兼治。本方具有三大特点，祛风、补阳、活血通络。方中浮萍、地肤子、徐长卿，味辛，能散、能行，能驱在表之风，风在皮选浮萍、防风，在肌选地肤子、白鲜皮、徐长卿。乌梢蛇，味甘，性平，无毒，为虫类药，具有搜风通络作用，能驱在经之风，使风邪由里达表、由经达络，驱除体外。叶天士对虫类药作用提出"无血者走气，有血者走血，飞者升，走者降"。黄芪、制附子、当归，味甘，既能温补脾肾之阳，通行全身，使邪气从内驱赶于外，又能补血活血，通行十二经脉；通草味甘、淡，通络脉祛外邪；细辛性温，既能祛在表之寒邪，又能散在阴经之寒结；白芍敛肝经之急。其他药物均为佐药，辅助主药共同发挥作用。上药配合丝丝入扣，阻断了疾病的多个环节，使风邪无处安身，则疾病痊愈。

中医治病贵在辨证。中医对生命观察的角度与西医不同，中医坚持哲学的整体论、有机论、天人合一论，采用辨证与辨病综合分析法去剖析，审症求因，治疗遵循调和、共存的法则，以达到治病的目的。

病例9：带状疱疹

李某，女，68岁，2020年2月18日初诊。

主诉：右上腹疱疹伴疼痛1周。

1周前患者和家人争吵后情志抑郁，右侧上腹部出现成簇状疱疹，伴有较明显的疼痛，疱疹呈粟粒样至黄豆大小，色红，不融合，部分疱疹发展成水疱，疱壁紧张发亮，周围有红晕。外院予"阿昔洛韦"静脉滴注，并予"利多卡因乳膏"外用缓解疼痛，治疗1周，疱疹及疼痛无明显缓解，于2020年2月18日至我处初诊。现症见：右侧上腹部胸胁处集簇性粟粒至黄豆大小疱疹，色红，周围有红晕，伴有渗液，疼痛明显，心烦易怒，口苦，小便黄，大便干，2~3日一行，舌质红，苔黄厚腻，脉滑数。

西医诊断：带状疱疹。

中医诊断：缠腰火丹（肝胆湿热）。

治法：清肝泻热、凉血活血、解毒止痛。

方药：龙胆泻肝汤合五味消毒饮加减。龙胆10 g、黄芩12 g、栀子10 g、柴胡12 g、车前子30 g（包煎）、生地黄15 g、板蓝根30 g、大青叶15 g、野菊花15 g、延胡索12 g、蒲公英15 g、薏苡仁30 g、紫花地丁15 g、两面针12 g、白芍15 g、当归15 g、牡丹皮15 g、川楝子10 g、全蝎6 g、蜈蚣1条、马钱子0.3 g、羚羊角粉1 g，5剂，每日1剂，分3次服并予外用药物。雄黄10 g、冰片6 g、黄柏15 g，共研面，加用利多卡因注射液，调成糊状，涂患处，每日3次。

2020年2月23日二诊：疱疹明显好转，部分疱疹开始结痂，疼痛缓解。上方去板蓝根、大青叶，加黄芪30 g以益气、托毒外出，并继续予上述外用药物涂抹。10天后，疱疹基本结痂，疼痛缓解。

按语：带状疱疹为水痘-带状疱疹病毒引起的沿体表神经分布的带状、成簇的水疱，常伴有受累神经支配部位的剧烈疼痛。多发于高龄、免疫力低下的人群，疱疹后多伴有难治性剧烈疼痛。中医称为"缠腰火丹""火丹""蜘蛛疮"等，疱疹后的神经痛称为"蛇丹愈后痛"。中医伏邪理论认为，伏邪为"感而不随即发病，而伏藏于体内"的病邪，理论源于《内经》"冬伤于寒，春必病温"，传统伏邪理论认为外邪侵犯人体，正气被束，不能托邪外出，使邪气得以伏匿，逾时而发。随着中医学的发展，清代伏邪理论有了突破性的发展，不再局限于伏寒化温，不断扩展伏邪的病因。清代医家王燕昌在《王氏医存》中提出，伏匿诸病，六淫、诸郁、饮食、瘀血、结痰、积气、蓄水、诸虫皆有之，指出不仅仅是正虚导致伏邪，各种感而不立即发病的所有致病因素均为伏邪，大大丰富了伏邪理论。本案患者年老肾虚，"天癸竭"，感受寒邪，或夹他邪，伏于少阴，正气被束，无力托邪外出，使邪气得以伏匿，日久结为热毒。春三月，阳气上升，人体阳气渐蒸腾，恰逢情志内伤，肝气上逆，木能克土，肝旺乘脾，脾失健运，脾湿结而化热；木又能生火，故生湿热火毒，外溢肌肤，流窜经络，经气不宣，气滞血瘀，不通则痛而发病。本病基本病机为湿热搏结、气郁化火、火毒外溢于肌肤而发，根本原因为"天癸竭""不藏精"，诱发因素为"伏寒化温"。病位主要在肝经，涉及脾、肾。足厥阴肝经"起于大趾丛毛之际……过阴器，抵少腹，挟胃，属肝，络胆，上贯膈，布胁肋……连目系……其支者，从目系下颊里，环唇"。伏邪在春夏阳气内动之时外发。王士雄《温热经纬》云："伏气温病，自里出表，乃先从血分而后达于气分。"伏于少阴，发于厥阴，湿热毒邪留于厥阴"胁肋"，灼伤肌肤。

《医方集解》中龙胆泻肝汤主治肝胆经实火、湿热，胁痛耳聋。《成方便读》言：夫相火寄于肝胆，其性易动，故以龙胆草大苦大寒，大泻肝胆之实火。肝胆属木，木喜条达，邪火抑郁，则木不舒，故以柴胡疏肝胆之气。更以黄芩清上，栀子导下，佐以木通、车前子、泽泻引邪热从小肠、膀胱而出。古人治病，泻邪必兼顾正，否则邪去正伤，恐犯药过病所之弊，故以当归、生地黄养肝血，甘草缓中气，且协同诸药，使苦寒之性不伤胃气耳。

一诊方中龙胆草为君，大苦大寒，既能清肝胆实火，又能清肝经湿热；柴胡、黄芩、栀子、板蓝根、大青叶清热解毒；野菊花、蒲公英、紫花地丁为五味消毒饮去金银花、天葵子，本证为中焦肝胆湿热，去入上焦之金银花、入三焦之天葵子，使药效更专；车前子、薏苡仁利水渗湿，引邪热从小肠、膀胱而出，使湿热毒邪有所出路；相火寄于肝中，易劫肝阴，以白芍柔肝阴，敛肝血；当归、生地黄、牡丹皮养肝血活血；湿热毒踞于肝胆，肝胆之气不疏，予延胡索、柴胡、川楝子疏泄肝胆之邪，行气止痛；湿热蕴结肝胆，影响藏血功能，故以两面针活血化瘀，行气止痛；马钱子味苦、性寒，有大毒，归肝、脾经，有散结消肿、通络止痛之功，常借其"毒药猛剂善起沉疴"之用；蜈蚣性善走窜，为治风要药，且能散结攻毒，去恶血；全蝎搜剔走窜，解毒通络止痛。诸药合用，共达清肝解毒泻热、活血通络止痛之效。

总之，在辨证施治上，清热利湿解毒以治其因，化瘀通络理气以治其果。在辨证分析时，当权衡湿热之中是湿重还是热重，毒热之中是热重还是毒重，在治疗过程中抓住各个阶段的发展变化。发病时，热重于湿，重用龙胆草、黄芩清肝胆火热；疱疹基底色紫暗，证属血热，配茜草、赤芍活血化瘀；柴胡、川楝子清热疏肝，理气止痛；薏苡仁、车前子清热利湿；栀子、生地黄、羚羊角凉血解毒，清三焦之热；大青叶、野菊花、蒲公英清扬上升，清上焦毒热。总之，先以苦寒折其热，以防毒邪窜延或深入扩散；后用茵陈、蒲公英、菊花利湿清热解毒，药后热势渐减，再以利湿健脾缓缓收功，治疗重点突出，阶段明确。

西医认为，带状疱疹是水痘-带状疱疹病毒潜伏在脊髓后根神经节内，在免疫功能下调时，该病毒被激活，或因感染的神经经轴索下行，到达该神经所支配区域，在皮肤内复制而引发皮肤水疱，同时受累的感觉神经发生了炎症、坏死，产生神经痛，其疼痛剧烈难忍。马钱子对感觉神经末梢有麻痹作用，通络止痛作用强烈，入肝脾二经，可直接引诸药达病所，使病痛快速缓解。已故名老中医赵炳南老师的黑色拔膏棍，外贴治疗带状疱疹，止痛有良效，其中就使用了马钱子。黑色拔膏棍为中药硬膏制剂，温热后贴敷患处，为祖国医学的经典外用膏药，药物组成：土大黄、大风子、百部、皂角刺各60 g，鲜凤仙花、羊蹄躅花、透骨草、马钱子、苦杏仁、银杏、蜂房、苦参各30 g，穿山甲、川乌、草乌、全蝎、斑蝥各15 g，金头蜈蚣15条，白及末30 g，藤黄末、轻粉末各15 g，硇砂末9 g等。其对带状疱疹疼痛及其感染后遗症有良效。

带状疱疹的后遗症——神经痛，也是治疗的难题，其疼痛令人感觉撕心裂肺，寝食难安，多数患者服用安眠药方能入睡。祖国医学对疑难杂症多从活血化瘀治疗，认为此病多为气滞血瘀，毒邪未尽，治当活血化瘀，通经活络，兼清余毒，方用活血散瘀汤加减。组成：鸡血藤15 g、鬼箭羽15 g、桃仁10 g、赤芍15 g、延胡索15 g、川楝子15 g、木香10 g、陈皮10 g、丝瓜络20 g、忍冬藤30 g、乳香10 g、没药15 g、白芷10 g、蒲公英15 g、紫花地丁15 g、大黄10 g、伸筋草30 g。服药后疼痛多能缓解。

病例10：颈淋巴结炎

张某，男，5岁，2018年7月23日初诊。

代主诉：反复发热伴颈淋巴结肿大33天。

患儿33天前出现发热，热峰40 ℃，伴颈淋巴结肿大，触痛，右侧显著，当地诊所治疗效果差（用药不详），遂转至郑州市某医院住院18天，其间行右颈淋巴结穿刺，病理示：急性化脓性炎性继发脓肿形成。予"头孢他啶、阿奇霉素"等药物治疗，体温可退，停药则发热。颈淋巴结肿大未见减轻。为求进一步治疗，前来我处求治。就诊时症见：颈部淋巴结肿大如核桃，表皮不红（图2-2-10-1、图2-2-10-2、图2-2-10-3），面色晦暗，乏力，精神尚可，食欲不振，体温波动在38～39 ℃。

西医诊断：颈淋巴结炎。

中医诊断：颈痈（正气亏虚，湿热内阻，瘀血阻络）。

治法：散结消肿，扶正破瘀。

辨证诊疗思路：根据患儿的症状及淋巴结穿刺病理检查，"颈淋巴结炎"诊断明确。抗生素治疗淋巴结炎是西医的常规治疗方法，用于本例为什么无效呢？中医认为，颈淋巴结炎属中医的"颈痈"范畴，痈一般为阳证。但患儿反复使用抗生素伤及正气，痈由阳转阴；再观患儿，颈淋巴结虽肿大如核桃，但疼痛不重，皮色不红，局部不热，久不溃破，加之面色晦暗，神疲乏力，可知患儿中气大虚，无力托毒外出，阳证已转为阴证。治当大补中气，养血和营，方能托毒外出，诊疗方案如下：

内服方：五味消毒饮合托里透脓散加减。黄芩10 g、黄连10 g、蒲公英15 g、紫花地丁15 g、皂角刺15 g、乳香10 g、没药10 g、胆南星10 g、天花粉15 g、玄参15 g、生地黄15 g、木鳖子6 g、穿山甲6 g、金银花20 g、野菊花15 g、枳壳6 g、黄芪6 g，3剂，2日1剂，水煎服。

外用方：自制藤黄散（藤黄7 g、雄黄7 g、硫黄7 g、樟脑5 g、枯矾4 g，研面备用），与香油调和，敷于患处。

2018年8月3日复诊：服药第2日体温正常，颈淋巴结明显缩小，色淡红，质较前软。

服药10天后，淋巴结肿大消除，未再发热，病告痊愈。

按语：痈为阳证，虽发于肌肤，却与五脏、经络、气血有关，辨证要从局部结合全身，从全身了解局部，在治疗上根据情况或消或托或补，适当配合外治法。气血的盛衰直接关系到疮疡的全过程，如气虚则疮难以破溃，血虚则难以敛口，气血充足则易溃易散。辨证时注意辨肿、辨脓、辨色、辨痛、辨冷、辨热、辨麻、辨木。溃破期辨虚、辨实、辨顺、辨逆。经络辨证注意发于面部属胃经，头项正中属督脉，两侧属膀胱，耳前属胆经三焦经，胸胁属肝胆经，颈部属胆经胃经，臀部外侧属三阳经，内侧属三阴经等。

本患儿颈痈，风热挟痰壅结于手少阳三焦经、足阳明胃经或肝胃火毒上攻，郁火蕴结而成。该患儿平素多食肥甘厚味，积热内蕴，常看激烈的动画片，肝火内蕴，循经上扰，故局部肿胀，内蕴湿热则发热不退。诸症看似阳证，但患儿局部疼痛不重，皮色不红，肿处坚硬但不化脓，局部不灼热，饮食不佳，又似有阴证的表现，此乃中气虚，肝郁痰火蕴结不去所致。此中气虚与早期使用大量的抗生素也有一定的关系，抗生素会使热毒减轻，但也伤正气，故而一味使用抗生素无效。中医治痈分初期、脓成、溃后、收口四个阶段。该患儿局部肿而不溃，不红，疼痛不重，病仍在初期阶段，属气血不足引起。朱仁康先生认为：正虚者首先扶正，气血两虚者益气和营，阴虚火旺者滋阴清热，阳虚欲脱者回阳救逆。痈证虽是阳证，但可从阳转阴，须看正气盛衰，邪毒轻重。辨证关键在于分清阴证、阳证、虚证、实证。上方用黄芪托里透脓，皂角刺、穿山甲、玄参散结，天花粉、乳香、没药散痰结透脓，再配清热解毒药即可见效，困扰患儿月余的疾病手到病除。

病例11：儿童痹证

芦某，男，5岁，2019年9月20日初诊。

代主诉：双膝关节疼痛20天，发热伴头痛10天。

20天前患儿无诱因诉双膝关节疼痛，家人未予重视；10天前出现发热，热峰38.3 ℃，伴有头痛，诊所予"退热药及退热针（不详）"治疗效果差。遂至许昌市某医院住院，怀疑"结缔组织病"，予"青霉素、甲强龙、热毒宁"静脉滴注3天后体温暂退至正常，停药后又发热。X线片怀疑双膝关节滑膜炎，建议进一步行磁共振检查明确诊断。为进一步治疗，由当地医生介绍来我处就诊。

来诊时症见：发热，双膝关节疼痛不可触，红肿不明显，伴有较重的头痛，精神欠佳，纳眠一般，二便可，脉沉细无力。

西医诊断：急性膝关节滑膜炎？

中医诊断：痹证（阳虚，寒湿胶结，郁而生热，痹阻关节）。

辨证诊疗思路：急性膝关节滑膜炎类似中医的"痹证"。痹证多因感受风寒湿邪引起，也可因阳虚感受风寒湿邪，郁久化热所致，古人称痹证多寒。该患儿来诊时发热，双膝关节肿胀疼痛，但局部红肿不明显，乃胃气虚弱，风寒湿邪乘虚入侵，闭阻经络，郁久生热而发病，治疗一味消炎、清热解毒，使阳气受伤，邪郁不散，阻滞经络，故而双膝关节肿痛。治疗当温阳散寒，除风通络兼以清热。治疗方案如下：

方药：桑寄生汤加减。羌活12 g、独活12 g、制川乌10 g（先煎1~2小时）、桂枝10 g、生石膏30 g、知母10 g、威灵仙15 g、海桐皮15 g、杜仲15 g、防风10 g、细辛3 g、川芎10 g、黄芩10 g、生地黄15 g、两面针15 g、续断10 g、路路通15 g、桑寄生15 g、皂角刺15 g、木瓜10 g、秦艽10 g、甘草6 g，5剂，2日1剂，水煎服。

2019年9月30日二诊：服药后双膝关节疼痛、头痛明显好转，体温降至正常未再反复，精神恢复如常。查体：双膝关节无红肿。处方调整如下，以巩固治疗。

（1）外用方：杜仲30 g、乌梢蛇2条、制川乌10 g，1剂，煎汤外洗。

（2）口服方：制川乌9 g（先煎1~2小时）、秦艽12 g、路路通20 g、桑寄生15 g、羌活12 g、独活12 g、两面针20 g、续断15 g、川芎9 g、生地黄20 g、乌梢蛇6 g、桂枝10 g、知母10 g、通草15 g、伸筋草20 g、细辛3 g、杜仲15 g，7剂，2日1剂，水煎服。

用药后电话随访，患儿症状完全消失。

按语：滑膜炎多由感染、创伤、免疫及其他疾病（如痛风等）引起，身体超重也可诱发滑膜炎。儿童感冒出现滑膜炎的情况不少，患者发热或不发热，以关节疼痛为主，中医按痹证治疗。该患儿因风寒湿热胶结、痹阻经络所致，故表现以高热不退、关节肿痛为主，单纯地解表散热不能达到目的，应该搜剔经络寒湿热邪，使其透达。一诊方在祛风除湿热的基础上加补肾温阳通络之品，起到标本兼治、内外兼顾的效果。有些儿童疾病看似实证，实乃虚实夹杂。临证当脉症结合，透过现象看本质，抓住矛盾的主要方面。

本案治疗辨病与辨证相结合，考虑到患儿阳虚，风、寒、湿邪痹阻经络，予桑寄生汤祛风湿、补气血。寒痹多痛，湿痹疼痛重浊，患儿关节疼痛较重，加制川乌、桂枝，二药散寒祛风、化湿通络；独活祛下肢风湿；威灵仙、海桐皮、细辛、防风、木瓜、路路通助祛风除寒湿、通经络；秦艽、生石膏、知母、桂枝、黄芩、两面针祛夹杂之湿热；知母护阴津，与川芎、桂枝合用通阳气而不燥，兼能祛热；川芎散邪通痹；杜仲、生地黄、续断、桑寄生补肝肾；皂角刺托毒外出。全方培补肝肾、散寒祛湿，阴药阳药同用，活血通络，标本兼治，风寒湿热得除，肝肾得补，则疾病向愈。

病例12：松果体生殖细胞瘤术后

冯某，男，14岁，身高193 cm，2019年1月31日初诊。

代主诉：间断头痛7年，松果体肿瘤术后间断发热3个月，昏迷2个月余。

患儿7年前无诱因出现头剧烈胀痛，持续10~20 min，约每周1次，多次至当地医院查头颅CT、MRI未明确病因；3个月前再次出现头痛，当地医院查头颅MRI提示颅内占位，合并脑积水，转至我省某医院神经外科，于2018年10月26日在全麻下行"脑室钻孔引流术"，2018年10月27日在全麻下行"左侧丘脑、松果体区占位切除术"，术后当天出现发热，热峰38.5 ℃，对症治疗后体温波动于38～39 ℃；2018年11月22日行"脑室腹腔分流术"；2018年11月25日患儿仍发热，体温39 ℃，进入昏迷状态，伴喉间痰鸣，2019年1月28日查胸部CT提示肺炎（图2-2-12-1），当天再次行"脑室钻孔引流术"，术后转入ICU，3天后意识有所恢复，仍处于浅昏迷状态，体温始终不退，热峰38 ℃（图2-2-12-2）。

西医诊断：①松果体生殖细胞瘤术后；②肺部感染并肺实变；③梗阻性脑积水；④脑室腹腔分流术后。

中医诊断：①肺炎喘嗽（肺肾两虚，痰瘀互阻）；②神昏（气血不足，痰阻清窍）。

辨证诊疗思路：松果体生殖细胞瘤为恶性肿瘤，也叫性早熟综合征、早熟性巨生殖器巨体综合征。因松果体产生一种抑制垂体分泌促性腺激素的物质，而发生性早熟，也可引起第三脑室积水或损害下丘脑，从而引起性早熟。肿瘤压迫可引起头痛、呕吐，影响下丘脑，引起尿崩症，压迫四叠体，出现四叠体综合征及小脑共济失调等。

由于历史条件所限，中医对脑瘤论述不多，中医认为该病多为上实下虚之症。下虚主要为肾虚，肾精亏虚不能化髓，髓必不足，或肾水生乖戾而易蓄毒；又因肾气匮乏，不能温养督脉，督脉虚则肾水失温煦；肾水不足，不能涵木，则肝气上逆化火。肝火灼津炼液，遂凝瘀结痰，痰瘀阻滞脑窍则发头痛，肝火冲逆则发呕吐。故本呕吐，非胃寒或胃火上冲，实为肝气内逆；头痛非六淫外侵，实为痰瘀蓄毒，阻滞经络，精华不得上养脑窍，此为上实，乃实在头。

由此可见，本病虚在肾精、肾气、肾水不足，实在肝火、痰瘀、毒蓄。治则应抓住补肾、清火、化痰、通瘀、解毒诸法。遵循前人"壮人无积，虚人则有之"和"肾虚则下焦不化，正气不行则邪滞得以居之"之说，用地黄饮子加减补肾虚。以虫类药如土鳖虫等破瘀通络治其实；因坚固不移之积，非攻击悍利之药不能推逐、通络消癥攻其坚，以地龙、蜈蚣透过血脑屏障通络解毒散结，诸药配合以治脑瘤。但患儿当下有大叶性肺炎，本着急则治其标的原则，先补气生精、涤痰开肺、解毒破瘀、醒神开窍为法。治疗方案如下：

（1）停用抗生素。

（2）复合维生素B片、维生素C片，各1片/次，3次/d，口服。

（3）中医治法：补气养阴，涤痰开肺，醒神开窍。方药：生黄芪20 g、南沙参20 g、北沙参20 g、生龙骨20 g、生牡蛎20 g、大青叶20 g、桑白皮12 g、浙贝母12 g、牛蒡子12 g、麦冬20 g、芦根30 g、鱼腥草50 g、金荞麦15 g、两面针15 g、桃仁10 g、生薏苡仁30 g、冬瓜子10 g、橘红10 g、橘络6 g、僵蚕10 g、蝉蜕6 g、天花粉15 g、一枝黄花15 g、柴胡6 g、甘草6 g，3剂，2日1剂，水煎服。加麝香0.2 g，冲服。西洋参12 g/d，单煎，口服。

服中药1周及麝香3天后，患儿体温渐渐稳定，恢复正常，喉间痰鸣减轻，停止吸痰，意识转清醒，可听指令转头，与亲人视频会流眼泪，上下肢可进行小幅度运动。

2019年2月12日二诊：体温稳定，肺部啰音消失，听指令可抬起四肢，肌力3级左右，可伸手表示疼或不疼，要或不要，会点头、摇头，左上肢抖动明显减少，可进食稀汤，大便每日1次，质可，小便有自主意识，入睡后出汗较前减少。脑为元神之府、清阳之府，患儿多次行颅内手术，清阳之府被扰，损伤脑窍，致使患儿神志不清，因此当大补元气，收纳神气，才能启闭脑窍。一诊方中用黄芪补中气，人参补元气，元气充足，再加麝香开窍，故能达治疗的目的。因此，上方服用后病情改善。二诊再以上方加红参补元气，强心气。心为五脏之君主，与元神相互沟通，主明则下安，主不明则十二官危。中药以补元气、强心气为主，配合清肺化痰通络之品，方药如下：生黄芪25 g、南沙参20 g、北沙参20 g、生龙骨30 g、生牡蛎30 g、大青叶15 g、桑白皮20 g、浙贝母12 g、牛蒡子12 g、红参10 g（单煎）、芦根20 g、鱼腥草30 g、金荞麦20 g、桃仁12 g、生薏苡仁40 g、冬瓜子15 g、僵蚕10 g、蝉蜕6 g、一枝黄花15 g、紫菀20 g、款冬花20 g、海蛤粉15 g、当归尾10 g、地龙10 g、蜈蚣2条、升麻6 g、炒白术40 g、山茱萸10 g、葶苈子30 g、甘草6 g，5剂，每日1剂，水煎服。

猴枣散（按说明书服）、麝香原量继服。

服上药3剂后，患儿会说话，会笑，能进食流质，可翻身。服上药8剂后，患者胃管拔除，能自己吃饭喝药，会说话，会唱歌，知二便，可自己坐起来，可扶走。效不更方，嘱继服上药。

2019年3月5日三诊：患儿意识清楚，自主饮食，能说话，自主翻身，可独坐，可扶走数步，无发热、咯痰，心率正常，心音有力（图2-2-12-3）。复查胸部CT：左肺下叶实变影消失（图2-2-12-4）。

（1）红参9 g，单煎口服，每日1次。

（2）麝香0.3 g，冲服，每日1次。

（3）生黄芪15 g、赤芍10 g、川芎6 g、当归尾15 g、地龙15 g、蜈蚣2条、石菖蒲15 g、远志10 g、胆南星12 g、泽泻15 g、山茱萸9 g、熟地黄20 g、浙贝母10 g、青礞石30 g、肉苁蓉15 g、生龙骨30 g、生牡蛎30 g、甘草6 g，7剂，每日1剂，水煎服。

服药后患儿已能独立行走，神志清醒。

按语：本患儿为松果体生殖细胞瘤术后合并肺部感染，分析病情，发热为肺部感染抑或术后神经系统感染所致（尚不能完全确定，未做腰椎穿刺）。第一步，首先清除肺部感染加豁痰开窍醒神之法，故以补气清肺解毒为主，加麝香开窍醒神，服药后随着肺部感染的控制，神经系统症状也有所改善。第二步，在原方基础上加猴枣散清热、化痰、活血、开窍、醒神，同时猴枣散对肺脓肿也有清热解毒之良效，再加红参补元气，脑为元神之府、清阳之府，只有元气充足才能保证脑部正常功能，开颅手术致使元神受伤，故当补阳滋阴收纳元神。本患儿治疗1个月余，神志清醒，能行走，并且肺部感染得到控制，之后在地黄饮子的基础上加水蛭、土鳖虫、龙葵、半枝莲、白花蛇舌草、猪苓等慢慢调理，渐恢复如常。

病例13：病毒性脑炎后遗症、反复肺炎

王某，男，4岁6个月，2017年3月27日初诊。

代主诉：反复肺部感染4年余，病毒性脑炎后运动、智力发育障碍并倒退半年，再次发热、咳嗽1天。

患儿足月顺产，出生后因"先天性心脏病（室间隔缺损）、肺炎"反复住院，1岁6个月时在河南省某医院行"室间隔修补术"。半年前患儿无诱因出现发热、咳嗽，就诊于当地医院治疗5天（具体治疗不详），后因意识差伴抽搐转入河南省某医院，以"①病毒性脑炎；②惊厥持续状态；③中枢性呼吸衰竭；④肺炎；⑤心肌损害；⑥先天性心脏病（室间隔修补术后）；⑦消化道出血；⑧肝损害；⑨鹅口疮；⑩脓毒血症"为诊断在PICU住院2个月（其间行机械通气，先后静脉滴注"甲泼尼龙琥珀酸钠针、头孢哌酮、头孢噻肟、美罗培南、万古霉素、人体免疫球蛋白、更昔洛韦"等，口服"氟康唑胶囊"），病情好转时转入康复科行康复治疗，后因发热不易控制、昏迷再次转回PICU治疗，因效果欠佳又转入河南省某三甲医院住院，配合中药治疗后体温逐渐稳定。1天前患儿再

次发热、咳嗽，前来就诊。现症见：患儿发热，体温37.9 ℃，咳嗽，意识不清，精神烦躁，角弓反张，不会翻身，不会爬，不会坐，不会站立，无抓物意识，对外界刺激反应差，呼叫无反应，不会说话，流涎多，吞咽差（胃管进食），咳嗽反射弱，暂无抽搐发作，大便糊状伴水样，每日约7次，小便量尚可，二便不能自理。来诊时状态见图2-2-13-1，查体：双肺听诊可闻及湿啰音。

西医诊断：①病毒性脑炎后遗症期；②肺炎。

中医诊断：①瘫痪（肾精亏乏、筋脉失养）；②肺炎喘嗽（肺肾两虚）。

辨证诊疗思路：病毒性脑炎是由病毒感染引起，部分为原发感染，也有一部分为病毒感染后潜伏于脑内，在一定条件下活化而患脑炎。中医属于"温病""暑厥""痉证""急惊风""痫证"等范畴。

引起本病的病邪主要是温热毒邪和暑热毒邪。毒邪侵害人体，热蒸津液而为痰；或湿热生痰，痰热上蒙清窍则神昏谵语；热邪炽盛则发热。久之伤耗阴津，气阴两伤也可出现低热；痰热扰胸，则胸脘满闷，喉间痰鸣。脑炎后期，气阴两伤，痰瘀阻络，致肢体失用。治当益气养阴，涤痰通络，方用地黄饮子合桃红四物汤加减，配合开窍醒神之药物。然患儿久病体虚，脑炎后又诱发肺炎而发低热、咳嗽、喉间痰鸣、大便清稀、泻物清冷，为久病元气大虚。元阳虚则无以生阴，阳虚卫外不固，复感寒邪，侵袭于肺，外痰引动内痰而发肺炎。本着"有形之血不能速生，无形之气所当急固"的原则，当先温阳散寒，健脾化痰，以麻黄细辛附子汤主之。酌加太子参、炒苍术、茯苓、车前子健脾利水实大便；芦根、鱼腥草、海蛤粉清肺涤顽痰；再以生黄芪补中气；淫羊藿补益肾阳；配桃仁活血通络。治疗方案如下：

方药：麻黄细辛附子汤加减。制附子6 g（先煎30分钟）、桂枝6 g、生白芍10 g、炒苍术10 g、太子参15 g、芦根15 g、鱼腥草15 g、茯苓10 g、海蛤粉15 g、车前子15 g（包煎）、紫菀12 g、款冬花10 g、生黄芪6 g、淫羊藿15 g、炒僵蚕10 g、蝉蜕6 g、代赭石30 g、炒桃仁10 g、甘草6 g，3剂，2日1剂，水煎服。

2017年4月6日二诊：患儿热退，但咳嗽频繁，黄黏痰，量多，大便好转，从胃管中抽出30 mL咖啡色液体（有胃出血）。查体：双肺呼吸音粗，可闻及痰鸣音。诊断为应激性胃溃疡，胃出血，肺部感染。治法调整为补气养阴，润肺化痰，养血止血。方药：南沙参15 g、北沙参15 g、血余炭6 g、三七粉3 g、山茱萸15 g、芦根15 g、鱼腥草15 g、海蛤粉15 g、海浮石15 g、代赭石30 g、葶苈子10 g、川贝母6 g、紫菀12 g、款冬花10 g、炙枇杷叶6 g、生龙牡各15 g、生黄芪6 g、煅瓦楞子10 g、生白芍10 g、海螵蛸10 g、白及10 g、黄精10 g、甘草6 g，3剂，2日1剂，水煎服。

2017年4月13日三诊：服药后痰量明显减少，咳嗽减轻（每日咳3~4次），哭闹好转，腹胀，大便每日6~7次，汗多。胃管未再抽出咖啡样物，其溃疡考虑为感染应激或长期使用药物所致，继予中药巩固。方药：南沙参15 g、北沙参15 g、血余炭6 g、三七粉1 g（冲服）、煅瓦楞子20 g、川楝子12 g、黄精10 g、厚朴10 g、大腹皮12 g、山茱萸10 g、海蛤粉15 g、海浮石15 g、天花粉10 g、白及10 g、川贝母6 g、生白芍10 g、炒莱菔子15 g、芦根15 g、鱼腥草15 g、太子参15 g、紫菀12 g、款冬花10 g、甘草6 g，5剂，3日1剂，水煎服。

本方加减治疗约2个月，胃溃疡痊愈，咳嗽明显好转，细湿啰音消失。

2017年7月24日复诊：患儿精神明显好转，意识清晰，体重较前增加（图2-2-13-2）。患儿偶咳，食欲可，能自主进食，大便稍干，每日1次，时烦躁。中药去掉治疗胃溃疡出血的血余炭、三七粉、煅瓦楞子等，以健脾和胃化痰为法。方药：太子参10 g、姜半夏6 g、陈皮6 g、代赭石30 g、白蔻仁6 g、佩兰6 g、厚朴10 g、竹茹10 g、旋覆花6 g、莱菔子15 g、炮姜3 g、莪术10 g、炒麦芽15 g、炒山楂15 g、山茱萸10 g、麦冬12 g、石菖蒲12 g、青皮10 g、黄连6 g、甘草6 g，4剂，2日1剂，水煎服。

2018年2月1日复诊：患儿意识转清，体重增加，面色红润，流涎减少，情绪稳定，叫名有反应，可扶走（图2-2-13-3）。现仍清嗓子，无痰，大便干，每日1次。查体：听诊双肺呼吸音粗。患儿脑炎后遗症乃热病后阴津亏虚致筋脉痉挛，然阴阳互根，阳虚不能生精，阴虚则不抱阳，在以上补阳、养阴、祛邪的基础上，再加清肺化痰之品，肺部感染得以控制，继用养阴生津之法巩固，方以地黄饮子加减，滋补肝肾，舒筋活络。方药：生地黄15 g、熟地黄10 g、石斛15 g、山茱萸15 g、麦冬15 g、肉苁蓉6 g、鸡血藤15 g、胆南星10 g、枸杞子10 g、地龙12 g、蜈蚣1条、赤芍10 g、红花10 g、龟板15 g、黄连6 g、阿胶15 g（烊化）、芦根15 g、鱼腥草15 g、甘草6 g，5剂，2日1剂，水煎服。

服药后，患儿肢体痉挛明显好转，神志清，精神佳，胃口大增，体重增加。脾胃功能正常，则能化生精微，患儿角弓反张、扭转痉挛明显改善。

2018年7月19日复诊：患儿情况良好，近半年未出现胃出血、肺炎，意识已同常人。现症见：咳嗽咳痰3天，痰多。查体：听诊双肺痰鸣音。方药：大青叶15 g、桑白皮10 g、芦根15 g、鱼腥草15 g、川贝母6 g、紫菀12 g、款冬花10 g、醋五味子6g、炙枇杷叶12g、炒僵蚕10g、蝉蜕6g、橘红10g、橘络6g、赤芍10g、红花6g、太子参10g、葶苈子10g、车前子15g（包煎）、胆南星10g、海蛤粉15g、代赭石30g、炒枳壳10g、甘草6g，3剂，2日1剂，水煎服。

2018年10月15日复诊：患儿仍有咳痰，食欲欠佳，腹胀，大便干，每日1次。查体：听诊双肺呼吸音粗。中药以养阴润肺、化痰止咳为法。方药：南沙参10g、北沙参10g、地骨皮10g、芦根12g、鱼腥草12g、桑白皮10g、川贝母6g、紫菀12g、款冬花10g、蜜百部10g、赤芍10g、红花6g、矮地茶12g、橘红6g、橘络6g、炒僵蚕10g、蝉蜕6g、甘草6g，4剂，2日1剂，水煎服。

2019年1月29日复诊：服药后诸症好转。

2019年3月29日复诊：患儿1周前发热，现体温正常，不咳，黄痰多。查体：听诊双肺可闻及痰鸣音。患儿反复咳嗽有痰，为阳气不足，水饮不化，痰浊内生，仅仅见痰化痰不能解决问题，在上药基础上加附子温命门，太子参补脾气，助运化，杜绝生痰之源。方药：太子参12g、制附子6g（先煎30分钟）、炒杏仁10g、炙麻黄6g、生石膏20g、桑白皮12g、川贝母6g、紫菀12g、款冬花10g、芦根15g、鱼腥草15g、海蛤粉15g、海浮石15g、葶苈子10g、细辛3g、车前子15g（包煎）、炒僵蚕10g、蝉蜕6g、甘草6g，4剂，2日1剂，水煎服。

服药后患儿咳嗽明显好转，咳痰减少，又将太子参改为党参，加茯苓皮、桂枝温阳健脾利水，肺炎咳嗽痊愈。2020年因新型冠状病毒肺炎疫情患儿半年未来就诊，追踪随访患儿未再发生肺炎，肢体运动恢复良好，意识清晰。

按语：病毒性脑炎是由病毒进入人体后，首先进入血液系统，引起病毒血症，随后侵入全身器官或中枢神经系统，亦可由病毒直接侵犯中枢神经系统，引起神经细胞的炎症、水肿、坏死等改变。

该患儿素有反复肺炎病史，肺、脾、肾三脏功能不足，复感毒邪而发病毒性脑炎。温热毒邪侵犯，经脉不利，肢体强直，湿热生痰，痰热上蒙清窍，则神昏谵语，引动肝风则惊厥抽搐。病久肝肾阴亏，肢体失养则痉挛强直。由症状分析，患儿来诊时为气阴两伤，痰瘀阻络，但阴阳二者互根互生，阴伤筋脉失养，阳虚不能上养诸脏。阳气为各脏器功能活动的动力，卫气不足，反复外感可发为肺炎；脾气不足则水津不化，不能升清降浊，浊气下迫大肠则泄利不止；水饮停聚，则化生痰涎。古人有云："脾为生痰之源，肺为贮痰之器。"在治疗上先给予温阳散寒、健脾化痰，后予补肝肾、健脾化痰，终使疾病向愈，昏迷半年之久的脑炎后遗症患儿经中药治疗，意识恢复如常人，反复发生的肺炎也终得治愈。

病例14：病毒性脑干脑炎后遗症

范某，女，7岁，2018年5月4日初诊。

代主诉：脑干脑炎后昏迷2个月。

就诊时多数人认为该患儿昏迷时间较长，意识很难恢复，但治疗10日左右意识即开始恢复，经半年余中药调理，患儿智力、运动、语言完全恢复如常人，病情介绍如下。

2个月前（2018年3月4日）患儿因"流涎2天，口角抽动1天"为代主诉至河南某省级医院住院治疗，行腰椎穿刺提示：病毒性脑炎；痰培养：鲍曼不动杆菌阳性；结核感染T细胞斑点试验、血培养均阴性；头颅CT：双侧额叶、颞叶、枕叶、双侧基底节区、右侧丘脑、双侧海马区多发异常信号。予镇静、气管插管、呼吸机辅助呼吸、抗感染、降颅压、丙种球蛋白、糖皮质激素等治疗，生命体征平稳但仍然昏迷而转入康复科行康复治疗。康复中因发热、咳嗽来我门诊中医治疗。

来诊症见：发热，热峰38.2 ℃，物理降温可退至正常，无自主意识，可睁眼，无语言功能，肌张力偏高，无抽搐，咳嗽无力，痰多，流质鼻饲管饮食，予开塞露灌肠后方解大便，每日1次，心率偏快。来诊时状态见图2-2-14-1（为抢救方便，头发剃掉）。

查体：双肺听诊可闻及痰鸣音。

西医诊断：病毒性脑干脑炎后遗症期（醒状昏迷）。

中医诊断：神昏（气血不足，痰瘀阻络）。

辨证诊疗思路：根据患儿的症状、体征判断，患儿目前为醒状昏迷（又称去皮质综合征，是双侧大脑皮质广泛损害和抑制，皮质下功能已恢复的一种昏迷状态）。其形成与心脑有关。心主神明，脑为元神之府，病邪蒙蔽神明，上扰清窍，或阴竭阳脱均可发生本病。该患儿起病突然，初起发病为实证，由邪毒、痰浊阻窍、阴阳逆乱、神明被蒙所致，中医称为"闭证"。治疗过程中大量使用抗生素伤及正气，气管插管及呼吸机伤及元气，大量使用糖皮质激素伤及肾中元阴、元阳，后期变为虚证。《内经》云："阳气者，精则养神，柔则养筋。"肾中元阳不足，则心神失养，阳虚无以生精，筋脉失养则肢体痉挛；脾虚水精不化，则痰涎内生。治当补阳养阴、豁痰开窍。治疗方案如下：

（1）复合维生素B片、维生素C片各100片，各1片/次，3次/d，口服。

（2）布拉氏酵母菌2盒，1包/次，1次/d，口服。

（3）中医治法：补阳养阴，豁痰开窍。方药：补阳还五汤加减。生黄芪10 g、北柴胡10 g、赤芍10 g、当归12 g、川芎6 g、地龙10 g、石菖蒲15 g、远志6 g、胆南星12 g、鸡血藤15 g、蜈蚣1条、石斛15 g、青礞石30 g、生磁石30 g、金箔1张、海蛤粉15 g、海浮石15 g、陈皮10 g、郁金12 g、生白芍12 g、山茱萸12 g、甘草6 g，4剂，2日1剂，水煎服。配猴枣散（按说明书服），麝香0.3 g/d，鹿茸6 g/d，口服。

2018年5月21日二诊：服药后患儿精神及眼神较前好转，能自主进流质饮食，吞咽功能好转，胃管已拔除，口周2个疱疹，咳嗽，痰白量多质黏难咯，仍无自主大便，肌张力偏高，有视力，可扶坐。考虑患儿气虚，痰浊蒙闭清窍，经以上治疗后虽然症状有所改善，但仍然意识不清，为痰浊壅盛阻塞清窍所致，故重用豁痰之品并配合养阴生津之品。上方调整如下：胆南星15 g、青礞石30 g、生磁石30 g、龟板20 g、鳖甲15 g、黄连6 g、石菖蒲15 g、远志10 g 山茱萸15 g、生地黄15 g、石斛15 g、麦冬15 g、茯苓15 g、生黄芪10 g、北柴胡10 g、地龙10 g、蜈蚣1条、厚朴10 g、生龙牡各15 g、海蛤粉15 g、海浮石15 g，4剂，2日1剂，水煎服。麝香、猴枣散继用。

2018年5月28日复诊：患儿精神较前好转，能进食流质饮食，间断鼻饲管喂养，吞咽功能好转，痰较前减少，可扶坐。中药有效，原方加巴戟天、伸筋草等补肾舒筋活络药物，继服。方药：胆南星12 g、青礞石30 g、石菖蒲15 g、远志10 g、龟板20 g、鳖甲20 g、石斛15 g、山茱萸12 g、麦冬15 g、肉苁蓉10 g、巴戟天15 g、醋五味子10 g、茯苓15 g、生龙牡各20 g、地龙10 g、蜈蚣1条、生黄芪10 g、当归15 g、赤芍10 g、红花6 g、伸筋草15 g、甘草6 g，4剂，2日1剂，水煎服。麝香、猴枣散继用。

2018年6月12日复诊：患儿专注力增强，可追视，左臂较之前活动灵活，睡眠可。查体：舌苔黄厚。中药有效，效不更方。方药：胆南星15 g、青礞石20 g、石菖蒲15 g、远志10 g、肉苁蓉12 g、巴戟天15 g、龟板20 g、鳖甲20 g、地龙10 g、川芎6 g、蜈蚣1条、石斛15 g、山茱萸15 g、麦冬15 g、伸筋草20 g、当归15 g、鸡血藤15 g、生黄芪6 g、生地黄15 g、厚朴10 g、炒神曲15 g、甘草6 g，4剂，2日1剂，水煎服。

2018年6月22日复诊：患儿意识已恢复，可独坐，肢体虽能活动但仍僵硬。已拔鼻饲管，可流质饮食，近2日口唇干裂，大便干，躯干及四肢散在少量红色皮疹。查体：舌苔黄厚腻。治以养阴生津、活血化瘀、豁痰通络为法。方药：地黄饮子加减。生地黄20 g、石斛15 g、山茱萸12 g、麦冬15 g、石菖蒲15 g、胆南星10 g、远志10 g、肉苁蓉12 g、巴戟天12 g、龟板20 g、鳖甲20 g、赤芍10 g、红花6 g、川芎6 g、当归15 g、地龙12 g、蜈蚣1条、伸筋草20 g、鸡血藤15 g、阿胶10 g（烊化）、青礞石20 g、生龙牡各20 g、厚朴10 g、炒神曲15 g、陈皮10 g、火麻仁12 g，7剂，2日1剂，水煎服。麝香、猴枣散继用。

2018年7月3日复诊：患儿精神好转，意识好转，肌张力降低，松手可独站1分钟，口唇干裂。上方微调。方药：①生地黄15 g、石斛15 g、山茱萸15 g、麦冬15 g、远志10 g、青礞石30 g、石菖蒲15 g、肉苁蓉15 g、淫羊藿15 g、龟板20 g、鳖甲20 g、胆南星10 g、川芎6 g、地龙15 g、蜈蚣1条、太子参15 g、伸筋草20 g、赤芍10 g、红花6 g、生龙牡各20 g、夜交藤10 g、琥珀粉6 g、甘草6 g，7剂，3日1剂，水煎服。②伸筋草20 g、鸡血藤30 g、活络草30 g、赤芍20 g、红花20 g、怀牛膝30 g，3剂，水煎外洗，舒筋活络。③麝香、猴枣散继用。

2018年7月19日复诊：患儿已可行走，意识完全恢复，叫喊有反应，肢体肌张力稍高，纳食好，夜眠易惊。方药：地黄饮子加减。生地黄15 g、石斛15 g、肉苁蓉10 g、淫羊藿15 g、山茱萸15 g、麦冬15 g、石菖蒲15 g、青礞石20 g、鸡血藤15 g、阿胶15 g（烊化）、地龙10 g、蜈蚣1条、川芎6 g、赤芍10 g、红花6 g、远志12 g、夜交藤15 g、火麻仁10 g、当归15 g、厚朴10 g、太子参10 g、合欢花10 g，7剂，2日1剂，水煎服。

2018年7月31日复诊：患儿可独立行走10分钟左右（图2-2-14-2），精神好转，叫喊有反应，夜眠易惊改善，可配合穿衣，仍有咳嗽，痰多，纳可，大便干。方药：生地黄15 g、玄参15 g、麦冬15 g、肉苁蓉15 g、淫羊藿15 g、石菖蒲15 g、青礞石20 g、远志10 g、夜交藤15 g、合欢花15 g、当归15 g、伸筋草20 g、鸡血藤15 g、阿胶15 g（烊化）、地龙10 g、蜈蚣1条、龟板20 g、鳖甲20 g、川芎6 g、赤芍10 g、红花6 g、太子参15 g、甘草6 g，7剂，2日1剂，水煎服。

2018年8月28日复诊：患儿会笑，可独走30～40分钟（图2-2-14-3），咳嗽，有痰，大便干。阴津亏虚，补之较慢，当慢火细功，徐徐见效，仍以地黄饮子加减。方药：生地黄20 g、石斛15 g、生黄芪6 g、山茱萸12 g、胆南星10 g、青礞石20 g、姜半夏6 g、生龙牡各15 g、地龙10 g、蜈蚣1条、川芎6 g、赤芍10 g、红花6 g、巴戟天15 g、火麻仁10 g、阿胶6 g（烊化）、浙贝母10 g、海蛤粉15 g、海浮石12 g、石菖蒲12 g、炒神曲10 g、陈皮10 g、甘草6 g，10剂，3日1剂，水煎服。

2018年10月16日复诊：患儿意识恢复，叫喊有反应，可配合穿衣，吞咽好转，睡眠可。方药：生地黄20 g、石斛15 g、茯苓15 g、炒白术20 g、麦冬15 g、醋五味子6 g、生龙牡各15 g、石菖蒲15 g、远志10 g、胆南星10 g、青礞石30 g、地龙10 g、蜈蚣1条、川芎6 g、龟板20 g、连翘15 g、地骨皮10 g、生薏苡仁30 g、肉苁蓉15 g、淫羊藿15 g，10剂，3日1剂，水煎服。麝香、猴枣散继用。

2019年1月8日复诊：烦躁减轻，喉间少痰，不咳。方药：熟地黄20 g、山茱萸9 g、生龙牡各20 g、生磁石30 g、川芎6 g、龟板20 g、鳖甲20 g、石菖蒲15 g、远志10 g、夜交藤15 g、肉苁蓉15 g、淫羊藿12 g、阿胶9 g（烊化）、生黄芪10 g、石斛15 g、琥珀6 g（冲服）、朱砂0.3 g（冲服）、玄参15 g、地龙10 g、蜈蚣1条、党参10 g、甘草6 g，10剂，3日1剂，水煎服。

2019年2月12日复诊：患儿可与人玩耍，会说话，但言语不清，时急躁多动，偶咳一声，有痰，流涎。方药：生地黄20 g、石斛15 g、山茱萸12 g、麦冬15 g、石菖蒲15 g、远志12 g、生磁石30 g、山栀子12 g、黄芩10 g、胆南星12 g、琥珀粉9 g（冲服）、生龙牡各30 g、炒桃仁10 g、川芎9 g、当归尾15 g、淫羊藿15 g、黄柏10 g、怀牛膝10 g、知母6 g、地龙10 g、蜈蚣1条、炒白术20 g、赤芍10 g、红花6 g、甘草6 g，7剂，3日1剂，水煎服。

治疗约1年，患儿瘫痪、昏迷恢复。截至2021年11月随访，患儿运动已无障碍，意识完全恢复，可正常与人交流，吞咽功能恢复（正常饮食，不再局限于流食），二便可在指导下进行，已如常人（图2-2-14-4）。

按语：病毒性脑炎一年四季均可发生，夏秋季节发病者，多因感染湿热毒邪所致，也可因热毒之邪引起。初起热毒夹湿从口鼻而入，湿热内郁，与脾相合，故与中焦关系密切。湿热之邪，直中中道，流布三焦，散漫不收，郁久而发。小儿脾常不足，邪蕴结于胃，复传于里，脾与肝为相克关系，与心为母子关系，正常木克土，但脾之邪气太盛则出现反克于木，《素问·五运行大论》曰："气有余，则制己所胜而侮所不胜；其不及，则己所不胜侮而乘之。"中焦邪气过盛反侮于木，乃恃强凌弱，肝受邪可见抽搐；子病及母则见痰蒙心窍，昏迷不醒，患儿出现脑炎的症状。热毒流于肝经，筋脉受其煎灼，故抽惕若惊。毒热内陷厥阴，扰动肝风，无外泄之机，则耗伤真阴；热郁心包，内扰心经则烦躁昏迷；重者疫毒内陷，阳气外脱，可见皮肤晦暗、四肢厥冷。

根据病因病机，本病分为四型，具体治法如下：

（1）邪陷厥阴：见于急性期。证候：高热不退，牙关紧闭，四肢抽搐，甚则舌质红绛苔厚腻。治法：平肝息风，清热解痉。方药：羚角钩藤汤加减。

（2）内陷心包：烦闷躁扰，神昏谵语，甚则昏迷。治法：清心豁痰开窍。方药：猴枣散合安宫牛黄丸加减。

（3）心阳虚衰：见于急性期。证候：突然面色苍白而青，口唇发紫，呼吸浅促，额汗不温，大汗出，四肢厥冷，虚烦不安，舌苔白滑，脉微欲绝。治法：回阳救逆，益气固脱。方药：参附龙牡救逆汤加减。

（4）气阴亏损：一般见于恢复期。证候：频繁抽搐，肢体痉挛，心悸、气短、烦躁不安，口干，舌质红少苔，食欲不振，脉细数无力。治法：气阴双补。方药：余热未尽者，黄连阿胶鸡子黄汤加减；余热已尽，地黄饮子加减；真阴大亏则培补肝肾之阴，用纯阴无阳之品，以龟板鳖甲汤加减。

（5）气虚血瘀：见于恢复期。证候：肢体弛缓性麻痹，痰多。治法：益气活血。方药：补阳还五汤加减。

经近年临床实践证实，中医在该病重症中起到相当重要的作用，并体现出了中医中药在传染病防治中的优势。

本患儿病程日久，属于脑干脑炎后遗症期，一般人认为后遗症期恢复正常的概率很低，但是按中医的辨证施治取得了意想不到的效果，提示我们儿童的修复潜力很大，不要轻言放弃。

此患儿的治疗提示脑炎治疗中注意几个问题：意识不清多因痰蒙心窍，邪阻清窍，在治本的基础上可以大胆使用麝香，痰蒙心窍者加猴枣、胆南星、天竺黄；心经有热加牛黄；抽搐严重，肢体痉挛为肾阴不足不能柔筋所致，当加大量的滋补肾阴之品，如山茱萸、生熟地黄；疾病后期阴阳两虚单纯滋阴不足以生阴，无阳则阴不生，因此还需阴阳双补，多用肉苁蓉、巴戟天补肾阳填肾精；声门开合，主气之升降，胸乃宗气所居之所，长期机械通气者，声门开，导致宗气外泄，故以大剂量黄芪大补宗气，同时清热解毒以化痰，使其早日撤除呼吸机。

湿热邪毒本身易伤阴伤气，且重症后期多因长时间的机械通气或抗生素应用后，损伤正气，致气阴两伤，五脏失养、神魂不守，筋脉拘挛，可出现抽搐、昏迷、痉挛性瘫痪、弛缓性麻痹，或合并肺部感染如大叶性肺炎、脱管、痰堵所致肺不张、继发感染等呼吸机相关性疾病等。中医此时在清湿热、解毒治疗的基础上，气血、阴阳双补，以使机体阴阳气血恢复平衡。

病例15：中毒性缺氧缺血性脑病

曹某，男，13岁，2020年5月20日初诊。

代主诉：火灾吸入浓烟、毒气后窒息导致意识障碍、肢体活动不利3个月余。

以中药治疗20天后患儿意识清醒，能独立行走40米，1个月后运动恢复正常，能说话，正常与人交流，恢复超出预期。病情介绍如下。

3个月余前患儿因家中火灾吸入浓烟、毒气致窒息，被救出后出现昏迷，呼吸微弱，在当地医院紧急抢救后脱离生命危险，临床诊为"①呼吸道灼伤；②缺氧性脑损伤；③休克；④呼吸衰竭；⑤昏迷"。后转至河南某省级医院PICU住院治疗2个月（图2-2-15-1），诊为"中毒性缺氧缺血性脑病"，经治疗仍处于睁眼昏迷状态，随后又转至河南某三甲医院进行康复治疗，因治疗症状无明显改善，遂到我门诊就诊。就诊时症见：患儿处于睁眼昏迷状态，肢体运动不利，僵硬、扭转痉挛，不能独自站立，不会走路，吞咽困难，二便不能自理，夜晚哭闹不安，咳嗽，有痰。查患儿舌质红，苔少津，脉沉细无力。

西医诊断：灼伤后中毒性缺氧缺血性脑病后遗症伴精神异常。

中医诊断：神昏（阴精亏耗，痰蒙清窍，元神浮越）。

治法：养阴柔筋，涤痰开窍，重镇安神。

方药：地黄饮子加减。石斛15 g、山茱萸10 g、麦冬20 g、石菖蒲15 g、远志10 g、生地黄20 g、熟地黄20 g、龟板20 g、鳖甲15 g、地龙10 g、蜈蚣1条、阿胶9 g（烊化）、生磁石30 g、生龙牡各20 g、酸枣仁30 g、夜交藤15 g、鸡血藤15 g、川芎9 g，9剂，2日1剂，水煎服。配合麝香0.2 g/d、猴枣散口服。

2020年6月8日二诊：患儿服药后意识转清，能走路40米，肢体运动虽不协调，但较前好转，肢体挛缩僵硬好转，仍不会发声，吞咽功能较前好转，咳嗽消失。治疗有效，在原方基础上微调继续治疗。方药：山茱萸12 g、石斛15 g、麦冬15 g、醋五味子10 g、石菖蒲20 g、茯神15 g、远志10 g、肉苁蓉12 g、巴戟天12 g、生地黄20 g、熟地黄20 g、龟板15 g、鳖甲15 g、地龙10 g、蜈蚣1条、生磁石30 g、川芎6 g、生龙牡各30 g、胆南星10 g、川贝母10 g、阿胶12 g（烊化）、甘草6 g，7剂，2日1剂，水煎服。麝香0.2 g/d、猴枣散继用。建议停用"巴氯芬、奥拉西坦、苯海索片"。

2020年6月22日三诊：患儿意识较前明显好转，可发声，能听懂话，可在得到指令后跳舞，可随意走动，肢体运动明显好转，不咳嗽，会咀嚼食物（图2-2-15-2）。药物治疗后症状改善明显，守上方微调继续服用。方药：山茱萸10 g、石斛15 g、麦冬20 g、石菖蒲15 g、醋五味子10 g、茯神15 g、胆南星10 g、远志10 g、肉苁蓉15 g、巴戟天15 g、龟板20 g、鳖甲20 g、浙贝母10 g、地龙10 g、蜈蚣1条、生龙牡各20 g、生磁石30 g、甘草6 g、蝉蜕10 g、琥珀粉9 g（冲服），10剂，2日1剂，水煎服。麝香量增至0.3 g/d、猴枣散继用。

随访观察，患儿病情明显好转，目前已能独立行走，嘱其停用所有镇惊、抗癫痫的西药，截至本书发稿前患儿已能上街购物。

按语：患儿因火灾窒息昏迷3个多月，3个多月来患儿意识始终不清，来诊时肢体扭转痉挛，不认人，吞咽困难，头颅CT显示轻度脑萎缩，给予中药豁痰开窍，养阴柔筋，一诊治疗仅20天已能行走，听懂话，有意识。查患儿的治疗方案，曾服用三种抗癫痫药，询问病史病程中并没有抽搐，药物只是用以缓解肢体较强的痉挛。这种痉挛是由于肾精亏虚不养筋脉所致，中药滋养肾精方能柔养筋脉，大量的抗癫痫药反而抑制了大脑的兴奋性，不利于意识的恢复，二诊诊视患儿后大胆减停了抗癫痫药，以中药治疗，痉挛恢复，意识清醒。这也提醒我们，无论是中医治疗还是西医治疗，不能只看表象，要透过表面看本质，方能达到理想的效果。上述患儿已昏迷几个月，经多家医院治疗，大多数人认为已无清醒的希望，将成植物人，但是中医辨证施治2个月患儿恢复如常，中医的博大精深可见一斑。

病例 16：顽固性呕吐

20世纪80年代，我遇到一5岁患儿，反复呕吐半年余，每天下午呕吐清水，吐后渴欲饮水，做各项检查未查出疾病，西医诊为"胃肠道不全梗阻"，治疗无效，来我处诊治。

追问病史，本患儿起病前曾连吃五根冰糕，当天就开始出现腹满、口水多，第2天即开始出现呕吐清水，吐完饮水，一如常人。观患儿，中午饭后胃肠开始出现逆蠕动，气不下行而上行，最后聚集形成坚硬的胃型，随之呕吐喷薄而出，吐出物完全是清水，吐后又大量饮水，随后恢复如常人。半年来到处求医，治疗无效。现患儿面色萎黄、形体渐瘦。"胃肠不全梗阻"的诊断让人疑惑，为什么不梗阻食物而只梗阻水呢？这是什么病呢？重温《金匮要略》，豁然开朗，这就是《金匮要略》中的饮证。《金匮要略》曰："胃反，吐而渴欲饮水者，茯苓泽泻汤主之。"

分析病情，呕吐为胃气上逆，反复发病为脾虚不运化水湿，呕吐清水为脾阳受损，胃家停饮。脾胃居中焦，为升降枢机，患儿过饮寒凉，中阳被困，胃气不降，脾气不升，升降出入之机乖乱，诸阳气不能输布，后天之精无以上荣，故而水聚为饮，随胃气上逆而发呕吐；精华不布则消瘦、面黄口渴。脾胃之中气为生命之轴，中气的升降及十二经脉的运转，均依赖脾胃之中气。中气受伤则升降乖乱，胃气不降则吐，脾气不升则水精不布。该患儿病机重点为脾阳被寒邪所困，升降失常。茯苓泽泻汤温阳化气行水，气化则饮行，胃气和则呕吐止，呕吐止，津液渐复，口渴自除。方中桂枝温阳，重在升阳、通阳，因而用桂枝不用肉桂；生姜助其发散；茯苓、泽泻渗湿利水，水饮散则津液布；白术健脾胃。结合本患儿舌脉症，给予茯苓泽泻汤原方治疗：茯苓30 g、泽泻20 g、桂枝15 g、白术20 g、生姜9 g、甘草9 g，3剂，2日1剂，水煎服。服药当天呕吐缓解。共调理1周，患儿诸症消失，面色红润，饮食如常。追踪10余年未再反复。

《伤寒杂病论》治疗饮证呕吐有很多方子，为什么本例单单选茯苓泽泻汤呢？吴茱萸汤、小半夏汤、大半夏汤同为治疗饮证呕吐的方子，它们有什么不同？仔细分析，吴茱萸汤治寒饮上逆，呕吐涎沫；小半夏汤治胃寒停饮，呕吐口不渴，伴眩晕、胸闷；大半夏汤治气虚阴伤，呕吐涎沫。由此可见，张仲景的辨证治疗多么精确，这就是经典的魅力。如本例患儿，因过饮寒凉伤脾阳，脾不运化津液，聚而为饮，饮停于胃致吐水，温阳补脾为主兼去饮邪，茯苓泽泻汤对证。《医学心悟》云："论病之原，以内伤、外感四字括之。论病之情，则以寒、热、虚、实、表、里、阴、阳八字统之。而论治病之方，则又以汗、和、下、消、吐、清、温、补八法尽之。"若以八法统经方，则提纲挈领，心中了然。

《伤寒杂病论》是中医学的经典之作，其载医方260余首，奠定了后世医方的基础，使医方的君、臣、佐、使有了明确的定式。《内经》是仲景学术思想的理论渊源，《伤寒杂病论》所载诸方以用药精专、组方严谨、疗效卓著为特点，被后世誉为"经方之祖"，时至今日，这些方剂仍是治疗各科疾病的主方。

病例17：顽固性腹泻

周某，男，9个月，2015年10月28日初诊。

代主诉：腹泻半个月伴重度脱水1天。

现病史：半个月前患儿因饮食不节出现发热，热峰为38.8℃，腹痛、腹泻，泻下脓血，日十余行。至河南省某医院就诊，查大便常规示白细胞（+++），红细胞（++），诊断为"急性肠炎"，收入院治疗。住院期间，大便细菌培养示志贺氏痢疾杆菌感染，修订诊断为"细菌性痢疾"，给予"头孢曲松针"等静脉滴注；中医诊断为"湿热痢"，予葛根芩连汤加大黄治疗，先后治疗10天，体温虽稳定，但腹泻、腹痛未见改善。复查大便常规示白细胞（++），红细胞（++）。临床医生考虑痢疾未愈，仍以上方案治疗，服药后患儿泻下无度，伴胶冻状物，大便清冷，精神萎靡，睡卧露睛，伴重度脱水，又给予2/3张液体补液，并根据电解质检查结果补充钾离子、钙离子、镁离子，患儿精神虽有好转，腹泻反而加重。因久治不愈，遂来我门诊就诊。

就诊时症见：患儿面色萎黄，皮肤干燥，精神萎靡，反应淡漠，皮肤弹性差，心率120次/min，呼吸急促。结合大便检查，诊断为"婴儿痢疾并重度脱水"，遂收入院，住院后仍以抗感染、抗休克及补液等对症治疗。第2天查房，邀我会诊，发现患儿腹泻加重，如水直注，完谷不化，精神萎靡，面色苍白，反应迟钝，四肢厥冷，诊脉沉细无力。结合大便常规等检查，四诊合参，诊断为"痢疾"，证属脾肾阳虚，阳气将脱，余邪留恋。急停抗生素等治疗，治以回阳救逆，补肾固脱，兼清余邪，告知主治医生待患儿能进食时以炒面（炒面是用适量白面粉在无水无油的锅里炒至淡咖啡色，在腹泻时开水冲服）加红糖频频喂服。方药如下：人参10 g、制附子6 g（先煎30分钟）、生龙牡各30 g、补骨脂15 g、吴茱萸6 g、肉豆蔻6 g、赤石脂15 g、炮姜炭3 g、茯苓皮15 g、炒苍术10 g、五味子6 g。2日1剂，水煎服。

服上药后，患儿近20小时未再腹泻，精神好转。再以上方加黄连3 g继服，于第3天恢复如常出院。

按语：该患儿初期因感受湿热邪气，内蕴脾胃，胃失消导，脾失健运，湿热夹滞，下迫大肠，导致泻下脓血。前医治以清热化湿导滞，方用葛根芩连汤加大黄，配合抗生素治疗，本当对症，但为什么越治病情越重呢？分析患儿为9个月婴儿，为稚阴稚阳之体，患病易虚易实、易寒易热，治当寒温适度，攻补兼施，中病即止，根据症状调整药物。但医者见脓血便，则采用通因通用，苦寒泻下之法。葛根芩连汤为治疗湿热泻的经典方剂，但性偏寒凉，加之大黄泻下伤胃，导致余邪未尽，脾胃已伤，医家未仔细观察症状，一味攻下致使元气大伤，肾阳亏虚，命门无火，不能为中宫腐熟水谷之用；肾气不固，难总司闭藏之职，脾阳不得肾阳之助，则精微不化，水湿内生而泻下稀薄；心阳不得肾阳温煦，心神无所主则反应淡漠，精神萎靡，重则昏睡、昏迷。阳气亏虚，虚邪留而不去，反添寒湿之证，长期输液，且水液乃阴寒之物，加之于阳虚之体，反锁阳气，致使诸症加重，治当温肾阳，暖脾胃，固摄大便，而医者仍予寒凉之药，致使患儿阳气暴脱。

经上分析，根据舌、脉、症，诊为脾肾阳虚，阳气将脱，余邪留恋之痢疾，急以参附汤回阳救逆；四神丸补肾固脱。方中人参、制附子大补元气，温命门；茯苓皮健脾气，利湿邪；补骨脂、赤石脂补肾固摄；肉豆蔻暖脾胃；吴茱萸温脾肾，散阴寒，可助止泻，散寒止痛。诸药合用，阳气得升，脾肾得温，水湿得化，二便固摄，故泻止神收。

中药讲究性味归经，诸补肾止泻方中独选"四神丸"意义何在？中医认为，肾主骨生髓，通于脑，司二便，开窍于耳。中药补肾药很多，但作用的靶点却不相同，如续断补肾，主壮骨；益智仁补肾，主缩小便；淫羊藿补肾，主助性功能；补骨脂补肾，主固大便等。如下图：

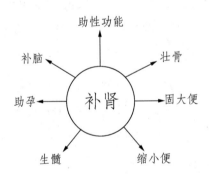

正如清·吴谦《医宗金鉴》所说："故以补骨脂温肾，肉果补脾，五味子收涩，吴茱萸泻肝。肾暖而气蒸，肝平而脾旺，关门闭而水谷腐矣。"

古人云："医者，书不熟则理不明，理不明则识不精，临证游移，漫无定见，药证不合，难以奏效。"学习经典不能浅尝辄止，我们要善于学习经典的精髓。

病例18：周痹

黄某，女，50岁，2017年9月28日初诊。

主诉：高热、身疼、头痛1周。

1周前因受凉感冒后发热，寒战，流清涕，伴有头痛，周身酸痛，痛无定处，体温高达39℃，前医诊脉为浮脉，辨证为风寒感冒，予麻黄汤加减治疗，体温未降，头疼身痛加重，后予激素治疗，体温仍然没有变化，症状无好转，遂至我处就诊。现症见：高热、流清涕、面色萎黄，周身酸痛、痛无定处，以后背痛较为严重，伴有头痛，寸脉浮数、关尺沉涩，重按无根，舌质淡，苔白腻。

既往史：平素脾胃虚弱，少食生冷即腹泻，有高血压病史。

中医诊断：周痹（气血亏虚型）。

方药：黄芪桂枝五物汤加减。黄芪30 g、桂枝12 g、生白芍12 g、生姜6g、大枣2枚、细辛9 g、白芷20 g、当归15 g、葛根30g、秦艽15 g、羌活15 g、防风15 g、荆芥15 g、桔梗15 g、牛膝15 g、千里光30 g、一枝黄花30 g、银柴胡15 g、甘草6 g。

服药4小时后体温下降，1剂药服完，头痛、周身疼痛缓解，诸症全消，继服2剂以善后。

按语：本病看似感冒，实为痹证，痹证有多种，有寒痹、热痹、着痹，这些都指关节炎。《内经》上还讲到众痹、周痹等。什么是周痹？《灵枢·周痹》曰："周痹者，在于血脉之中，随脉以上，随脉以下，不能左右，各当其所……此内不在脏，而外未发于皮，独居分肉之间，真气不能周，故名曰周痹。""此痛安生？何因而有名？岐伯对曰：风寒湿气，客于外分肉之间，迫切而为沫，沫得寒则聚，聚则排分肉而分裂也，分裂则痛，痛则神归之，神归之则热，热则痛解，痛解则厥，厥则他痹发，发则如是。"大意为，风、寒、湿三气从体表侵入，停留在肉块的缝间，风、寒、湿相互依附而凝滞成为痰沫，痰沫遇到寒邪就凝聚，痰沫凝聚就像劈开肉块使肉块分裂，肉分裂时产生疼痛，疼痛时调动正气到疼痛的部位，正气到这个地方就有温热感，有温热感疼痛就解除，疼痛解除，而气血逆乱仍在，气血逆乱就会导致别处疼痛。

分析本病例，患者虽有发热、恶寒、流清涕等表证及周身酸痛以背部为主，好像病在太阳经，为表证，为什么用麻黄汤无效呢？细分析，该患者年届五十，平素工作繁忙，气血暗耗，又有高血压病史，为肝肾阴虚，气血不足，再感风、寒、湿三邪，正气无力抗邪，邪留肌肉，湿阻气机，阳气不能上达致气血逆乱。病因不是单纯的风寒邪气，为风、寒、湿三邪杂至为病。病不在太阳经，在肌肉之间，因此用麻黄汤驱散太阳经寒邪无效；虽有寒热往来，但并没有胸胁苦满、默默不欲饮食等少阳经证，因此小柴胡汤也无效。诊脉虽为浮脉，但细诊之，寸脉浮数，关尺脉沉涩，乃知本病不是实证，为虚证。综观之，因风、寒、湿三气从肌表入侵，入里停留在分肉之间，此时尚有一些表证，以邪留肌肉为主，发热恶寒为表证，头痛、身痛为邪聚分肉，阳气不能升达，气血逆乱。患者面色萎黄，为气血虚弱。《素问·阴阳应象大论》："故天之邪气，感则害人五脏；水谷之寒热，感则害于六腑；地之湿气，感则害皮肉筋脉。"本患者发热恶寒为感受外邪，阳气不上达则头疼，清阳不发腠理则寒热不止，留于肌肉之间气不运行，痰涎产生，聚集于肌肉而周身疼痛。《素问·阴阳应象大论》："清阳出上窍，浊阴出下窍；清阳发腠理，浊阴走五脏；清阳实四肢，浊阴归六腑。"脉沉为里证，脉涩为血虚。本患者内因由于气血虚弱，外因为风、寒、湿三气从肌表入侵，停留在分肉之间，导致气血逆乱。而治疗上一味地发汗解表散寒，此为汗法，系血虚的大忌，故发热疼痛不可解。本病看似表证、阳热、实证，实为里证、虚证、寒证，为邪入阴经所致而非邪在太阳经。方用黄芪桂枝五物汤补气活血温通升阳，使痹阻在肌肉之邪温散，而疼痛缓解。配合细辛散无形之寒结，搜剔邪结，当归通十二经脉。在此基础上再加荆芥、防风、秦艽、羌活、葛根等祛在肌肉之风寒湿邪；一枝黄花、千里光清热解毒，本患者素体脾虚，感受风寒湿邪，郁久化热，故用二药既能清热解毒又不伤脾胃，对脾胃虚寒者尤佳。诸药相配，共达立竿见影之效果。

黄芪桂枝五物汤本为治疗血痹之方，《素问·五脏生成》说："卧出而风吹之，血凝于肤者为痹。"人体虚，腠理开，风邪闭阻肌肤而发疾病。《素问·阴阳应象大论》曰："形不足者，温之以气；精不足者，补之以味。"血痹虽是形气不足血行涩滞，但究其因，是气虚感邪之后导致血行不利，所以用补气法活血，温煦法补虚，在补虚的基础上再加散寒祛湿除风之品方能取效。本病例提示我们疾病证候变化多端，临床必审证求因，晓病性、明病机、定病位，运用经方，变专为通，信然投之，方能获效。

病例19：胆结石、胆囊息肉

杨某，女，63岁，2019年1月17日初诊。

主诉：发现胆结石3年，胆囊息肉2年。

患者3年前体检发现胆结石，2年前发现胆囊息肉，平时自觉无不适，纳可，眠差，经常失眠，二便调，舌红，苔黄厚腻，脉弦数。外院建议胆囊切除治疗，患者为求中医治疗，至我门诊。

既往史：脂肪肝，高胆固醇血症。3年前结石大小3 mm×4 mm，现大小6.1 mm×4.6 mm。结石增大。2年前息肉大小2 mm×2 mm，现大小3 mm×3 mm。息肉亦增大。

西医诊断：①胆结石；②胆囊息肉；③脂肪肝；④高胆固醇血症。

中医诊断：胆胀（湿热内郁，气滞血瘀）。

辨证诊疗思路：胆结石中医称为"胆胀"，多因嗜食肥甘、肝郁气滞或湿热蕴阻影响肝的疏泄、胆的通降所致。胆汁排泄不畅而瘀滞，胆汁与湿热邪毒凝结，煎熬日久形成结石，结石积于肝胆，胆汁不能下泄，故有右上腹疼痛、闷胀。中医辨证一般分为肝胆气滞证、肝胆湿热证、热毒瘀肝证、肝郁脾虚证、肝胆瘀滞证。该患者根据脉症辨为肝胆湿热兼热毒瘀肝证，治疗方案如下：

方药：清胆利气汤加减。威灵仙60 g、金钱草60 g、延胡索20 g、川楝子15 g、乌梅15 g、郁金15 g、大黄15 g（后下）、柴胡20 g、枳壳15 g、木香10 g、芒硝15 g（冲服）、茵陈30 g、金银花30 g、鸡内金15 g，7剂，2日1剂，水煎服。

2019年2月19日二诊：服药后泻下大量酸腐臭秽之物，身体轻松，仍有失眠，较前好转。继续守方治疗。方药：威灵仙60 g、鸡内金20 g、柴胡25 g、郁金20 g、金钱草80 g、川楝子15 g、延胡索20 g、乌梅20 g、枳壳10 g、木香15 g、金银花20 g、茵陈30 g、大黄9 g（后下）、芒硝10 g（冲服）、甘草6 g，7剂，2日1剂，水煎服。

2019年3月12日三诊：服药后矢气多，睡眠好转，余无不适。胆囊B超示：胆囊内流沙样结石。由于患者有胆囊息肉，加水蛭、土鳖虫破瘀散结，取大黄䗪虫丸方义。方药：太子参20 g、炒白术20 g、赤芍10 g、红花6 g、炒桃仁10 g、连翘15 g、威灵仙60 g、鸡内金15 g、柴胡15 g、金钱草60 g、川楝子15 g、大黄9 g（此时大黄不用后下，取其泻下之力缓矣）、乌梅15 g、芒硝10 g、茵陈20 g、枳壳10 g、水蛭6 g、土鳖虫3 g，5剂，2日1剂，水煎服。

2019年3月26日四诊：复查彩超示胆囊息肉消失，结石明显减少，结石已未见大块状，现流沙样，余无不适。化石有效，继以清利肝胆湿热为法，仍用水蛭、土鳖虫破瘀散结，巩固前效。方药：①金钱草，每次40 g，泡水喝；②南沙参20 g、北沙参20 g、太子参20 g、乌梅25 g、柴胡15 g、鸡内金20 g、芒硝15 g、威灵仙60 g、金钱草80 g、川楝子15 g、赤芍15 g、红花10 g、三棱10 g、莪术10 g、大黄12 g、枳壳15 g、甘草6 g、木香10 g、金银花30 g、水蛭6 g、土鳖虫3 g，5剂，2日1剂，水煎服。服药后复查彩超结石消失，嘱停药。

按语：胆结石分为胆固醇结石与胆红素结石。胆固醇结石多发生于胆囊内，胆红素结石多发生于胆管内。部分胆结石由于松软不成形，又称为泥沙样结石。不论何种原因，都是在胆汁成分改变及胆汁瘀滞的情况下形成。第一，胆汁成分改变，如某些肝脏疾病，胆酸合成减少，肝细胞分泌物的胆汁成分异常。第二，高胆固醇饮食使胆汁中胆固醇增加，达到饱和状态而析出。第三，胆道感染使胆汁中游离胆红素增高而析出。第四，高脂血症、糖尿病、糖脂代谢障碍等也可引起胆汁成分的改变。

祖国医学认为，胆为中清之府，与肝互为表里，输入胆液而不传化水谷和糟粕，功能以下行为顺，任何影响胆"中清受浊"和"通降下行"的因素，均可引起肝胆疏泄失常，肝气不舒，致血瘀化热，湿热蕴结肝胆，久则成石。过食肥甘厚腻，则蕴湿生热，使肝胆气血运行不畅，瘀久生湿热，湿热煎熬而成结石。因此在治疗时注意气滞、血瘀、湿热三个主要因素，三者互为因果。湿热为突出表现者，多见实证，晚期伤及正气，也可见虚证。

本患者身体尚健，无明显虚证表现，因工作关系，不能规律饮食。有口苦咽干，辨病为胆结石，证属气郁，湿热阻滞型，治以理气开郁、清利湿热为法，方以清胆利气汤（枳壳、香附、延胡索、木香、郁金、柴胡、黄芩、白芍、姜半夏、大黄）加减。在此基础上加金钱草渗利肝胆湿热；威灵仙有利胆作用，胆汁清利，则结石不形成；金银花解毒；鸡内金、芒硝助大黄清利；大黄、茵陈、川楝子助柴胡疏利肝胆湿热，能导热下行。诸药配伍，通腑泄热，清利肝胆，活血化瘀，故服药后胃肠热毒消散，结石分解，胆汁清利。患者第1剂药后，泻下大量腐败臭秽之物，自觉身体轻松，精神明显好转，平素易失眠的症状也得以改善。

三诊脉滑之象已明显改善，舌苔厚腻也明显改善，已无咽干口苦之感，为防泻下太过，守上方加太子参、炒白术调理脾胃以善后。大黄不后下，使泻下之力缓，清大肠热的作用仍存。加了水蛭、土鳖虫，取大黄䗪虫丸方意（大黄䗪虫丸：大黄75 g、黄芩60 g、甘草90 g、桃仁60 g、杏仁60 g、芍药120 g、生地黄120 g、干漆30 g、蛀虫60 g、水蛭60 g、土鳖虫60 g、蛴螬60 g，研面合蜜为丸），以治疗胆囊息肉。

胆囊息肉多由湿热致瘀，湿热蕴结，损伤局部胆络，络损血瘀而成。现代研究认为，慢性炎症、变性、萎缩，病理性包块、坏死及微循环障碍等均属"血瘀"范畴，如息肉（属组织增生）、萎缩性胃炎、肌瘤等。本患者为局部络损血瘀，在清胆利气汤基础上，采用《金匮要略》大黄䗪虫丸的方意，加活血化瘀之土鳖虫、水蛭，搜别络之瘀，软坚化瘀开结，消除局部病损。共就诊4次，困扰患者多年的胆结石、胆囊息肉完全消失。

病例20：胆结石

田某，女，7岁，2019年12月16日初诊。

代主诉：发现胆结石1个月。

患儿于1个月前无诱因出现腹痛，至开封市某医院就诊，查腹部彩超提示"胆结石"，给予口服中药1个月，结石减少不明显，经介绍至我处就诊。现症见：腹痛次数减少，结石大小变化不明显，纳少眠可，二便可，舌红，苔黄腻，脉滑数。患儿平时喝奶不多。辅助检查：①2019年11月4日开封市某医院肠管、阑尾彩超示：胆囊内可见强回声光团，大小约8.5 mm×3.8 mm；②2019年11月21日开封市某医院肝胆、胆道彩超示：胆囊内可见大小约7.3 mm×4.0 mm强回声；③2019年11月24日开封市某医院肠管、阑尾、肝胆、胆道彩超示：胆囊内可见大小约8.6 mm×4.8 mm强回声；④2019年12月15日开封市某医院肝胆、胆道彩超示：胆囊内可见大小约11.9 mm×4.5 mm×7.8 mm强回声。

西医诊断：胆结石。

中医诊断：胆胀（湿热内蕴，气滞血瘀）。

辨证诊疗思路：该患儿用中药治疗后有症状加重、胆结石增大的趋势，详问病史，患儿平素喜食肥甘厚味，脾失健运，湿热内蕴，又因父母要求严格，参加多种学习班，精神压力较大，心理逆反，脾气倔强，使肝失疏泄，胆汁失于下泄，久成气滞血瘀之症。胆为中清之府，湿热久蕴不散，则胆汁久郁不泄，凝结形成胆石。湿热为因，气滞血瘀为果，治当清利湿热，理气破滞，活血化瘀为法。治疗方案如下：

方药：胆道排石汤1号（柴胡、郁金、金钱草、木香、枳壳、大黄、香附）加减。威灵仙30 g、金钱草30 g、延胡索15 g、川楝子15 g、郁金15 g、乌梅15 g、枳壳15 g、大黄9 g（后下）、柴胡15 g、木香10 g、鸡内金15 g、芒硝6 g（冲服）、甘草6 g，5剂，2日1剂，水煎服。

2019年12月30日二诊：服药后腹痛减轻，腹痛次数减少，服药后大便稍稀，余可。方药：①金钱草40 g，泡水喝。②威灵仙40 g、金钱草40 g、延胡索12 g、川楝子10 g、郁金15 g、乌梅15 g、枳壳10 g、大黄9 g、芒硝6 g、鸡内金15 g、海金沙10 g、炒槟榔6 g、木香10 g、甘草6 g，5剂，2日1剂，水煎服。

2020年1月15日复查肝胆脾胰肾彩超：胆囊内可见大小约7 mm×6 mm强回声。结石大小较前明显缩小。本例患儿与上一例患者情况基本相同，服用中药后，结石也在短期内消失。

按语：胆结石分为胆固醇结石与胆红素结石，近年来由于我国人民生活水平的提高，胆结石以胆固醇结石为主，这与平时饮食肥甘厚味、运动减少、排便不畅有关，湿热郁结肝胆，煎熬而成结石，可在胆囊内发生，也可在胆管内发生。湿热郁结过久，常合并胆囊感染，加重湿热郁结，因此治疗结石时，以通腑泄热、清利肝胆湿热为主要治疗大法。方中金钱草能促进胆汁分泌和排泄，同时又能松弛奥迪括约肌；鸡内金能促进胆汁分泌，促进胆囊收缩，有溶石、排石之效，配合行气之枳壳、川楝子，促进胆管收缩、扩张以利于结石排出；疼痛严重加延胡索；大便不通加大黄、芒硝。并嘱患儿注意节制饮食及增加运动以防止胆固醇血症的发生。全方应用，湿热除，气滞通，瘀血散，结石排出，后徐徐收功。

病例21：胆结石、肾结石

张某，男，4岁，2019年5月6日初诊。

代主诉：发现胆结石、肾结石1年余。

1年余前体检发现"胆结石、肾结石"，经保守治疗，疗效欠佳，欲求中医治疗，前来门诊。既往辅助检查：①2017年10月2日肝胆脾胰B超：胆囊内强回声（考虑结石）（内可及范围约8 mm×8 mm强回声）。②2017年10月15日肝胆脾胰、双肾B超：胆囊结石（胆囊内数个强回声，较大者约3 mm×2 mm）。③2017年10月26日肝胆脾胰、双肾B超：胆囊多发结石（胆囊内数个强回声，较大者约2.8 mm×2 mm）。④2017年12月23日肝胆脾胰B超：胆囊结石（胆囊内数个强回声，较大一个直径约3 mm）。⑤2018年3月1日肝胆脾胰、双肾、输尿管、膀胱彩超：胆囊结石，双肾小结石不除外（胆囊内数个强回声，其中一个直径约3.4 mm；双肾可见数个点状强回声，其中一个直径约右侧3 mm，左侧1.7 mm）。⑥2019年4月29日肝胆脾胰B超：胆囊结石（胆囊内数个强回声，其一范围约5 mm×4 mm）。

西医诊断：①胆结石；②肾结石。

中医诊断：胆胀，砂石淋（湿热郁结，气滞血瘀）。

辨证诊疗思路：诊查患儿，形体偏瘦，发育迟缓，再问父母，患者4岁仍以喝奶为主，每天喝高钙奶粉，每天3～4次。家长认为喝高钙奶粉可促进小儿身高增长，殊不知钙不易被人体吸收，大量补钙可致大量钙盐沉积形成肾结石、胆结石。长期补钙，易形成便秘，同时也会影响其他微量元素的吸收，如锌的吸收减少则致患儿食欲减退，生长发育迟缓。

胆结石分为胆固醇结石和胆红素结石。胆红素结石是由于胆汁中非结合胆红素含量增高并与钙离子结合产生胆红素，钙颗粒沉积而形成，钙补充过多，发生胆结石的风险会增加。该患儿4岁，应以正常饮食为主。每日以淀粉类食物为主，配合蔬菜、适量的豆类、蛋类、肉类和水果，这样才可以满足患儿生长发育的需求。该患儿的胆结石与长期喝高钙奶有一定的关系，因此治疗一方面是饮食指导，另一方面是药物治疗。在正确的饮食指导下，配合以下治疗方案：

（1）威灵仙50 g，煎水当茶喝。

（2）威灵仙30 g、金钱草25 g、延胡索15 g、川楝子10 g、郁金12 g、乌梅15 g、大黄9 g、柴胡15 g、枳壳10 g、木香10 g、鸡内金10 g、芒硝9 g、海金沙15 g、冬葵子15 g、甘草6 g，7剂，2日1剂，水煎服。

2019年8月9日复诊：服上药复查彩超，肾结石消失。胆囊结石大者化成碎粒状，彩超提示胆囊内多个点状强回声堆积，范围12 mm×7 mm。患者服药有效，无不适，上方微调继服：威灵仙35 g、金钱草30 g、延胡索10 g、川楝子12 g、乌梅15 g、海金沙15 g、鸡内金10 g、柴胡10 g、陈皮10 g、大黄6 g、芒硝6 g、枳实10 g、生地黄15 g、玄参10 g、萹蓄15 g、瞿麦15 g、车前草15 g，7剂，2日1剂，水煎服。服药后患儿胆结石、肾结石消失。

按语：胆结石已如前述，肾结石属中医"石淋""砂淋""血淋"的范畴，多与膀胱湿热有关，也与肾虚有关，肾藏真阴而寓元阳，乃水火之脏，其经脉络膀胱，与膀胱相表里，肾主五液，司开阖，有蒸化水液、通利小便的功能。肾虚不能蒸化水液以利小便，致使膀胱气化失司，水液停聚郁而化热，湿热郁结，煎熬日久成石。治疗上补肾为先，消石为辅，方能使结石排出。治疗时清热利湿，不忘滋补肝肾，佐清利之品，所以在清利的同时，必加生地黄以滋养肾阴，方能获效。老中医王孝福老先生善治结石，对肾结石者治疗不忘补肾滋阴。又见一例患者，用上方无效，后辨脉，脉细无力，舌淡，苔薄白，胃纳欠佳，在上方基础上加温补肾阳及补中益气之品，结石排出。张景岳《景岳全书·新方八略引》曰："善补阳者，必于阴中求阳，则阳得阴助而生化无穷；善补阴者，必于阳中求阴，则阴得阳升而源泉不竭。"因此，辨证施治才是根本。《内经》指出："中气不足，溲便为之变。"脾居中，有运化水液、升清降浊之功，不升则难以降，不降也难以升，因此在补升之中，辅以通淋降下之药，有利于结石的移动排出。

病例 22：血小板减少症（急性）

秦某，女，9岁，2019年2月25日初诊。

代主诉：发热3天发现白细胞、血小板减少1周。

患儿于10天前无诱因出现发热，热峰39.0 ℃，口服"布洛芬混悬液（美林）"3天后热退，查血常规：白细胞计数（WBC）2.36×10^9/L，血小板计数（PLT）81×10^9/L，淋巴细胞计数（L）0.86×10^9/L，未予治疗；次日全身红色皮疹，再次复查血常规：WBC 3.12×10^9/L，PLT 60×10^9/L，L 0.58×10^9/L，至河南某省级医院住院，静脉滴注"头孢替安、阿糖腺苷"，肌内注射升白细胞药物（不详），建议骨髓穿刺，家属拒绝后出院。出院后复查2次血常规：①WBC 3.39×10^9/L，PLT 68×10^9/L，L 1.08×10^9/L；②WBC 2.33×10^9/L，PLT 85×10^9/L，L 0.53×10^9/L。现症见：未诉不适；舌红，少苔，脉细数。目前患儿口服"地榆升白片、利巴韦林"。

西医诊断：白细胞、血小板减少原因待查；急性特发性血小板减少性紫癜？

中医诊断：紫癜（阴虚血热妄行）。

辨证诊疗思路：根据患儿的症状及血常规检查，临床疑诊为"急性特发性血小板减少性紫癜"（因未做骨穿）。该病多与病毒感染有关，发病则与免疫有关，可能与病毒抗原产生自身抗体与血小板膜发生交叉反应，使血小板受到非特异性破坏，并被单核巨噬细胞系统清除有关。中医认为该病与感受外邪或进食辛辣制品有关，由外邪从阳化热或情志不遂，郁而化火，邪毒内蕴，灼伤脉络，迫血妄行所致。热邪内蕴，日久伤阴，阴虚火旺，灼伤脉络，致血溢脉外，治当滋阴降火，凉血宁络。

方药：一贯煎合二至丸加减。南沙参15 g、北沙参15 g、紫草15 g、生地黄12 g、当归12 g、熟地黄12 g、赤芍10 g、红花6 g、麦冬15 g、厚朴10 g、炒麦芽15 g、炒山楂15 g、连翘10 g、墨旱莲10 g、蒸首乌10 g、神曲15 g、甘草6 g、生白芍12 g、桂枝6 g，3剂，2日1剂，水煎服。

二诊：表邪已去，上方去连翘、桂枝，加二甲汤加减，即上方余药加龟板15 g、鳖甲15 g、阿胶20 g（烊化）、牡丹皮10 g、栀子10 g。服用5剂，血小板、白细胞均恢复正常。

按语：血小板减少性紫癜属中医"肌衄"范畴。张景岳说：衄血虽多由于火，而唯阴虚者尤多。临床所见肝肾阴亏，相火升浮为多，也有气血亏虚，气不统血者。肝肾阴亏者多因平素肝火偏盛，肾水不足，水不涵木，木火刑金而血随火升所致，病见皮肤瘀斑或诸窍出血，如流鼻血、牙龈出血等，患者常伴有头昏、头痛，口干不欲饮，心烦少寐，脉弦细数。

本患儿因感冒而诱发，患儿平素活动少，纳食差，家长为其报多种学习班，患儿学习压力较大，过度耗伤心血，木火为母子之脏，子病及母，致肝血不足，肝气不得疏泄，气血亏乏，虚火上犯，内有邪热，耗伤阴血，而发出血之证，此火乃虚火伴实邪，治疗当滋补肝肾、凉血止血为法，兼以祛除风寒，以一贯煎合二至丸加减。沙参、麦冬以养阴，生地黄、熟地黄滋补肝肾，何首乌补肾阴、益精血，紫草、墨旱莲凉血活血以祛浮火，再加连翘清热，桂枝散表邪，赤芍、红花使补血而不滋腻，促进血液畅通。诸药配合，补肾阴，益精血，祛外邪。

二诊时因表邪已去，故去一诊方中连翘、桂枝，在此基础上加龟板、鳖甲、阿胶、牡丹皮、栀子，患儿服用5剂，血小板、白细胞均恢复正常。

病例23：血小板减少症（慢性）

张某，男，11岁，2019年1月31日初诊。

代主诉：发现血小板减少5年伴发热2天。

5年前患儿无明显诱因出现发热，查血常规示：WBC 3.18×10^9/L，红细胞计数（RBC）3.63×10^{12}/L，PLT 52×10^9/L，因血小板低，至河南某省级医院行骨

髓穿刺，未见异常；其间因血小板减少症在河南省某医院予丙种球蛋白治疗，曾至北京某医院对症治疗好转；其后患儿病情反复发作，PLT波动在5×10^9/L至73×10^9/L之间。2天前患儿发热，热峰38.5 ℃。现症见：纳差，发热，血小板又下降至68×10^9/L，但全身未见紫斑，肝脾不大；舌质红绛，少苔，脉细数无力。

西医诊断：血小板减少性紫癜（慢性）。

中医诊断：紫癜（阴虚血热妄行）。

辨证诊疗思路：根据患儿的病史、反复发病的特点及骨髓象检查，诊为血小板减少性紫癜（慢性）。该病病因及机制至今未完全明确。可能与长期接触过敏原，或抗体产生过程中出现某些重新选择，或自身免疫性疾病倾向，或异常抗原递呈有关。该患儿每于发病时发热，分析为内有郁热，复感热邪，灼伤真阴，瘀血阻络，加之劳倦所伤，与脾不统血有关。治当气阴双补，养血活血止血。治疗方案如下：

方药：生地黄20 g、玄参15 g、麦冬15 g、紫草10 g、墨旱莲15 g、炒麦芽15 g、炒山楂15 g、栀子10 g、连翘10 g、牡丹皮10 g、赤芍10 g、红花6 g、阿胶10 g（烊化）、丹参10 g、厚朴10 g、泽泻12 g、当归15 g、太子参15 g、蒸首乌15 g、水牛角粉5 g、黄芪15 g、党参15 g、益母草15 g，7剂，2日1剂，水煎服。

2019年2月14日复诊：无不适。右膝关节处可见瘀点，指甲盖大小，查血常规：WBC 4.35×10^9/L，PLT 81×10^9/L。治疗后血小板上升，故在上方基础上加二甲汤调理，补精血、补中气，精血足以充脉，中气足以统血。方药：生地黄20 g、玄参15 g、南沙参15 g、北沙参15 g、紫草15 g、麦冬20 g、墨旱莲15 g、阿胶15 g（烊化）、栀子15 g、蒸首乌20 g、熟地黄20 g、牡丹皮10 g、泽泻15 g、赤芍10 g、红花6 g、龟板胶15 g、甘草6 g、鳖甲15 g、生黄芪15 g、党参10 g，10剂，2日1剂，水煎服。

2019年5月25日血常规：WBC 5.53×10^9/L，PLT 113×10^9/L。恢复正常，遂停药。

2019年7月1日血常规：WBC 5.40×10^9/L，PLT 91×10^9/L。该患者血小板计数比正常值略低，为防止疾病复发，在上方基础上加黄精20 g、熟地黄30 g、泽泻12 g，7剂，水煎服。服药后电话随诊血小板已恢复正常。

按语：本患儿血小板减少症已5年余，因反复发病长期服用激素，而血小板从未升到正常，多在（5～73）$\times 10^9$/L。发病初期为阴虚虚火上浮，日久加之大量使用激素，导致气血两虚。现患儿气虚血亏，气失统血，因此治疗上不仅用养阴清热凉血之品，同时又配上补气之黄芪、党参益气扶正。补气、养血、统血并用。养血而不滋腻，使气旺血充，统摄有权，血循经脉，则出血自止，血小板减少症也恢复。

病例 24：反复口腔溃疡 3 年，伴反复发热半年

郭某，男，7岁，2019年8月2日初诊。

代主诉：反复口腔溃疡3年，伴反复扁桃体化脓、高热半年。

3年前患儿出现反复口腔溃疡，多次至我院就诊，予"多种维生素、中药"等药物口服及"口腔溃疡散、康复新液"外用治疗，口腔溃疡仍反复发作。半年前患儿开始出现扁桃体化脓，高热，热峰为41 ℃，10～15天扁桃体化脓1次，且溃疡呈逐渐加重趋势。近3个月来先后因该病住院7次，出院3～5天便再次出现高热，多伴扁桃体化脓、口腔溃疡等症，予"头孢呋辛、热毒宁"等药物静脉滴注治疗，上述症状可短暂消失，但旋即复发，且发作次数越来越频繁。4天前患儿再次出现发热，伴见口腔溃疡，咽痛，予抗感染药物治疗（具体用药不详），效欠佳，遂至我门诊求治。

既往史：肾病综合征5年，口服泼尼松片1年。

刻下症：发热，热峰为41 ℃，时伴咽痛，无咳嗽，面色苍白，纳眠可，二便可，舌质偏红，脉沉细数。平素汗偏多。

查体：口腔多发溃疡，以两颊侧为主，双侧扁桃体可见脓性分泌，颈部淋巴结肿大，质地偏硬，

辅助检查：①IgE：1 075 IU/mL（↑）；②皮质醇：5.7 μg/dL（↓）；③食物不耐受：鸡蛋、牛奶、小米、小麦偏高。

依据患儿症状、体征及实验室相关检查，诊断如下：

西医诊断：①复发性口疮；②颈淋巴结炎；③反复化脓性扁桃体炎；④肾病综合征（已愈）。

中医诊断：①口疮；②颈痰核；③慢乳蛾（肾阴亏虚、虚火上浮）。

辨证诊疗思路：患儿以反复口腔溃疡为主要不适，伴见高热、咽痛。查体见口腔满布溃疡，颈两侧可触及肿大淋巴结，诊脉细数，舌质偏红。追问详细病史，平素饮食清淡，少食辛辣油腻，非临床常见之胃火亢盛、熏灼口腔所致。观前医投大量寒凉败胃之药，获效甚微。问其既往体质如何，得知患儿5年前患肾

病综合征，曾口服泼尼松片治疗1年，导致皮质醇功能偏低，方知长期口服糖皮质激素，伤耗真阴，肾阴下亏，阴不抱阳，龙雷之火上攻所致。龙雷之火为水中之火也，静而守位则为阳气，炽而无制则为龙雷。患儿肝肾阴亏，水浅不养龙，故龙雷之火上炎。正如王冰所言："寒之不寒，是无水也。"使用抗生素及苦寒中药，虽可短暂取效，但终不能愈其疾，盖此热乃虚火，滋阴补液乃正治之法，故拟补益肝肾，引火归原，兼清浮火之法，予知柏地黄丸加减治疗，治疗方案如下：

方药：菟丝子20 g、枸杞子20 g、肉苁蓉15 g、补骨脂15 g、红参10 g、茯苓15 g、生白术30 g、生地黄20 g、熟地黄20 g、肉桂3 g、细辛3 g、黄柏10 g、黄连6 g、人中白6 g，5剂，2日1剂，水煎服。

二诊：上方服1剂体温即降，3剂后口腔溃疡、化脓性扁桃体炎基本痊愈。口腔两颊内侧仍有少许溃疡，调整方药如下：菟丝子15 g、枸杞子15 g、肉苁蓉15 g、生地黄20 g、熟地黄30 g、肉桂3 g、细辛3 g、黄柏10 g、黄连6 g、人中白12 g、玄参15 g、知母6 g、泽泻12 g、薄荷6 g、生龙牡各15 g、火麻仁10 g、天花粉12 g、甘草6 g，5剂，2日1剂，水煎服。

三诊：上方服7剂，患儿口腔溃疡及化脓性扁桃体炎痊愈。

2019年9月11日患儿再发2个面积较小的口腔溃疡，复查IgE 1 490 IU/mL，皮质醇5.9 μg/dL。巩固治疗如下：菟丝子20 g、枸杞子15 g、肉苁蓉15 g、生地黄20 g、熟地黄30 g、肉桂3 g、细辛3 g、黄柏6 g、黄连6 g、人中白10 g、玄参15 g、知母10 g、泽泻12 g、薄荷6 g、生龙牡各20 g、火麻仁10 g、天花粉12 g、制附子9 g（先煎30分钟）、牡丹皮10 g、乌梅15 g、乌梢蛇9 g、生黄芪10 g、防风6 g、皂角刺10 g、甘草6 g，10剂，2日1剂，水煎服。之后患儿身体健康、诸症无复发。

按语：《素问·天元纪大论》曰："君火以明，相火以位。"少阴君火指心中之阳气，特点是发而不敛。心居上焦，有君临天下之势能。君主之官必须清明，才能形神俱备，即心中之阳气必须充足、清净才能张而不蔽，所以君火又是功能性的主宰。

相火在下焦，藏于肾与命门，性静，引而不发。生理状态下，君火、相火相互充养。命门相火，寄藏于肾水之中，像一条深潜水下的龙，蛰伏于地下的雷，又称"龙雷之火"。正常阴阳水火相济，阴中裹阳，阳中裹阴，阴阳平衡，人体健康。

阴虚不裹阳，则龙雷之火上攻，使君火不得下行，心火上炎，口舌溃烂。阳虚不裹阴，阴阳不相交，出现发热、盗汗、虚烦不眠，治当滋肾水、敛真阳、降心火。

一诊方用知柏地黄丸加减治疗。方中黄柏清相火除蒸热；生地黄滋肾水、清心火；枸杞子、菟丝子、肉苁蓉、补骨脂、熟地黄补益肝肾，补阳养阴；细辛散浮游之火；肉桂引龙雷之火归原；再配黄连、人中白清热降火，活血化瘀。君火相火相济，阴阳水火相交，阴阳平衡则病向愈。

二诊时患儿口腔溃疡基本痊愈。阴津充足，则虚火不再上浮，即减少菟丝子、枸杞子用量；熟地黄大补肝肾真阴，故加量；玄参、知母、天花粉滋阴降火；泽泻泄热；薄荷利咽；患儿汗多，生龙牡敛汗；大便干，火麻仁润肠通便。诸药合用，疾病向愈。

病例25：急性乳腺炎

朱某，女，28岁，产后2个月，母乳充足，2018年11月突感乳房发胀疼痛，当晚高热39℃，全身发冷，甚至寒战，急去北京某医院急诊，诊为急性乳腺炎，静脉滴注"美罗培南"2天体温不退，邀我会诊。见患者高热面容，痛苦貌，乳房坚硬拒按，乳腺炎诊断成立，B超显示未成脓，急给中药清热解毒，通乳透络。方用瓜蒌牛蒡汤（瓜蒌、牛蒡子、天花粉、黄芩、生栀子、连翘、皂角刺、金银花、陈皮、青皮、柴胡、甘草）加减。患者疼痛明显，乃乳汁壅滞所致，加鹿角霜、王不留行，重者加漏芦、路路通；肿块明显为气血壅滞，加当归尾、桃仁；高热不退乃阳明热盛，中医认为乳头属肝，乳房属胃，胃火郁滞，肝郁气滞，加青黛、蒲公英；如果化脓也可加穿山甲。本患者未化脓，先以清热解毒、通乳透络为法。方药：蒲公英30 g、金银花30 g、瓜蒌15 g、柴胡20 g、黄芩15 g、皂角刺10 g、生白芍20 g、王不留行30 g、鹿角霜12 g、桃仁12 g、当归15 g、青黛15 g，3剂，每日1剂，水煎服。

当晚9点服药，夜半11点体温开始下降，晨起体温降至37℃，乳房坚硬好转，疼痛明显缓解。用药3天，完全恢复，服用中药后停止输液。

按语：急性乳腺炎属中医的"乳痈"范畴。新产之妇，失于调养，感受热邪，邪毒壅盛，煎熬血液，热瘀互结，阻塞乳络，生成本病，治当清热化瘀并用，予瓜蒌牛蒡汤清热解毒，通乳散结。方中王不留行、当归尾、皂角刺、鹿角霜活血通乳散瘀；蒲公英、金银花、黄芩、青黛清热解毒；柴胡疏肝理气。诸药相配，热去血宁、乳络通畅，诸症悉除。中药治疗乳腺炎见效快，费用少，有立竿见影之效。同时不用抗生素，不必输液，也不会影响之后继续哺乳，更不会出现对自身正常菌群的破坏。中药治疗不仅可消炎，还有疏通乳腺管、缓解阻塞和疼痛等多种效应，标本兼治，能使患者在短时间内迅速缓解症状。手法按摩也是乳腺炎患者的较多选择，但是仅能疏通，不能消炎，乳腺炎早期炎症不明显时是不错的选择。临床上两种治疗互相配合，能起到相得益彰的效果。

病例26：产后乳汁不足

身为儿科医生，我经常碰到患儿母亲因产后母乳不足而苦恼。母乳对婴儿来说是最安全、营养价值最高、最方便的食物，但很多母亲因为产后身体虚弱、休息不好、没有经验等诸多原因而致乳汁不足，其中产后虚弱、睡眠不足、经络不通为最多。我常以下方治疗，每每取得良效。方药：太子参30g、通草30g、皂角刺30g、生黄芪30g、天花粉30g、生山楂30g、鹿角霜30g、漏芦30g、王不留行30g、枸杞子10g、茯苓10g、当归10g、穿山甲9g、川芎10g、桃仁10g、红花10g、赤芍15g、生姜10g、大枣3枚。产后缺乳症的病因尚未十分明确，可能与饮食因素、精神因素、使用化学药物、输乳管障碍及神经内分泌功能失调，特别是垂体前叶泌乳素分泌不足有关。常表现为产后12小时无乳汁分泌或分泌很少，治疗方法虽多，但效果并不十分理想。

中医认为，该病系气血不足，不能生乳，或肝气郁结，乳汁阻滞所致。中医治疗分虚、实两证，但总不离疏、通、补三法。疏：疏肝散结以解肝气郁结；通：通络以畅乳汁闭塞；补：补益气血以化乳汁。该方用太子参、生黄芪益气，枸杞子、当归养血，血之化乳不若气之所化为速，故益气药偏重。茯苓醒脾化痰；漏芦、通草、穿山甲、王不留行、鹿角霜、天花粉通络化瘀，为下乳之必用药。俗话说："穿山甲王不留，当归尾血见愁，再加漏芦全瓜蒌，妇人吃了乳长流。"川芎、桃仁、赤芍、红花化瘀通络。上药配伍，多奏良效。然而产后乳汁不足有多种原因，临证还须辨证施治。

病例27：梅尼埃病

张某，女，80岁，晨起突感眩晕，天旋地转，不能起床，伴有恶心呕吐。平素有高血压病史，大便干，形体胖，医院检查诊为"梅尼埃病"。给予"碳酸氢钠、丹参针"静脉滴注，口服"盐酸倍他司汀片"无效，邀我诊治，诊为"梅尼埃病"，给予中药治疗。

西医诊断：梅尼埃病。

中医诊断：眩晕（脾虚痰盛，痰浊上逆）。

辨证诊疗思路：根据患者的症状，西医诊为"梅尼埃病"，又称内耳眩晕症。中医属"眩晕"范畴，病因主要有三个方面：①肾精亏虚。《灵枢·海论》："髓海有余，则轻劲多力，自过其度；髓海不足，则脑转耳鸣，胫酸眩冒，目无所见，懈怠安卧。"因此，肾精亏虚，髓海不足，不能充养脑窍而出现眩晕，故称"无虚不作眩"。②痰热或痰湿上蒙清窍，以致眩晕不宁，故有"无痰不作眩"之说。③肝风内动。根据《素问·至真要大论》病机十九条所说"诸风掉眩，皆属于肝"，故称"无风不作眩"。该患者为老年人，形体偏胖，大便干结，舌体胖大，故诊为肾精亏虚，脾虚痰盛，痰浊上逆，治当先健脾益气，化痰降逆，再填精补肾水。治疗方案如下：

方药：半夏白术天麻汤加减。清半夏15g、白术15g、天麻15g、钩藤30g、生龙牡各30g、猪苓20g、茯苓20g、泽泻30g、桂枝9g、陈皮12g、胆南星12g、蔓荆子22g、牛膝15g、白蒺藜15g、代赭石30g、竹茹15g、生姜9g、远志12g、石菖蒲20g、磁石30g，3剂，每日1剂，水煎服。

服药当天眩晕缓解，下床正常活动，下午已能上街买菜。后以李可老中医的肾四味（枸杞子、菟丝子、补骨脂、淫羊藿）慢慢调理。

按语：梅尼埃病是多种原因引起耳膜迷路积水产生的前庭症状疾患，以眩晕、耳鸣、呕吐为主要症状。患者表现为突发性眩晕、耳鸣、耳聋或眼球震颤，眩晕有明显的发作期和间歇期。患者多数为中年人，性别无明显差异，首次发作在50岁以前的患者约占65%，大多数患者单耳患病。

本病属中医"眩晕"范畴。发病机制不外虚实两端。虚者为肝肾阴亏，髓海不足，或气血亏虚，清窍失养；实者为风、火、痰、瘀扰乱清窍。本病的病位在头窍，其病变脏腑与肝脾肾有关。梅尼埃病之本属虚，病标属实，以脾肾两虚，肝阳上亢居多。本例患者年事较高，气血不足，肾精亏虚，既往有高血压病史，大便干、体胖，急性发作期，辨证为脾肾两虚，气虚痰湿中阻，上扰清窍。痰浊化火生风，风火上扰，痰蒙清窍而发眩晕。脾胃虚弱，水液分布失常，聚湿成痰成饮，痰浊上犯于头，蒙闭清窍，可见眩晕、胸闷、纳呆、恶心、呕吐等。故治疗上以健脾益气、化痰降逆为主。方选半夏白术天麻汤加减。若眩晕较甚，呕吐频繁，视物旋转，加旋覆花、代赭石、竹茹、生姜以镇逆止呕；耳鸣重听，加远志12 g、石菖蒲20 g、磁石30 g、蝉蜕12 g等以升阳通窍。临床根据患者症状，在此基础上辨证施治，多能起到良好效果，不仅见效快、花费少，而且能尽快解除患者的痛苦，同时也从根本上调整了患者的体质，补虚、祛湿、化痰，杜绝了本病再发。梅尼埃病具有反复发作的特点，用中药治疗，明显减少了发作。

病例28：反复化脓性扁桃体炎

苏某，男，3岁，2015年10月16日初诊。

代主诉：反复发热1年余，加重2个月，再发5日。

1年来患儿反复发热，热峰39～40 ℃，当地多家医院诊断为"急性化脓性扁桃体炎"，予抗感染治疗3～4日，体温多可降。病初每月发热1次，近2个月来患儿每月发热2～3次。5日前患儿再次出现发热，热峰40.1 ℃，当地县人民医院予"头孢类抗生素"（具体不详）静脉滴注3日，患儿仍有反复发热，为求进一步治疗遂来我门诊求治。现症见：发热，热峰39.5 ℃，伴咽痛，高热时伴双下肢关节疼痛，口臭，无咳嗽、皮疹、头痛、吐泻等，纳差，二便可，舌质红，苔黄厚。查体：扁桃体Ⅱ°肿大，表面可见黄白色脓性分泌物，双肺听诊呼吸音粗，未闻及明显干、湿啰音。血常规未见异常淋巴细胞，EB病毒DNA未见异常。

西医诊断：①反复化脓性扁桃体炎；②全身炎症反应综合征。

中医诊断：慢乳蛾（火毒炽盛，上攻咽喉）。

治法：清热解毒，祛风散邪通络。

方药：普济消毒饮加蒲公英10g、芦根15 g、雷公藤6 g（先煎1～2小时），5剂，2日1剂，水煎服。嘱物理降温，减少非甾体抗炎药的使用，尽量少用抗生素。

2015年11月23日二诊：服上方4日体温稳定，继服3剂后，无明显不适症状，后未继续服药。8日前患儿再次出现发热，热峰39.5 ℃，夜间体温偏高，伴见颈部淋巴结压痛，自服上药2剂后体温稍有好转，继服上药效欠佳，复至我门诊。

刻下症：发热，热峰39 ℃，高热伴见下肢及腕关节疼痛，无明显咽痛，无咳嗽、皮疹，纳欠佳，大便可，舌质偏红。查体：扁桃体Ⅱ°肿大，表面可见少量白色分泌物；血常规示（2015年11月20日外院结果）：WBC 11.57 × 10^9/L，中性粒细胞百分比77.4%，淋巴细胞百分比15.2%。

中医诊断：痹证（风湿热相搏，瘀阻脉络）。

治法：祛风清热化湿，活血通络。

方药：白虎桂枝汤加减。生石膏30g、知母10g、桂枝6g、威灵仙10g、海桐皮15g、青风藤10g、海风藤15g、当归10g、雷公藤6g（先煎1~2小时）、刘寄奴10g、赤芍10g、红花6g、怀牛膝10g、炒僵蚕10g、甘草6g、南沙参15g、北沙参15g、青蒿10g，7剂，2日1剂，水煎服。嘱发热时物理降温，尽可能避免使用非甾体抗炎药。

2015年12月22日三诊：服上药3日后体温稳定。1日前患儿再次出现发热，热峰39℃。刻下症：发热，热峰38.8℃，关节疼痛较前缓解，无咳嗽、皮疹，纳一般，二便可，舌质偏红。查体：扁桃体Ⅱ°肿大，可见少量白色脓性分泌物。方药调整如下：桂枝6g、生石膏40g、知母10g、黄芩10g、黄连6g、海桐皮15g、威灵仙15g、羌活10g、赤芍10g、红花6g、当归10g、雷公藤6g（先煎1~2小时）、川芎6g、青风藤15g、海风藤10g、怀牛膝10g、甘草6g、柴胡12g，7剂，2日1剂，水煎服。医嘱同前。

2016年2月12日复诊：服上药4日热退，每次热峰较前降低，无明显关节疼痛。6日前患儿再次出现发热，热峰38.8℃，自行予普济消毒饮加减方治疗，体温好转，后予2015年12月22日方治疗。刻下症：发热，体温37.2℃，无咳嗽、皮疹，无明显关节疼痛等不适，纳一般，二便可。诊断同前，予2015年12月22日方加忍冬藤10g、乌梢蛇10g，7剂，2日1剂，水煎服。医嘱同前。

后予上方加减，间断服药调理4个月余，患儿症状基本消失。随访半年，未再反复。

按语：现代医学认为，小儿急性化脓性扁桃体炎多是溶血性链球菌感染，采用抗感染治疗，多能获效。从中医角度而言，扁桃体为肺胃之门户，《素问·生气通天论》云："膏粱之变，足生大丁。"观之临床，扁桃体化脓多为胃经积热，郁而化火，化腐生痈而致。该患儿反复高热，观前医多予抗生素静脉滴注及非甾体抗炎药口服治疗，虽能短期获效，但病情容易反复。发热对人体是一个免疫激活的过程，有利于调动免疫系统加速清除病原体。过于积极的退热，不利于人体免疫系统的表达，久之则可导致免疫紊乱，最终诱发免疫系统疾病的发生。治疗上不仅要清热解毒，同时还要调节其紊乱的免疫，使其复归于常。

患儿高热、咽痛，结合舌脉，一派热象表现，急则治其标，方以普济消毒饮清胃火；予蒲公英以助清热；热盛伤津，予芦根以生津止渴；关节疼痛，予雷公藤以祛风除湿、活血通络，现代医学研究发现雷公藤有免疫调节、免疫抑制作用，使免疫系统的紊乱得以纠正。二诊时患儿扁桃体化脓较前好转，仍有发热，此时无明显咽痛，热毒症状较前已不明显，四肢关节红肿疼痛为主要症状，属中医"痹证"范畴，治疗上仅用清热解毒之法不能解决根本问题，祛邪同时当重视打通十二经脉，其治疗要点为清热祛风除湿，活血通络止痛。方选白虎加桂枝汤加减。生石膏大寒，既清肺胃之热，又除烦止渴。知母苦甘寒，既泻肺胃之热，又养肺肾之阴，生津润燥。桂枝温通经脉。威灵仙辛散温通，性猛善走，通行十二经脉，宣通五脏，"通经脉，消肿，散瘀，止痛"。通经脉药物很多，但不同的病选不同的药，经络有深有浅，在皮、在经、在脏均有不同，本病既有经络不通，又有脏腑之气不通，威灵仙通十二经脉，宣通五脏，使五脏六腑之精气通过十二经脉到达及濡养诸窍，内外相通，精气敷布，而疾病不存。《本草求真》记载海桐皮"专入肝"，祛风湿，通经络，杀虫，治风湿痹痛、痢疾、牙痛、疥癣。青风藤、海风藤、雷公藤，取类比象，以祛风湿、利关节、通络止痛，现代医学研究发现雷公藤有免疫调节作用、免疫抑制作用，其作用在本方中非常微妙。刘寄奴、红花、赤芍活血化瘀，当归养血兼活血，四药相伍以防经络不通，瘀血阻滞。炒僵蚕以祛风清热、息风止痉。久病及肾，肝者主筋，怀牛膝以滋补肝肾，强腰膝，止痹痛。热病日久耗气伤津，予南沙参、北沙参以补气养阴。青蒿透热外出。甘草调和诸药。治疗过程中嘱患儿避免服用非甾体类退热药物，以促进自身免疫的修复，病终向愈。

病例 29：抽动秽语综合征

王某，男，17岁，2015年8月3日初诊。

主诉：反复扭腰、摇头2年余，感觉异常半年。

2年前患儿无诱因出现不自主扭腰、摇头，病初家长未注意，1个月后上述症状较前加重，伴脾气急躁、易怒，说脏话，遂至当地医院就诊，诊断为"抽动障碍"，予"盐酸硫必利片"等药物口服，上述症状仍有反复。半年前患儿出现感觉异常，自诉皮下蚁行感，伴见瘙痒，情绪异常激动，扭腰、摇头如前，失眠，学习成绩下降，至某省级医院完善头颅磁共振、脑电图等相关检查，未见异常。今为求进一步治疗，遂来我门诊求治。现症见：扭腰、摇头、说脏话、掐手，全身皮肤时伴蚁行感，情绪时有烦躁，时盗汗，眠差，二便可，舌质红，苔黄，脉滑数。

西医诊断：抽动秽语综合征。

中医诊断：慢惊风（阴虚阳亢、瘀热扰心）。

治法：滋阴潜阳、活血安神。

方药：葛根30g、白菊花15g、夏枯草10g、合欢皮15g、夜交藤15g、琥珀粉（冲服）6g、石菖蒲15g、赤芍30g、红花10g、白芍10g、生地黄10g、知母6g、伸筋草15g、黄柏6g、地龙10g、蜈蚣2条、郁金10g、柴胡10g、甘草6g、全蝎10g、珍珠母20g，20剂，每日1剂，水煎服（因在外省，家属要求开1个月的药量，鉴于患儿病程长，暂予20剂以观疗效）。

2015年8月25日二诊：患儿状态稳定，扭腰、摇头及说脏话减轻，时情绪激动、烦躁，皮下蚁行感较前明显缓解，形体偏瘦，腹胀，眠稍好转，二便可，诸症减轻。失眠成为较为主要症状，伴腹胀，故加酸枣仁以敛肝、宁心、安神，姜厚朴以理气除胀。方药：葛根30g、生白芍15g、白菊花10g、合欢皮15g、夜交藤15g、柴胡15g、郁金12g、赤芍30g、红花20g、石菖蒲15g、青礞石15g、煅代赭石15g、地龙12g、蜈蚣2条、伸筋草15g、甘草6g、酸枣仁20g、姜厚朴12g，30剂，每日1剂，水煎服。

2015年9月27日三诊：患儿上述症状已减轻十有八九，时有摇头，余无明显不适，予上方加减继服20剂巩固治疗。半年后随访，患儿症状未再复发。

按语：该患儿以反复扭腰、摇头为不适就诊，依据其临床表现诊断为抽动秽语综合征，该病多发于儿童及青少年。中医认为，小儿多阳常有余，阴常不足，肾常虚，又因六淫之中风性主动，《素问·至真要大论》言"诸风掉眩，皆属于肝"，故本病病因多责之"风"，病位多在"肝"。肝肾为母子之脏，肝木有赖于肾阴之滋养，肾阴不足，则肝阴失敛，肝阳偏亢。又肝为心之母，肝阳偏亢，上扰于心，亦可致心神不宁。故治以滋阴潜阳、平肝息风、活血宁神通络为法。

方中柴胡疏肝解郁、随肝之性。生地黄以滋阴清热，水足则养木。白芍平抑肝阳、缓肝之急。肾水不足则相火妄动，予黄柏、知母清下焦之相火。《素问·至真要大论》曰："诸痛痒疮，皆属于心。"患儿背部出现蚁行感，亦为痒的一种临床表现，多责之于心，心主血脉，肌肤失去血液濡养，邪气踞于毛窍，故可见痒。肝阴不足，郁而化火，上扰心神，风火相煽，则见失眠、烦躁，予琥珀粉重镇安神。郁金、合欢皮、夜交藤活血解郁通络、宁心安神。赤芍、红花以活血，血行络通神安则痒自止。叶天士提出，初病在经，久病在络，初为气结在经，久则血伤入络。治络者非虫类药无以立功，予地龙、蜈蚣、全蝎以息风止痉通络；伸筋草以活血通络。珍珠母以滋阴潜阳，白菊花、夏枯草以平抑肝阳，三药共同平抑上亢之肝阳。予葛根升清阳以养头面诸窍。石菖蒲以祛湿理气开窍。甘草调和诸药。诸药配合，共达滋阴潜阳、平肝息风、活血安神之效。

病例30：骨髓炎术后、大叶性肺炎恢复期

郭某，男，4岁，2019年5月17日初诊。

代主诉：骨髓炎腓骨截骨术后20天，大叶性肺炎恢复期。

3个个月前（2019年2月9日）患儿左小腿出现肿胀疼痛，伴发热，热峰39.3 ℃，至当地医院就诊，诊为"①败血症；②肺炎；③左侧腘静脉血栓形成"，给予抗感染治疗4天，仍发热，转入北京市某医院住院（2019年2月13日—2月27日）14天，诊为"骨髓炎"，其间予"左小腿腓骨引流术"7天，配合"利奈唑胺、头孢哌酮"静脉滴注14天，热退出院。出院后转回安阳市某医院（2019年2月28日—3月8日），予"利奈唑胺、头孢他啶"继续静脉滴注，体温稳定，出院后予"利奈唑胺片口服50余天（2019年3月8日—4月28日）、头孢类抗生素口服1个月（2019年3月8日—3月28日；4月28日—5月7日）"。1个月余前（2019年3月28日）至河南省某医院复查骨髓炎未愈，2019年4月2日行"左小腿腓骨引流术"病情仍不减轻，于4月26日行"左小腿腓骨截骨术"，腓骨截去4 cm，10天前出院。出院后肺炎仍未缓解，为求中医治疗，前来我门诊。现症见：双下肢不能负重，体温稳定，精神可。

检查：2019年2月11日胸部CT示右肺中下叶实变，左肺下叶片影。2019年3月22日胸部CT无明显改变。2019年4月17日胸片示左肺门大片高密度阴影。2019年4月23日胸部CT明显改善，右肺下叶高密度片影。

西医诊断：①大叶性肺炎；②骨髓炎术后。

中医诊断：①肺炎喘嗽（气血亏虚，毒热壅肺）；②附骨疽术后。

辨证诊疗思路：骨髓炎，中医称为"附骨疽"，此病古医书记载比较分散。本病的发展是从急性到慢性的过程，毒热感染是重要的外因，毒热感染，附骨结毒。因此，初期多因疗、疖、痈肿毒热未解或因跌仆损伤染毒未能控制，毒邪深窜入里附骨而生。邪毒壅聚，阻隔经络，毒热蔓延迅速，蕴脓腐骨，蚀筋伤肉所致。因为毒热深窜附骨，所以初期兼见全身毒热征象，若治疗及时，毒热解除，经络流通，毒随脓解而治愈。若骨败脱落，可以随脓排出；若余毒潜伏，虽疮面

已收口，往往反复发作。毒热耗伤气血，脓汁津水长期外流，阴血大伤，以致气血双亏，无力与毒邪相搏，致病程迁延。余毒不解，还可以出现全身毒热表现，此时之热多为血虚发热。

该患儿在骨髓炎初期使用多种抗生素，毒热未尽解除，正气却已大虚，再加上手术截骨伤及正气，使毒邪深伏，流窜全身，诱发大叶性肺炎。肺主卫，卫气不足，卫外失职，外邪入侵，当首先犯肺。大叶性肺炎易发生肺坏死、肺脓肿，因此治疗既要清热解毒，又要补气活血，托毒外出。方以托里透脓散（黄芪、穿山甲、川芎、当归、皂角刺）加减配合金荞肺热清。由于患儿骨髓炎已行手术截除，而大叶性肺炎尚未成脓，故去穿山甲之透脓之品，而加地龙活血通络。方中骨碎补、杜仲强筋壮骨，利于骨髓炎术后骨骼修复；川贝母、生黄芪相配，补气托毒，川贝母能解、能散痰郁，配合黄芪，补气托毒，中医将此种托毒称为"隐托"，使毒邪散脱而出，不用穿山甲力猛透托之剂。治疗方案如下：

方药：生黄芪12 g、川芎6 g、当归10 g、皂角刺10 g、川贝母6 g、骨碎补12 g、杜仲12 g、乳香10 g、没药10 g、桃仁10 g、冬瓜子10 g、生薏苡仁30 g、大青叶15 g、蒲公英15 g、丹参10 g、紫菀12 g、款冬花12 g、金荞麦12 g、两面针12 g、地龙10 g、蜈蚣1条、芦根15 g、鱼腥草15 g、甘草6 g，7剂，2日1剂，水煎服。

2019年5月27日复诊：患儿体温稳定，时流清涕，夜间盗汗，饮食、二便均可。查体：听诊双肺呼吸音粗，可闻及痰鸣音。方药：上方生黄芪加至15 g，再加山茱萸9 g，7剂，2日1剂，水煎服。

2019年7月1日复诊：患儿无不适，左腿术后伤口愈合良好，但不能负重。复查胸部CT：右肺下叶背段仍有小实变，双上肺毛玻璃影明显改善，相比前片明显好转。方药：大青叶15 g、桑白皮12 g、川贝母6 g、紫菀12 g、款冬花12 g、炙枇杷叶6 g、橘红9 g、橘络6 g、僵蚕9 g、蝉蜕6 g、甘草6 g、生黄芪15 g、骨碎补15 g、杜仲10 g、水蛭6 g、炒桃仁10 g、冬瓜子15 g、生薏苡仁30 g、皂角刺15 g、鱼腥草15 g、地龙10 g，7剂，2日1剂，水煎服。

2019年8月2日复诊：患儿可下地走路，可稍负重。双肺听诊正常。复查左胫腓骨MR（2019年7月30日）：左腓骨骨髓炎术后改变，双侧跟骨、左胫骨及近端骨骼水肿。治疗上调整为以滋肾壮骨为主。方药：当归20 g、生地黄20 g、熟地黄20 g、鹿茸6 g、杜仲12 g、制乳香10 g、制没药10 g、炒白术20 g、川芎9 g、骨碎补15 g、生地黄15 g、怀牛膝10 g、紫花地丁10 g、炙甘草10 g、太子参15 g，7剂，3日1剂，水煎服。

2019年9月20日复诊：患儿未诉不适。左小腿胫腓骨X线显示左小腿腓骨截去4 cm后，现腓骨已恢复。经治疗恢复较好，中药微调继服。方药：当归15 g、炒桃仁10 g、制乳香10 g、制没药10 g、芦根15 g、鱼腥草15 g、皂角刺15 g、生薏苡仁30 g、补骨脂15 g、山茱萸6 g、熟地黄15 g、金银花10 g、白芷6 g、地龙10 g、水蛭6 g、生黄芪12 g，10剂，3日1剂，水煎服。

随访，患儿恢复好，无咳嗽、发热，下地活动如常，双肺CT已恢复如常。

按语：骨髓炎是骨膜化脓性感染的总称，其疾病症状及发病过程类似中医的"附骨疽"，当然附骨疽还包括骨结核等一些阴疽症，凡疽毒较深结聚于骨际者，中医皆可称为附骨疽。本病局部肿胀疼痛，附筋着骨，推之不移，难消难溃，溃后经年累月不愈，疼痛流脓，不易收口，有的形成瘘管，甚至损伤筋骨造成残废。其发病多因湿热内盛，毒深入里，流于筋骨，经脉被阻，气血不和所致；也可因外伤骨骼损伤又感受毒邪，瘀而化热经络阻塞，凝滞筋骨为患；或体虚卫外不固，风寒湿邪乘虚入侵，阻于筋骨之间，阴血凝滞而成。中医认为，津液流于肌肉之间如天地之水，无所不入，人之津液灌溉筋骨之间，一有壅滞，经脉即涩而不通，不得复返于肌肉骨节等处，一有空隙，津液乘虚渗入，如水之过溪，遇壑而归，蓄则凝聚成痰，气渐阻，血渐瘀，阻于皮里膜外气多肉少之处，无血肉化脓，则发为附骨疽。

古人认为，痈发于六腑，疽发于五脏，痈为表为阳，为热为实，其证热、痛、高、肿，一般情况下五脏不伤；疽为阴证里证，为冷为虚，其发停蓄，内销骨髓。阳中之阴者，似热非热，虽肿而虚，赤而不燥，痛而不脓，外盛而内腐，其人多肥，肉紧而内虚。阴中之阳者，似冷非冷，不肿而实，赤微而燥，痛而有脓，外不胜而内烦闷，其人多瘦。临床上也有阳证变阴证，多因大量寒凉剂使用太过；也有阴证变阳证，多为大量热药所致也，临证治疗当辨证。

本患儿外表体型健硕，但运动少，气机郁闭，阳气不得舒展，加之平素多用空调、常喝冷饮损伤阳气，阻遏气机，伤及五脏，经脉瘀滞，气血凝聚，流于肌肉筋骨之间，聚而为疽。临床表现早期以发热疼痛为主，中期败腐稀脓，后期瘘孔形成。本病的治疗从古至今为难治之症，祖国医学据病者体之强弱，病程之长短，而采取辨证论治，以滋肾培脾、补气养血的宏观治疗为主，温经通络、散寒逐瘀局部疗法为辅，采用分期治疗，辨证施治。几千年来，祖国医学总结出了一整套治疗方药，如托里透脓散、消痰解凝膏、龙马丸等疗效确切的方药。本患儿早期治疗解毒需配补气补肾填髓，逐瘀透脓。但本患儿来就诊之前已经截骨，虽已截骨，但毒邪未尽，循经而行，又复感外邪，遂发生大叶性肺炎，治疗当扶正为主，配清肺解毒，使病向愈。之后我又碰到几例骨髓炎患者，以中药治疗取得较好效果。这提示我们，虽然现代医学手术见效较快，但是截骨之前可以中药治疗，两者结合，以免造成不必要的损伤。

病例31：压疮

在给一位2岁患儿治病时，患儿母亲诉说，孩子的父亲患癌症卧床不起，因自己要照顾两个年幼的孩子，无暇照顾孩子父亲，致使出现压疮（褥疮），溃烂流水，痛苦不堪。我根据古人经验，予褥疮膏外用，3天疼痛缓解，疮口渐收。褥疮膏：当归60 g、白芷15 g、白蜡60 g、紫草6 g、血竭12 g、麻油500 g、甘草36 g，将当归、白芷、紫草、甘草入麻油浸2天，慢火熬微枯，滤清，再煎滚，入血竭化尽，再入白蜡，微火化开，分四盅，每盅放研细轻粉3 g（备用）外敷，效果极佳。

病例32：蛲虫病

蛲虫病在儿童中很常见，由于传播方式不易切断，自身传染率很高，常因蛲虫感染导致睡眠障碍，有时合并尿路感染，严重者影响生长发育。口服杀虫药效果欠佳，外用"蛲虫栓"可起到良好的效果。蛲虫栓本方是根据已故名老中医黄明志的经验方改良组成，作为黄老师的学生，我们当年在黄老师的指导下，将本方改良制成蛲虫栓在临床观察3年，并做了毒理试验，证明其确实有效，使用方便，价格便宜，感谢黄老师为广大患者提供效果极佳的经验方。原方为：苦参30 g、鹤虱20 g、黄柏20 g、黄连15 g、雄黄6 g、樟脑6 g、枯矾4 g，樟脑后下，熬水熏洗肛门。将其制成蛲虫栓，晚上睡前纳肛，使用起来更加方便。

病例33：除瘢痕

患儿外伤引起瘢痕较为多见（图2-2-33-1），家长深感焦虑，我根据古人经验，制成瘢痕膏外用，早期使用可以明显减轻瘢痕，效果极佳。各种外伤，如烧伤、跌打损伤等均有效。药物组成：白果30 g、透骨草30 g、蜂房30 g、百部

60 g、皂角刺60 g、斑蝥15 g、大枫子60 g、杏仁30 g、白及30 g、凤仙花30 g、大黄60 g、香油1 000 g、桐油500 g、松香60 g、黄丹750 g，熬制后储罐备用。一位患儿烧伤后留有瘢痕，经用药后，瘢痕明显缩小（图2-2-33-2、图2-2-33-3）。

本方乃古书方子，经临床试用确有疗效，因临床此类患者需求较多，为造福一方患者，将此方写出，但不敢贪天功为己功，本方的疗效仍归功于古人。

第三章

内科、儿科杂症
经验总结

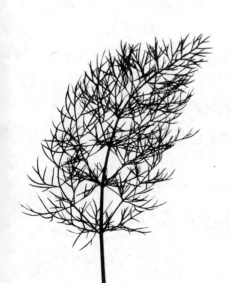

本章是由我的硕士、博士研究生在跟随我及我的父亲（国家级名老中医赵时雨先生）临证时所写的心得体会，所载病案皆为真实病例，先父举止儒雅，其德也厚，其术也精，其识也博，主攻内外，旁及妇儿。我自幼随父侍诊，耳濡目染，获益匪浅，处方用药，多能应手获效，故在此辑录之。一者，学生孜孜好学，录其所悟，以励其志；二者，先考身耕岐黄，弘其业术，以慰慈父之灵；三者，学术乃精诚之学，非己所为，岂敢贪他人之功。所录均为临证较为棘手之病例，以供后人参考。

第一节　肺系疾病

一、支气管扩张

支气管扩张中医称为"肺痈""肺痿"，实则为一慢性炎症过程。急性加重期以标实为主，缓解期以正虚为主。治疗宜分期辨证：急性加重期，治以祛邪，综观本期诸方用药，清热、化痰、排脓、止血并用；缓解期以补虚为主，益气养阴、调肝理脾，虚实同治，使病变部位逐渐稳定，不再发展，并逐渐减少发病频率。

（一）西医病因及诊断依据

先天性支气管扩张症较少见，主要见于支气管先天发育不全者。继发性支气管扩张病理的关键环节为支气管阻塞和支气管感染，两者互相影响，形成恶性循环，破坏管壁的平滑肌、弹力纤维甚至软骨，削弱支气管管壁的支撑结构，逐渐形成支气管持久性扩张。该病多起于儿童及青年时期的细菌性肺炎、百日咳、支原体及病毒感染，以及结核、异物、误吸、免疫功能缺陷、纤毛功能异常及结缔组织病等因素。支气管扩张症病变部位可呈弥漫性分布，亦可为局限性病灶，一般来说多发生在双肺下叶，最常见的是后基底段，左肺多于右肺，可能与解剖位置、重力作用及残留的感染有关。支气管扩张症形态学分类主要有柱状、囊柱状及囊状，幼年支气管发育阶段产生的扩张多为囊状，成年后继发的支气管扩张多为柱状，有时两者混合存在。支气管扩张症患者肺功能提示阻塞性通气功能受损，随病程延长出现限制性通气功能障碍、弥散功能降低。此外，支气管扩张症患者的支气管动脉和肺动脉的终末支也可有扩张，甚至形成小血管瘤，容易破裂咯血。本病主要临床表现为慢性咳嗽、咳脓痰和反复咯血，甚则呼吸困难，常伴有焦虑、发热、乏力、食欲减退、消瘦、贫血等症。若反复发病经久不愈，则易并发肺脓肿、阻塞性肺气肿和慢性肺源性心脏病等。

本病诊断要点：①慢性咳嗽，咳大量脓性痰，和（或）间断咯血，反复肺部感染或仅表现为反复大量咯血。②幼年时曾患麻疹、百日咳、支气管肺炎，或有慢性鼻窦炎等。③常在下胸部及背部听到局限性粗、中湿啰音，干咳、排痰后啰音暂时减少或消失，以后又反复出现，可有杵状指（趾）。④胸部X线片显示患侧肺纹理增多、紊乱，或有不规则环状透亮阴影或卷发样阴影。⑤支气管造影、胸部CT，尤其是胸部高分辨CT（HRCT）、纤维支气管镜检查发现有支气管扩张改变，主要表现为：双肺弥漫性支气管增粗，管壁增厚，形态不规则，扩张的支气管直径明显大于支气管动脉。囊状支气管扩张具有类似成串的葡萄珠样表现。支气管扩张症急性加重期尚需参考呼吸频率、咳嗽程度、痰量、体温、肺部听诊及影像学依据等。支气管扩张症当与慢性支气管炎、肺结核、肺脓肿、先天性肺囊肿鉴别。

（二）中医病因病机

中医认为支气管扩张症病位在肺，与肝、脾、肾、大肠等有密切的关系。肝主疏泄，喜条达升发，肺主肃降，调畅气机，二者相互协调，共主全身气机的平衡。若患者素体肝旺，气郁化火，木火横逆侮金，血随气逆，络伤而溢，发为咳嗽、咯血、烦躁、焦虑，正如"大怒则形气绝，而血菀于上"。子病及母，脾失运化而津液失于输布，内生痰湿，统血不能，则血不循经而咯血。久病及肾，肾主纳气，肾中之阴滋养他脏，肾病则津液代谢紊乱，痰湿遂生，摄纳不能，发为咳喘、痰多、呼吸困难。大肠与肺相表里，肺失宣发肃降，大肠传导失调，而见便秘。反之，大肠湿热壅盛，肺气不通，热邪也可循经上蒸肺络。总之，支气管扩张关键为肺络受损。肺为娇脏，又为华盖，不耐寒热，故内有气阴两虚，外有邪气相引，肺失清肃则为咳嗽，损伤肺络，血溢脉外，则发为本病。

病理产物主要为痰、热、瘀。一者为痰。痰之所成，皆由肺脾之间，水液代谢失调，湿聚成痰，外责于肺，内责于脾，正所谓"脾为生痰之源，肺为贮痰之器"，此为湿痰，若兼烦躁、焦虑，是木旺刑金，则可见燥痰。二者为热。《金匮要略》有云："风中于卫，呼气不入；热过于营，吸而不出。风伤皮毛，热伤血脉……热之所过，血为之凝滞，蓄结痈脓。"说明外感风热或风寒入里化热，内蕴不解，肺气失宣，血热壅聚是其重要病因病机，其又有虚实之分，肝火为实热，阴虚火旺为虚热，临证需辨偏颇。三者为瘀。久病入络，瘀血在本病贯穿始终。热煎血液成瘀，或痰凝气滞，阻碍血液运行，热、痰、瘀三者相互影响，形成恶性循环，或热迫血行，或气不摄血，致血不循经，溢于脉外，故见络伤血溢成瘀。

总之，支气管扩张症的中医病机重点在于肺虚为本，痰、热、瘀胶结为标，虚实夹杂。病位在肺，且与肝、脾、肾、大肠有关。部分患者病情逐渐加重，甚至累及于心，最终导致肺、脾、肾诸脏正虚不复，痰浊、水饮、气滞、血瘀互结而演变成为肺胀。

（三）治疗要点

支气管扩张症属于反复发作、缠绵难愈的难治性疾病，在治疗上，宜在辨证准确、审明虚实的基础上分型论治，灵活组方。支气管扩张症分为急性加重期和缓解期。支气管扩张症急性加重期大多为外感引发，咳嗽，咳脓痰或咯血，起病急，病程短，常伴肺卫表证。缓解期则表现为咳嗽，咳脓痰或痰中带血迁延不愈，常反复发作，病程长，多伴其他兼证。故急性加重期治宜清肺化痰、降气、活血止血，缓解期以养阴、润肺、益气、化痰、散瘀为主。需注意的是，肺气阴虚是引起支气管扩张症的根本原因，故补肺养阴之法贯穿始终。

1. 止血有法 支气管扩张合并反复咯血，属中医"血证""咳血"等范畴。古有补络补管汤，是张锡纯用治咯血、吐血经久不愈的主方，由生龙骨、生牡蛎、山茱萸、三七组成。生龙骨、生牡蛎、山茱萸，性皆收涩，又兼具开通之力，故能补肺络与血管，以成止血之功，而又不留瘀为患，又佐三七者，取其化腐生新使损伤之处易愈，其性善理血，为治瘀之妙品。现有尚氏认为治疗要突出"凉""止""滋"三个方面。凉：凉血清肺、直折其炎火；止：止血，有凉血止血、补血止血、活血止血、收敛止血等不同治法；滋：滋阴润肺、壮水灭火。最终育阴清热，咯血得治。

2. 健脾益肾，温清并用 支气管扩张症为肺系慢性病，健脾为化痰之源，益肾为纳气之根。

李中梓提出"治痰不理脾胃非其治"的观点，故治痰当先治脾，乃求本溯源之法。根据湿痰、胶痰等选取化痰药。支气管扩张症前期以呼吸系统的局部改变为主，后期常伴其他脏腑功能衰退，以手足少阴经为主，症见畏寒肢冷、背冷、喜温喜暖、大便溏泄、小便清长、呼吸怯弱、嗜睡、脉微欲绝等肾阳虚证候，此时可用麻黄细辛附子汤加减治疗。治疗本病，要灵活辨证，温清并用，分阶段、分程度治疗，不可一味寒凉。

3.化瘀通络 支气管扩张症是支气管及细支气管永久、异常的扩张，伴清除分泌物的功能丧失。中医认为其病位在肺络，痰、瘀作为病理产物阻滞络脉，形成痰瘀阻络的病理状态，痰、瘀混处于肺络中，导致肺络瘀阻。而瘀是由功能性病变发展为器质性病理损害的重要病理阶段。针对缓解期支气管扩张症的病理特点，解决"瘀"是控制其进展、减轻其症状的重要手段。一方面，从络病学角度可以舒张肺络，恢复脉络输布，调理气血，荣养四肢百骸，达到调百脉、主治节的作用。另一方面，从现代药理研究角度可以减少炎性渗出及炎症反应，保护肺血管内皮细胞，降低血液黏稠度，扩张周围血管及肺动、静脉，改善微循环。另外，使用通络药物，可以使病变部位趋于稳定不扩大，防止病情加重进展。

（四）典型病例

张某，女，40岁，2015年3月7日初诊。

主诉：反复咳嗽吐痰10年余，加重1周。患者支气管扩张症病史10年余。反复咳嗽，咯痰稠黄或黏白，1周前因外感而使咳嗽逐渐加重，现发热，咳嗽晨起明显，咯痰量多、偶有痰中带血或少量咳血，咳甚伴有喉鸣喘促，活动后胸闷、气短，纳食可，大便2日一行，眠差，脾气急躁，时心烦，口干舌燥，舌红少苔，脉细弦数。月经基本正常。听诊：左下肺可闻及少量细湿啰音。胸部CT示两下肺支气管扩张伴感染。

西医诊断：①支气管扩张症；②肺部感染。

中医诊断：肺炎喘嗽（气阴两虚、肝脾失调为本，表邪痰热互结为标）。

方药：生黄芪30 g、南沙参30 g、北沙参30 g、芦根20 g、桃仁15 g、冬瓜子30 g、薏苡仁30 g、鱼腥草40 g、金荞麦30 g、桔梗15 g、地骨皮15 g、炙桑白皮30 g、青黛10 g、海蛤壳30 g、海浮石30 g、白及30 g、茜草15 g、矮地茶30 g、葶苈子20 g、法半夏12 g、川贝母15 g、瓜蒌皮20 g、前胡20 g、炒杏仁15 g，7剂，2日1剂，水煎服。

二诊：患者服药后咳减，痰多稠黄带绿，喉中时有痰鸣，纳可，口干，苔薄黄腻，脉细弦。上方去杏仁，加茯苓12 g，继续服7剂。药后血止，痰少色白，咳减，听诊左下肺湿啰音减少。连服20余剂，咳痰量明显减少，其余诸症皆除。嘱避风寒、慎起居，禁食辛辣、刺激之品，继以养阴、清肝、健脾、化痰善后。

按语：支气管扩张症是指各种原因引起的支气管的病理性、永久性扩张，导致反复发生化脓性感染的气道慢性炎症，多发于近端直径＞2 mm的中等大小支气管，由于管壁的肌肉和弹性组织破坏引起的异常扩张，是临床常见病、多发病。由于扩张的支气管清除分泌物的功能丧失，引流差，易反复发生感染，临床主要表现为持续或反复咳嗽、咳痰和（或）反复咯血，可导致呼吸功能障碍及慢性肺源性心脏病。支气管扩张症病变不可逆转，病程长、反复感染，治疗相当棘手。中医学中并无支气管扩张症名，多根据临床症状归属为"咳嗽""咳血""肺痈""肺痿"等范畴，病因分为外因、内因，外因包括风、寒、湿、热等邪，内因多为脏腑功能失调、饮食不当及七情内伤等，内外相合。病理产物多为痰、热、瘀，以肺虚为本，虚实夹杂，病位在肺脏，《内经》云"五脏六腑皆令人咳，非独肺也"，因而又涉及肝、脾胃、肾等脏腑。支气管扩张症在临床上一般分为急性加重期和缓解期，西医主要以治疗基础疾病、控制感染、改善气流受限及清除气道分泌物、止血为主，必要时需外科手术治疗。有研究证实，60％～80％的缓解期支气管扩张症患者气道内有潜在致病菌微生物定植。因此，主要治疗措施是防治呼吸道反复感染、保持呼吸道畅通。但反复使用抗生素，会导致病原菌变异和耐药性增加，导致支气管扩张症患者感染急性发作时不易控制，总的来说西医治疗远期效果不甚理想，易复发。

本病患者为40岁中年女性，主要症状为反复咳嗽、咯痰、咯血，伴有发热、乏力、口干，为急性发病期，辨证为气阴两虚、肝脾失调为本，表邪痰热互结为标，方以千金苇茎汤、黛蛤散加减。苇茎汤方出自《备急千金要方》，"治咳有微热，烦满，胸中甲错，是为肺痈"。尤在泾云："此方具下热散结通瘀之力，而重不伤峻，缓不伤懈。"方中芦根（苇茎）清肺热；薏苡仁健脾，化痰祛湿排脓；冬瓜子加强祛痰浊脓血之功；桃仁润肺，祛痰破瘀。四药共用，清肺、化痰、排脓并举，能使肺热得清，痰液减少，起到宣肺排痰的作用。另方中鱼腥草清热解毒、消痈排脓，为治肺痈之要药，《本草经疏》云："治痰热壅肺，发为肺痈，吐脓血之要药。"金荞麦功似鱼腥草，尤以肺痈之咯痰浊稠腥臭或咳吐脓血为长，与芦根、鱼腥草相须而用。川贝母性寒微苦，能清肺热、化痰，味甘质润，能润肺止咳，善治内伤久咳，燥痰、热痰之证，与本病之本虚标实正相宜。法半夏化痰散结，置于大量寒性药中，温燥之性受制，而取其化痰降逆之用。桔梗功可宣肺祛痰，利咽排脓，《珍珠囊补遗药性赋》："其用有四：止咽痛，兼除鼻塞；利膈气，仍治肺痈；一为诸药之舟楫；一为肺部之引经。"矮地茶性平，止咳平喘，活血化瘀。前胡降气化痰，疏散风热，《药义明辨》云："其功先在散结，结散则气下，而痰亦降，所以为痰气要药。"葶苈子泻肺平喘，又可强心。杏仁辛温止咳平喘，且能滑肠，使肺气降，腑气通。诸药宣散清解皆备。

患者时伴咯血，心烦，平素脾气急躁，属肝郁化火，灼伤肺络。肺主肃降，肝主疏泄，性喜条达，龙虎回环，共主周身气机之调达。肝旺肺虚，易致木火刑金。治宜清肝泻肺，配以凉血止血，方选黛蛤散。青黛清肝火，泻肺热，且能凉血止血。海蛤壳寒能清肺热而化痰清火，咸有软坚散结，治肝火犯肺，痰火内郁，灼伤血络之咯吐痰血，常与海浮石相伍增效，《本草衍义补遗》称其有"消积块，化老痰"之功。瓜蒌皮、桑白皮、地骨皮之属，皮者轻清入上焦，以皮治肺，桑白皮泻肺平喘，地骨皮清热养阴，《医学衷中参西录》认为瓜蒌"但用其皮，最能清肺、敛肺、宁嗽、定喘"。白及味苦甘涩，入肝经，补肺止血，消肿生肌敛疮，《本草汇言》载"白及，敛气，渗痰，止血，消痈之药也"，现代药理研究表明，其成分具有抗菌、活血止血、促进组织愈合的作用。茜草凉血化瘀止血，其粗提取物煎剂有明显的镇咳和祛痰作用，水提取液有一定的抗菌作用。生黄芪益气，南沙参、北沙参平补肺阴，两者扶正治本。诸药合用，可清肺络，止咳喘。

二、儿童间质性肺炎

儿童间质性肺炎属于弥漫性间质性肺疾病，以反复咳嗽、喘憋、发热、呼吸困难、喘鸣、乏力为主要临床表现。古代中医无此病名，根据其临床表现，大致属中医"肺痹""肺痿""顽咳"等范畴，《素问·痹论》中指出"皮痹不已，复感于邪……淫气喘息，痹聚在肺"。大量研究证明，间质性肺炎多由腺病毒、流感病毒引起，冠状病毒、真菌感染也会引起间质性肺炎，常在患儿免疫能力下降、肺部微循环障碍时引发本病，其发病快，主要侵犯肺泡壁、支气管周围、支气管壁，以及肺泡间隔或血管小叶间的结缔组织。单用抗生素治疗难以到达疾病部位——肺泡间质，因此治疗效果常不太理想，中医中药在这方面存在明显优势。用中药治疗此病，临床能取得显著疗效。

（一）病因病机

1.本虚标实为基本病机 本病的基本病机为本虚标实，病因组成非常复杂，体质因素首先决定了疾病的易感性，是形成疾病的内在因素，而外感邪气、情志饮食所伤、痰浊瘀血等因素相互作用，内外相合，致脏腑功能失调，肺失宣发肃降，累积渐行为病。

2.早中期病在肺、脾 本病的早中期病位在肺、脾，症状以反复咳嗽为主，可伴见喘息。肺主气，司呼吸，咳嗽一病，无不离肺，如喻嘉言云"咳者，肺之本病也"；脾胃乃后天之本、生痰之源，脾胃不足，痰饮内生，上聚于肺，阻滞气机，影响气血运行。此期以邪实为主，与"肺痹"较相似，痹者闭也，不通是也。故古人云：肺不伤不咳，脾不伤不久咳。因此该病早期病位主要在肺，兼及脾脏。

3.中后期病在肺、肾 病之中后期病位在肺、肾，此期以反复咳喘为主要表现。久病伤肺，或失治误治，发汗过多，伤及肺津肺气，致气不布津，肺叶枯焦，肺体不得荣养，宣肃失常。肾者，先天之本，主纳气，内涵元阴元阳，先天禀赋不足或失治误治均可伤及肺脏。咳喘之病，医者喜用宣肺发散之药，发散药用久则易耗伤正气，且本病病程较长，咳喘日久，耗散下焦元阴元阳，致纳气失职，气越于上而发喘息。此期以正虚为主，与"肺痿"较相近。

4.终末期痰瘀阻络，瘀血贯穿始终 病之终末期，痰瘀互结，闭阻肺络，表现为"肺虚络瘀"的病机特点，瘀血贯穿本病始终。痰浊与瘀血在形成过程中不仅有着共同来源，而且互为因果，在致病时可相互为用，致病特点相似。"怪病多痰""怪病从瘀"之说，提示疑难病症多与痰浊、瘀血相关，尤其是痰瘀同病，痰瘀交阻致使病症更加复杂怪异、多变，诊治困难。

（二）治疗要点

1.早中期以祛邪为主 该病主张分期治疗，疾病早中期以祛邪为主，佐以健脾补肺活血。方选金苇肺热清加减。方中芦根中空，可清肺通络，祛除气分余邪；鱼腥草清肺见长，助芦根祛邪；桃仁、赤芍入血分，助肺活血；金荞麦、天花粉助桃仁祛瘀；两面针止咳祛瘀；冬瓜子祛除湿邪，使湿热分离，余邪易消；桑白皮降肺气止咳；川贝母清热润肺不伤肺；橘红、橘络、紫菀、款冬花、枇杷叶止咳化痰；煅蛤壳祛新老之痰；太子参、炒白术补气健脾。

2.中后期以扶正为主，佐以补肾纳气逐瘀 该病以正虚为本，以邪实为标，赵坤教授在此病因病机的基础上创制"通络补肺汤"，方以太子参、南沙参、北沙参、紫苏子、白芥子、赤芍、红花、地龙、代赭石、淫羊藿等药组成，功以补益肺肾、活血通络。方中三参补肺脾气阴，二子化痰，赤芍、红花活血，地龙、代赭石通络降逆以平喘，淫羊藿以补肾。本方组方虽小，但诸法备，临证加减治疗能够取得较好的临床疗效。

3.疾病终末期，肺、脾、肾同补，兼以活血化瘀通络 此期在"通络补肺汤"基础上加制附子补肾阳，阳起石升阳，酒萸肉敛肾阴；冲服蛤蚧粉补肾纳肺气；黄芪与太子参共用，脾气足而肺气充盈，有培土生金之用，太子参甘平清补，补而不燥，滋而不腻。再配活血化瘀药贯穿疾病始终。

（三）典型病例

朱某，男，1岁4个月，2016年3月5日以"反复咳喘、发热8个月"为代主诉就诊。

患儿8个月前因"高热、咳喘3天"至郑州市某医院诊为"麻疹并重症肺炎，呼吸衰竭，脓毒血症"，告书面病危，先后静脉滴注"地塞米松、甲泼尼龙、万古霉素、克林霉素、头孢哌酮舒巴坦、多索茶碱"等，口服"伊曲康唑"及对症治疗8个月。胸部CT提示：双肺弥漫性斑片影，伴充气不均。现症见：精神差，间断发热，咳嗽，喘憋，喉间痰鸣，时流少量清涕，汗多，纳眠一般，大便溏，每日2~3次，舌质淡红，苔白，指纹红。

西医诊断：间质性肺炎。

中医诊断：肺痿（虚寒证兼痰瘀阻络）。

治法：温阳散寒，降气平喘，化瘀通络。

方药：通络补肺汤加减。太子参10 g、南沙参15 g、北沙参15 g、紫苏子10 g、白芥子6 g、桃仁10 g、赤芍10 g、红花6 g、地龙10 g、代赭石30 g、淫羊藿6 g、制附子6 g（先煎30分钟）、蜜麻黄6 g、细辛3 g、阳起石10 g、芦根15 g、鱼腥草15 g、葶苈子10 g、紫菀12 g、款冬花10 g、橘络6 g、橘红6 g、甘草6 g，5剂，2日1剂，水煎服。

2016年3月16日二诊：患儿服药后咳嗽、喘息、喉间痰鸣明显减轻，未再发热，偶咳、痰少。上方加生龙骨15 g、生牡蛎15 g，5剂，改为3日1剂巩固调理。

2016年4月3日三诊：服药后，患儿症状基本消失，仍继续调理治疗。随访半年，患儿症状较平稳。

按语：间质性肺炎病程缠绵，易于复发，治疗困难，国外研究报道间质性肺炎的主要发病人群为35~55岁的中年人，儿童发病亦不在少数。本病病机以肺肾气虚为本，瘀热互结为标，本虚而标实，相因致病，治疗以补脾益气、活血化瘀为主，《张氏医通》中指出"气与血，两相维附，气不得血，则散而无统，血不得气，则凝而不流"。通络补肺汤的组方与立法，切合该病的病因病机，临床中明显减缓了间质性肺炎的症状，降低疾病的复发率。患儿生病时间较长，本虚标实，方中太子参能补气养胃，补而不热。南沙参、北沙参养阴清热润肺，清肺中余邪，促使受损组织修复，从而控制顽咳。方中三参为君药，共奏润肺清肺益胃之功，早中期可顾护脾肺二脏。紫苏子降气化痰、止咳平喘，白芥子温肺豁痰、通络除痹，二子联用可行气通络，气顺络通则痰消，咳嗽喘息自止。桃仁、赤芍、红花活血，地龙、代赭石通络降逆平喘。患儿长期使用激素及抗生素，久之皆可伤阳，制附子补命门，可回阳救急。淫羊藿补肾助阳，温而不热，兼有平喘抗过敏作用。阳起石升阳，可将补充之肾阳上升至肺，以助补肺纳气之功。患儿喉间痰鸣，细辛入少阴，散寒结，温肺化饮。诸药配合，受损肺组织可获修复，顽咳得以控制。

三、"破窠囊，补肾阳"理论在儿童难治性哮喘治疗中的应用

支气管哮喘是一种以慢性气道炎症和气道高反应性为特征的异质性疾病，其中将采用包括吸入中高剂量糖皮质激素和长效 β_2 受体激动剂2种或更多种的控制药物规范治疗至少3~6个月仍不能达到良好控制的哮喘称为难治性哮喘。

古代医家把难治性哮喘归属于"顽哮""虚哮"等范畴。如明·秦景明《症因脉治·哮病论》提及："每发六七日，轻则三四日，或一月，或半月，起居失慎，则旧病复发，此哮病之症也。"描述了"顽哮"因控制欠佳而反复发作的特点。国内很多名家对该病也有不同的认识，如常青认为，难治性哮喘急性期的治疗力求祛邪务净，而缓解期调理脾肾以善后，从而减少哮喘复发；郭钊明认为，难治性哮喘之"宿根"主要是风邪、痰瘀互结及阳虚寒盛三个方面，治疗可从胃、大肠及肝脏进行论治。赵坤教授经多年临床实践发现肺有窠囊、肾阳虚衰是难治性哮喘发病的主要病因病机，故提出"破窠囊，补肾阳"理论治疗儿童难治性哮喘，现将经验介绍如下。

1. 窠囊专积于肺是难治性哮喘的宿根　清代医家喻嘉言在《寓意草》中对于窠囊的具体形态进行了形象的描述：至于窠囊之痰，如蜂子之穴于房中，如莲子之嵌于蓬内，生长则易，剥落则难。窠囊经过历代医家的论述，认为其形成的病理基础为痰瘀同源互化，其均为阴邪，痰瘀同病，相依相傍，多形成痞证、痫证、癥瘕等。而赵坤教授认为窠囊的形成过程及特征正是儿童难治性哮喘病因病机所在，为其宿根。其原因有三：①病位均在肺之募原：喻嘉言在其论著中指

出窠囊之痰因于脾，生于胃，后冲透膈膜进入肺中，久而形成窠囊，又指明该邪不易祛除，是因病位在肺叶之外、膜原之间，顽痰胶结多年。而赵坤教授认为小儿肺脏娇嫩，易感外邪，得病之初，虽经治疗余邪未尽，入里化为痰饮，但这时体内正气未衰，抗邪入里，故内伏于肺半表半里之募原之中，与窠囊病位相同。②痰瘀互结均为其本质所在：窠囊的本质为痰瘀互结，如朱丹溪在《局方发挥》中记载"自郁成积，自积成痰，痰挟瘀血，遂成窠囊"。而儿童难治性哮喘的发生发展，也与痰滞及瘀血密切相关。哮喘发病本由外邪引动伏痰所致，而难治性哮喘由于其病情反复，病程缠绵，痰饮易阻滞气机，导致气机不利，气不行则血不运而致血瘀，瘀久则气不行而致痰滞，痰瘀互化，互为因果，假以时日胶固难化之痰瘀伏于肺中形成窠囊，导致病情反复发作。③病情均缠绵难愈：窠囊形成之后，其性顽固、病程迁延，如《寓意草》中对于窠囊的描述，体现了窠囊的特殊形态及其绵延难愈的性质，这恰恰符合儿童难治性哮喘的症情特点，喘息反复发作，内有胶固之痰不易排出，对治疗反应欠佳。

2. 肾阳虚衰是难治性哮喘本质所在　难治性哮喘患儿以肺卫阳气虚弱为先，卫外不固，易于外感，病邪难驱，导致病情反复。起病之初，病位在肺，肺病日久，母病及子，母脏不足累及子脏，导致肾阳衰败，从而影响肾脏生理功能，形成阳虚寒盛之征象，临床多表现为夜间或冬季阴寒易侵袭人体，导致喘息发作，难以平复。赵坤教授认为，对于小儿而言，生理上"肾常虚"，且部分患儿或早产或低体重或营养失衡，存在先天肾阳不足，易出现肾不纳气，虚喘连连，而每每又以大剂量激素治疗为先。中医认为外源性激素在短时间内输注人体能振奋肾阳，动用肾阴，但长期大量使用，可出现阴虚阳亢的表现，亢奋过度则耗气伤阴，阴损及阳，久之形成肾阳虚衰之象。肾阳为诸阳之本，肾阳亏虚，机体温煦及推动作用不足，进而影响脾阳温化痰饮、温通瘀血之功效，导致痰瘀凝滞，窠囊居于肺脏，引起难治性哮喘迁延难愈。

3. 窠囊与肾阳虚的关系　赵坤教授认为，窠囊的病理因素主要为痰瘀互结所致，而痰与瘀的生成之源都关乎肾阳。一方面，根据"痰之本，水也，源于肾"的理论，肾的阳气虚衰可致其气化及温煦作用减弱，进而影响到脾阳，导致运化功能失司，影响津液运化和疏导，从而化湿生痰。另一方面，肾为先天之本，气血生化之源，若肾阳不足则气血生化无源，气虚则血运能力减弱，故而成血瘀之证；同时肾阳有温煦作用，若阳虚则鼓动无力，脉道失于温通而凝滞不畅，且阳虚时阴寒内生，血脉挛缩而血液凝涩不畅亦成瘀血，阻滞脉络，而"脉道不通，气不往来"，使津液不得输布，络中之津不能渗出脉外，络外之津亦不能还于脉中，聚积化生痰浊，与瘀血相结，形成窠囊积于肺中。

4. 治疗难治性哮喘以"破窠囊、补肾阳"为法

（1）破窠囊：儿童普通哮喘发作期以痰为夙根，多由寒热之邪诱发，这时若选方不当，或患儿平素肺脾虚弱，无力抗邪，驱邪不尽，外邪侵袭入内，或热伤津液，灼液成痰，壅堵于肺，气滞血瘀，或寒凝血脉，滞留不前，血瘀肺络，肺气不宣，形成痰瘀互结于肺，而这也正是窠囊形成的病理基础。后发展为病情顽固、反复发作之难治性哮喘，临床表现为反复喘息、咳痰黏稠、胸闷气短、面色紫暗、口唇发绀。赵坤教授认为这时若以常用"化、清、涌、涤"之药均不能奏效，因窠囊为胶质之痰与瘀血杂合而成，如《寓意草》中描述"如树之有萝，如屋之有游，如石之有苔，附托相安"，极难清除。故赵坤教授认为，治疗难治性哮喘时应以"破"字为法，其意有二：一破窠囊之巢穴。窠囊为气血瘀滞所成，其壁厚，其质坚，非一般理气化痰药所能，需选用破气、破瘀之药，如青皮、枳实、三棱、莪术、桃仁，可拔城夺寨，有破气散结之功。二破巢内顽痰。病程日久，痰黏难咳，久而不开，形成胶块，难以化开，非川贝母、瓜蒌之辈所能，临床宜选用白芥子、葶苈子、竹沥等以破痰，如《本草求真》认为白芥子以辛温之性搜剔胁下皮里膜外之痰，则无阻隔窠囊留滞之患。《时方妙用》认为以竹沥姜汁，可以透窠囊。

（2）补肾阳：赵坤教授认为，治疗儿童难治性哮喘时破窠囊以治其标，而其本在于肾阳虚衰，故应以补肾阳固其本，特别强调温阳之法的运用。温阳之法可以化气，可以抑阴，也可益阴。若患儿出现脘腹冷痛、形寒肢冷、大便溏稀、小便不利等阳虚气化不利之症，可将肉桂、桂枝联用以温阳化气，使肾之阳气输布全身，温煦脏腑经脉，痰瘀之邪不易形成；若患儿出现手足厥冷、面色㿠白、尿色清长、呕吐清水等肾阳虚衰，阴寒内盛之症，可将附子、干姜联用以温阳抑阴，其所抑者为气化失常而产生的阴寒之邪，该邪可导致痰液、瘀血凝滞肺中，形成窠囊；若患儿出现神疲乏力、畏寒、倦怠、潮热盗汗等阴阳两虚之症，可将鹿茸、龟板、枸杞联用以温阳益阴，使阴阳互生互化，互根互用，相辅相成。赵坤教授特别重视临证温补药物的使用，强调命门及真阴、真阳的重要性。另外，在温阳补肾的同时，应给予通阳之药，使阳气直达肺部窠囊集聚之处，促使痰瘀化生。通阳法的最终目的是达到阴阳调和，阳气流通，畅达无阻，津液敷布表里上下，气机升降出入有常，恢复体内阴阳动态的平衡。

具体用药方面，赵坤教授一是善用制附子，该药味辛、甘，性温，通十二经脉，甘温而能补，乃温补肾阳之要药。另外该药兼有破瘀散结之效，如《神农本草经》中所载附子"味辛温。主风寒咳逆邪气，温中，金创，破癥坚积聚，血瘕"，善破肺募原中痰瘀互结之窠囊。二是善用鹿茸，该药为唯一能归督脉的中药，督脉为奇经八脉之一，统领诸阳经，调节诸经阳气的输布，难治性哮喘患儿病程较长，阳气久虚，必及督脉，故在补阳之时，应善补督脉，但该药以每日2 g为限，且使用时间不宜过长，以1周为限。三是善用阳起石，该药性善起阳、兴阳、醒阳，有引经报使的作用，临床应用可促进阳气生发与输布，使之直达患处。另外在治疗过程中可加用菟丝子、淫羊藿、胡芦巴、肉苁蓉等药物，以补肾阳。

5. 典型病例

患儿，女，5岁，2019年10月17日初诊。

代主诉：反复咳嗽、喘息1年余，加重3天。

现病史：1年余来患儿反复咳嗽、喘息发作，有痰难咳，经常静脉使用"甲泼尼龙、地塞米松及头孢类抗生素"等药物。于3月份在北京某医院完善相关检查：胸部CT及气道重建无异常，支气管舒张试验阳性，24小时食管pH值检测阴性，过敏原点刺提示尘螨、花粉过敏（均+++），哮喘基因阳性。并结合患儿父亲有哮喘病史，确诊为"支气管哮喘"，但经规范糖皮质激素及β_2-AR激动剂吸入治疗4个月后效果欠佳，仍有反复咳嗽，喘息，平素痰多、黏稠，复至北京某医院确诊为"难治性哮喘"。近3天，患儿受寒后，病情反复，精神反应欠佳，乏力动少，喘息难平，喉中有痰，如有物阻，痰多难咳，动则喘息，入夜尤甚，鼻塞，鼻流清涕，面色紫暗，大便稀薄，每日3~4次，小便清长。

查体：体温36.3℃，呼吸24次/min，心率98次/min。舌淡，苔白，脉滑。精神欠佳，说话可成句，面色紫暗，咽不红，三凹征（±），双肺听诊呼吸音粗，可闻及哮鸣音，心音可，腹部略胀。

辅助检查：胸片提示支气管炎X线表现；血气分析提示pH 7.38，PO_2 95 mmHg，PCO_2 35 mmHg，SO_2 94%（大气下）。

西医诊断：难治性哮喘（发作期，轻度发作）。

中医诊断：哮喘（痰瘀互结，肾阳亏虚）。

治法：破痰瘀（破窠囊），补肾阳。

方药：麻黄3 g、制附子6 g（先煎30分钟）、细辛3 g、白芍10 g、五味子6 g、杏仁10g、阳起石10g、胡芦巴6g、炒白芥子10g、桃仁10g、三棱10g、莪术10g、葶苈子10g、竹沥10g、煅代赭石30g、甘草6g，3剂，每日1剂，分2次口服。未给予西医治疗。

2019年10月20日二诊：患儿精神反应好，喘息症状较前明显好转，喉中有痰可以咳出，质黏稠，出汗多，夜间为重，睡眠欠安，大便略偏稀，每日2次，小便正常。舌淡红，苔薄白，脉浮数。上方加煅龙骨15g、煅牡蛎15g、鳖甲10g以滋肾潜阳，敛汗安神，4剂，每日1剂，分2次口服。

2019年10月25日三诊：患儿白天无喘息，夜间稍有喘息发作，喉中无痰，夜汗减少，睡眠好，二便正常。查体：舌淡红，苔薄白，脉浮，咽不红，三凹征（－），双肺听诊呼吸音粗，未闻及啰音，心音可，心律齐，腹部软。给予金匮肾气丸加减以阴阳双补，方药如下：制附子18g（先煎30分钟）、肉桂36g、山茱萸60g、熟地黄60g、怀山药60g、茯苓60g、炒白术60g、胡桃肉36g、五味子36g、桃仁36g、红花36g、甘草36g，由河南中医药大学第一附属医院药剂室制作水丸，每袋9g，每次1袋，每日1次，口服1个月，患儿喘息至今未再反复。

按语：患儿诊断为难治性哮喘，临床以反复咳喘为主要表现，症状不易控制，平素痰多，黏稠难咳，堵塞肺络，导致气机瘀滞于胸，气滞则血瘀，面色紫暗，日久痰瘀互结，形成窠囊伏于肺，加之患儿长期使用糖皮质激素及抗生素，伤及肾阳，自身分泌激素水平下降，故临床出现精神反应欠佳，乏力动少，动则喘息，入夜尤甚等临床表现。本次发作受寒为诱因，出现鼻塞、鼻流清涕，故临床证属外感寒邪，痰瘀互结，肾阳亏虚。对于本病的治疗，赵坤教授分三步进行：①攻补兼施，以攻为主。难治性哮喘患儿以痰瘀互结、肾阳虚衰为本，本次发病以寒邪犯肺为标，引动伏痰导致哮喘发作。赵坤教授认为，外邪不除，则咳喘难平，故治疗应先以攻邪为主，方用麻黄细辛附子汤加减以温肾散寒化饮。该方中麻黄、细辛宣肺散寒，温肺化饮以散寒邪，使用附子一可助麻黄、细辛散寒，二可温补肾阳。此外还要治病求本，患儿肺有痰瘀互结之窠囊，故加用炒白芥子、葶苈子、竹沥以破痰利气，三棱、莪术、桃仁破血化瘀，六药合用则窠囊可除，胡芦巴、阳起石温补肾阳，促进阳气的生发输布，使肺络得以温化。②去邪求尽、收敛固涩、滋阴潜阳。患儿症状虽缓解，但余邪尚未完全清除，故治疗上仍以驱邪为主，防止邪气内伏于肺，另外方中辛散药物使用过多，易劫津耗液，故治疗上加用煅龙骨、煅牡蛎收敛固涩之药，同时加用鳖甲滋阴潜阳，防止补阳太过，温燥伤阴。此外煅龙骨、煅牡蛎、鳖甲均有软坚散结之功效，可促进肺中窠囊消散，可谓一举两得。③阴阳双补，顾护体质。后期治疗，余邪尽除，喘息已平，但正气尚未恢复，这时治疗应调护阴阳，以补为主，采用金匮肾气丸加减以阴阳双补，同时哮喘为病，病程缠绵，虽无症状，但肺部窠囊仍未清除，为力求肃清，可加红花、桃仁、葶苈子三味药祛瘀破痰，假以时日则窠囊可除，哮喘可愈。

四、特发性肺含铁血黄素沉着症

特发性肺含铁血黄素沉着症是一种肺泡毛细血管出血性疾病，以肺泡反复出血、肺内沉着大量含铁血黄素为特征，最终可导致肺纤维化。

祖国医学中未有明确关于本病病名的记载，其主要临床表现为反复咳嗽、咯血、贫血等，可将其归属于祖国医学"咳嗽""咳血""虚劳""血证"等范畴。其病位主要在肺，肺泡弥漫性出血，瘀滞于肺。病理产物为瘀血，主要病机为瘀血阻滞、肺气失常。因肺主气、司呼吸的功能受损，肺朝百脉功能失司，出现咳嗽、呼吸不畅、喘促、胸闷等症状。

（一）病因病机

儿童患有此病多与先天肺组织结构异常即先天禀赋不足相关，既可发生结构异常，也可出现气血阴阳不足，多因父母身体虚弱影响气血运行不能营养胎儿而致。患儿肺脏发育缺陷，乃至发育过程中阴气不足，阴阳两气，相互为用，阴不足则影响阳，阳不足则影响阴，正如《素问·阴阳应象大论》中讲："阳化气，阴成形……清阳发腠理，浊阴走五脏；清阳实四肢，浊阴归六腑。"另外，先天不足、后天喂养失调，久而久之导致气虚，进而气不摄血，血不归经，咯血频频，严重者导致死亡。《灵枢·本神》曰："是故五脏主藏精者也，不可伤，伤则失守而阴虚；阴虚则无气，无气则死矣。"

（二）辨证论治

中医治疗重在辨证论治，本病病位在肺，与脾、肾关系密切，病性本虚标实，肺虚为本，瘀血为标，活血化瘀贯穿始终。疾病初期，临床以咳嗽、咳痰、咳血为主，治疗上注重祛瘀止血、化痰止咳，如使用南沙参、北沙参、麦冬养肺阴，清肺热；芦根、瓜蒌、天花粉、川贝母可清肺化痰；紫菀、款冬花两药合用常用于止咳化痰；配伍红花、赤芍活血祛瘀；白及可收敛止血，消肿生肌。另外加用太子参、炒白术健脾补气，以扶正治本，促进气血的生成；加用阿胶，该药长于补血滋阴、润燥、止血，为良好的补血之品，同时具有滋阴润燥止咳之效，可改善患儿的贫血状态，提高抵抗力。疾病后期常在上症基础上伴有贫血、面色苍白、乏力等，治疗上注重培土生金、补益气血，脾胃为后天之本，气血生化之源，常加用太子参、黄芪以益气补血，阿胶养血止血，三七善化瘀血，又善于止血妄行，可有效预防肺部出血。

（三）典型病例

王某，女，5岁，以"确诊肺含铁血黄素沉着症2年余"为代主诉就诊。

患儿2岁5个月时无明显诱因出现咳嗽、咯血，血常规示血红蛋白在60～90 g/L，胸部CT提示肺出血改变，至当地医院诊治，考虑"间质性肺疾病"，经治疗无效，遂转至我省某医院，查肺组织病理确诊为"肺含铁血黄素沉着症"，给予大剂量激素治疗，病情好转，但时有反复，血红蛋白在80～90 g/L。家属于2018年来我院求中医治疗，现症见：精神萎靡，面色苍白，偶有咳嗽，咯血。查体：舌淡，苔白，脉沉细，库欣综合征明显。

个人史及既往史：患儿为早产儿、低出生体重儿，平素纳食欠佳，体质差，反复呼吸道感染。

西医诊断：特发性肺含铁血黄素沉着症。

中医诊断：咯血（肺热灼阴，气虚血瘀）。

治法：养阴清肺，补血活血。

方药：太子参15 g、南沙参15 g、北沙参15 g、天花粉15 g、薏苡仁30 g、芦根15 g、鱼腥草20 g、白及10 g、赤芍15 g、红花6 g、炒白术10 g、阿胶10 g（烊化）、川贝母10 g、十大功劳叶10 g、甘草6 g，10剂，3日1剂，水煎服。

二诊：1个月后患儿复诊，症状明显缓解，服药期间出现1次咯血，咳嗽及咯血量明显减少，复查血常规示：血红蛋白 100 g/L。在原方的基础上进行加减，调整方药如下：淫羊藿15 g、天花粉15 g、白及10 g、太子参10 g、南沙参15 g、北沙参15 g、瓜蒌10 g、紫菀12 g、款冬花10 g、赤芍10 g、红花6 g、芦根15 g、鱼腥草15 g、甘草6 g、三七粉3 g，10剂，3日1剂，水煎服，并配以西洋参5 g，每日单独服用。

该患儿在门诊治疗4个月，后糖皮质激素完全减停，体型恢复，库欣貌好转，未再出现咳血症状，血红蛋白维持在90～110 g/L，病情痊愈，其后间断复查未见异常。

按语：该患儿先天禀赋不足，素体虚弱，后天喂养失当，肺脾失养，肺气不足则卫外不固，邪气易侵入肺，久而不去则化热伤阴，损伤肺络，脾失健运则津亏血少、气血不足，导致气虚不摄，血溢脉外，重则发为血虚、出血。患儿初诊时选择南沙参、北沙参养阴润肺；天花粉、鱼腥草、芦根、薏苡仁以清肺热，敛肺阴；白及收敛止血；阿胶补血滋阴；加太子参、白术健脾祛湿，培土生金；赤芍、红花活血化瘀，补而不滞；十大功劳叶清热补虚，燥湿解毒，主肺痨咳血。本方清热而不伤阴，止血兼以补血。患儿服药后症状缓解，血红蛋白较前回升。二诊时考虑患儿久用糖皮质激素类药物，中医认为此类药物初用伤阴，久用伤阳，故给予淫羊藿，该药性温，味辛、甘，可补肾中之阳气。另外患儿阴亏血少，恐补阳太过损伤阴津，故加用西洋参以补气养血、滋阴补肾；加用紫菀、款冬花润肺止咳；三七化瘀止血，预防肺部出血。经治疗后，患儿病情缓解，糖皮质激素顺利减停，贫血得以纠正。

第二节　其他杂病

一、急性胰腺炎

（一）病因病机

胰腺在中医古书上虽未明确记载其结构及功能，但却为人体很重要的腺体。

1．"胰腺"溯源　胰腺是现代医学名词，中医对其形质的认识，虽无专篇记述，但在卷帙浩繁的古籍中，仍有线索可循。《难经·四十二难》载："脾重二斤三两，扁广三寸，长五寸，有散膏半斤。"从长宽比例及重量推考，可知散膏相当于现代的胰腺。不过《内经》没有提到散膏，而《难经》成书在《内经》之后，故《难经》把散膏列为脾的组成部分，是对《内经》的补充和发展。遗憾的是以后文献未对散膏进一步论述，这可能与《难经》把散膏包括在脾范畴中有关。清·王清任虽已发现人体的胰腺，但尚未脱离《难经》的影响，仍把胰腺说成是脾，"脾中有一管，体象玲珑，易于出水，故名珑管。脾之长短与胃相等，脾中间一管，即是珑管，另画珑管者，谓有出水道，今人易辨也。"记载更为确切的要算《医纲总枢》，"脾形如狗舌，状如鸡冠……生于胃下，横贴胃底与第一腰骨相齐，头大向右，至小肠头，尾尖向左，连脾肉边，中有一管，斜入小肠，名曰珑管。"文中第一个"脾"字似指胰腺，后一个"脾"字多似指现代医学的脾，显然这里的胰腺又包括在脾的范畴中，因此，胰腺应包括在祖国医学脾的范畴中。

根据现代医学对胰腺的研究，其分泌各种消化酶辅助食物消化的功能与"脾主运化"的功能类似。但与中医学"脾"的概念和功能又不尽相同。祖国医学藏象学说认为，"五脏者，藏精气而不泻也，故满而不能实；六腑者，传化物而不藏，故实而不能满也"，又指出"脑、髓、骨、脉、胆、女子胞，此六者，地气之所生也，皆藏于阴而象于地，故藏而不泻，名曰奇恒之腑"。其中并未提到胰腺的归类，但结合现代医学对胰腺的解剖和生理功能的认识，可以看出胰腺具有"传化物而不藏"的特点，能分泌各种消化酶以促进肠道食物的消化，辅助肠道传送消化食物功能的正常运行，应归属于阳腑，与脾属阴脏完全不同；同时还具有"以通降为顺"的特点，胰管与胆道的通畅起到十分重要的作用，正如胆汁的正常排泄依赖胆道的正常一样，胰液的分泌排泄与胆汁的分泌排泄具有类似的特点。此外，胰腺的分泌受神经和体液的双方面调节，国内外多项研究表明，胰腺疾病首先出现精神及神经系统的表现，易误诊为精神及神经系统的疾病。胰腺分泌排泄功能差的患者在疾病早期多具有不同程度的抑郁、焦虑、烦躁、失眠等症状，胰腺癌患者早期出现的精神症状对胰腺癌可能有早期的诊断意义等。由此可见，情志的变化也可明显影响到胰液的分泌和排泄，因此胰腺亦具有类似于五脏的"藏精气"的特点；同时胰腺还具有"运化水谷"的功能，与中医学"脾"的功能有交叉覆盖。故根据《内经》对"五脏""六腑""奇恒之腑"的定义分析，结合胰腺其独特的生理功能，应归属于"奇恒之腑"的范畴，即既具有"藏精气""运化水谷"的特点，又具有"传化物"的特点，与神经调节失衡也有一定关系。

2. 病名来源 《灵枢·厥病》载"腹胀胸满，心尤痛甚，胃心痛也……痛如以锥针刺其心，心痛甚者，脾心痛也"；《素问·痹论》言"脾痹者，四肢解堕，发咳呕汁，上为大塞"；《伤寒论》第137条"太阳病，重发汗而复下之，不大便五六日……从心下至少腹硬满而痛，不可近者，大陷胸汤主之"，其症状的描述与急性胰腺炎的临床表现比较符合，故根据急性胰腺炎的病因、发病部位及临床特点，应属中医"腹痛""脾痹""结胸""脾心痛"等范畴。

（二）治疗要点

1. 因机证治 结合现代医学对急性胰腺炎的临床表现、病因和病理机制研究，可知急性胰腺炎的根本病因为胰液排出不畅，与饮食、情绪因素关系密切，根本病机为胰管的阻塞，病位主要在胰，多涉及胆、大肠、脾、胃、肝、心、脑等脏器，病理因素辨证应属气滞、湿热、毒瘀、食积、虫积范畴，病性多为实证，治疗应以"通降""清化"为法则，具体含义为通肠道、胆道及胰管之气滞、食积、虫积，清热化湿、解毒化瘀。根据急性胰腺炎临床常见症状，结合西医理论和中医理论，临床可分为脾胃湿热、脾胃实热、蛔扰肝胆、脾胃虚寒四型。脾胃湿热证治当清利湿热，行气通下，方用龙胆泻肝汤加减；脾胃实热证治当清热泻火，通利攻坚，方用清胰合剂加减；蛔扰肝胆证治当通里清胰，治蛔驱虫，方用清胰汤二号；脾胃虚寒证治当健脾和胃，助运消食，方用参苓白术散加减。

2. 辨证用药 具体治疗应先辨虚实，次辨病位、病性。胰腺位于胃后方，相当于第1～2腰椎高度，根据经络循行，足厥阴肝经"过阴器，抵少腹，夹胃，属肝，络胆，上贯膈，布胁肋""是主肝所生病者，胸满，呕逆，飧泄，狐疝，遗溺，闭癃"；胆足少阳之脉"从缺盆下腋，循胸，过季胁""是动则病口苦，善太息，心胁痛"；胃足阳明之脉"入缺盆，下膈，属胃，络脾""是动则病洒洒振寒，善呻，数欠……甚则欲上高而歌，弃衣而走，贲响腹胀……大腹水肿，膝膑肿痛……气盛则身以前皆热，其有余于胃则消谷善饥，溺色黄，气不足则身以前皆寒栗，胃中寒则胀满"。根据急性胰腺炎临床症状"上腹部突然剧烈疼痛，多数放射至肩背部"，经络辨证应属于足厥阴肝经、足少阳胆经、足阳明胃经；六经辨证应属于阳明少阳合病；脏腑辨证病位在胆、脾胃、大肠、肝，合并器官功能衰竭或胰性脑病时病位涉及肾及心脑。具体用药当随证加减，分经论治：金银花、连翘、大青叶、板蓝根清热解毒；四逆散通畅肝经气机，大承气汤通肠道积滞，为胰液的正常分泌和排泄肃清道路；延胡索味辛、苦，性温，归肝、脾经，既能入血分，又能入气分，活血、利气止痛，川楝子苦寒，归肝、胃、小肠经，疏肝泻热，行气止痛，二药合用为金铃子散，用以治疗肝郁化火之胸腹胁肋疼痛效佳；血瘀严重者加郁金凉血破瘀；使君子、苦楝皮杀虫消积，石膏、知母、柴胡清阳明热；胆汁排泄不畅者加茵陈利胆退黄；气滞兼有食积者加大腹皮、莱菔子降气，焦三仙消积。疾病早期水肿出血严重并大便不通者，加王不留行活血消肿，加甘遂峻逐水饮；呕吐严重，加代赭石、姜半夏降逆止呕化痰；疾病后期胰腺出血坏死，或因脾静脉栓塞出现门静脉高压，脾大，存在急性坏死物积聚、胰腺假性囊肿、包裹性坏死时，在体表可触及肿块，加穿山甲、皂角刺、三棱、莪术以软坚散结消积；疼痛放射至肩背者，加秦艽、防风、薤白通经止痛，宽胸理气；湿热严重者，加佩兰化湿，胡黄连清热燥湿。

3. 西医药理研究 感染性胰腺炎或后期合并细菌感染时，加金银花、连翘杀菌，一枝黄花抗真菌，大青叶、板蓝根抗病毒；湿热重胆汁排泄不畅者，加胡黄连利胆、抗菌。余如茵陈促进胆汁排泄，金银花、连翘、大青叶杀菌抗病毒，兹不再赘述。

（三）典型病例

患者，男，42岁，2005年12月5日以"上腹部疼痛1天，加重伴发热4小时"为主诉初诊。

患者1天前大量饮酒后，自感上腹部偏左不适，继而出现疼痛，呈刀割样，向左肩背部放射，伴有恶心、呕吐，呕吐物为胃内容物，含有胆汁样物，共呕吐3次，呕吐后腹痛不缓解，至当地医院给予输液治疗（具体用药不详），效不佳，腹痛加剧，4小时前出现发热，体温最高39.5 ℃。现症见：腹痛剧烈，身冒冷汗，发热无寒战，烦躁不安，言语不能成句；发病后无大便，无矢气，尿少而黄。既往有胆囊炎病史，有饮酒嗜好，每日150~200 mL（3~4两）。

查体：舌质红，苔黄腻，脉弦数，体温39.5 ℃，腹胀明显，全腹压痛、反跳痛、肌紧张阳性。听诊肠鸣音减弱。

辅助检查：①血常规：WBC 18×10^9/L；②血淀粉酶633 U/L，尿淀粉酶1 527 U/L；③腹部B超检查：胰腺弥漫性肿大，呈弱回声，边缘轮廓不规则、不清。

西医诊断：急性胰腺炎。

中医诊断：腹痛（脾胃实热，腑气不通）。

给予经验方清化四逆散加姜半夏、延胡索、川楝子、生石膏、知母、柴胡。

方药：柴胡15 g、枳实12 g、白芍12 g、茵陈15 g、黄芩10 g、黄连6 g、厚朴10 g、陈皮10 g、金银花30 g、连翘15 g、佩兰9 g、大黄10（后下）g、芒硝10 g、大青叶20 g、板蓝根15 g、姜半夏10 g、延胡索15 g、川楝子15 g、生石膏30 g、知母15 g、使君子15 g，3剂，每日1剂，水煎，少量多次频服，暂禁食。

2005年12月8日二诊：患者服药1剂后大便得通，腹痛大减；服药2剂后体温退至正常。现患者已进食，唯有间断腹痛，食欲欠佳，二便正常，舌质红，苔薄黄，脉弦。辨证属脾虚气滞，给予参苓白术散合四逆散加减，5剂后痊愈。

按语：急性胰腺炎常见病因有：胆石症（包括胆道微结石）、高三酰甘油血症、酒精。其他病因有：壶腹乳头括约肌功能不良、药物和毒物、外伤性、高钙血症、血管炎、先天性（胰腺分裂、环形胰腺、十二指肠乳头旁憩室等）、肿瘤性（壶腹周围癌、胰腺癌）、感染性（柯萨奇病毒、腮腺炎病毒、获得性免疫缺陷病毒、蛔虫症）、自身免疫病（系统性红斑狼疮、干燥综合征）、α_1-抗胰蛋白酶缺乏症等。基本病理机制为胰管及胆管排泄不畅，被激活的胰酶溢入胰腺组织而引起胰腺实质被酶破坏。西医治疗有非手术治疗和手术治疗。急性胰腺炎的非手术治疗包括：①禁食、持续胃肠减压；②补充液体，纠正水、电解质紊乱及酸碱失衡，防止休克；③早期应用抗生素；④解痉及镇痛；⑤应用抑制胃酸分泌药物，应用生长抑素类药物抑制胰腺外分泌功能，以及应用胰酶抑制剂等；⑥加强静脉营养支持治疗。手术治疗：急性胰腺炎的手术以清除坏死组织、引流脓肿为主要目的。手术治疗指征：①诊断不明确；②继发严重腹腔感染；③合并胆道疾病保守治疗无效；④虽经合理支持治疗，但临床症状继续恶化；⑤后期并发症如胰腺脓肿、保守治疗无效的较大的假性囊肿。

该患者发病前有明显暴饮暴食史，既往有胆囊炎病史，以腹痛、呕吐、发热为主，白细胞高，血、尿淀粉酶高，结合B超检查，西医诊断应属急性水肿性胰腺炎。患者腹痛拒按，属实证腹痛；呕吐物夹有胆汁，为胆气犯胃；发热、尿黄、白细胞高，为热毒炽盛；大便未解，属腑气不通。结合舌脉，辨证属脾胃实热，腑气不通。根据《素问·标本病传论》"小大不利，治其标；小大利，治其本"，以及"六腑以通为用"的特点，治当通腑泄热，降逆止呕，清热解毒。给予经验方清化四逆散加减，清化四逆散以清热、化湿、解毒、通腑理气为法则，药用金银花、连翘清热解毒，大承气汤通腑行气，佩兰化湿行气，四逆散疏利肝胆，加姜半夏降逆止呕，延胡索、川楝子疏肝泻热，行气止痛，加石膏、知母清阳明热毒。本方中枳实一药尤为妙用，西医药理研究表明本药可使胆囊收缩，使括约肌（壶腹乳头括约肌）张力增加，促进胆汁胰液的分泌；此外，本品降中有升，可用于治疗胃扩张、胃下垂、脱肛等脏器下垂病症，用于此病取其破气散痞、泻痰消积、降浊升清的作用。诸药合用，共奏通腑泄热、解毒化湿、行气止痛之效。之后又遇多个急性胰腺炎的患者，赵坤教授按此思路治疗均获良效。

二、痛风

（一）病因病机

古代将痛风一病称为"帝王病""王者之疾"，指出饮食因素与痛风关系比较密切。现代医学认为痛风的发病多与过食动物内脏、海鲜及饮酒有关。二者观点较一致，疾病本质为体内物质的代谢异常。

代谢指物质和能量的交换过程，狭义上指饮食物在人体内部被消化、吸收、利用的一个完整过程。《素问·经脉别论》云："饮入于胃，游溢精气，上输于脾，脾气散精，上归于肺，通调水道，下输膀胱……""食气入胃，散精于肝，淫气于筋……"人自出生后便开始与外界环境不断地进行物质和能量交换，机体始终处于新陈代谢之中，能量交换主要体现在饮食物精微的消化吸收及浊阴的排泄，此外还有通过呼吸运动进行的气体交换。

脾胃为代谢过程中最主要的一个环节。脾主运化，包括水饮及食物的消化和吸收，即将饮食中的精微部分吸收为机体所用，并将代谢后的废弃物排出体外。中医学中的脾脏应包括整个大小肠在内的消化系统，形体后天的长养全赖于此，故称其为后天之本。水谷精微的吸收虽曰在脾，实则在肠，尤其是小肠，承担着吸收大多数营养物质的吸收任务，中医理论认为，脾主升清，胃主降浊。升清即是将水谷精微汇入血脉，向上传导，最终汇于心脉，奉心化赤而为血。正如唐容川在《血证论》中言："食气入胃，脾经化汁，上奉心火，心火得之，变化而赤，是之谓血。"现代医学认为，小肠将营养物质吸收后汇入静脉血，最终汇入肺脏，经气体交换变为动脉血以营养全身、脏腑、经络。其中的浊液，再经膀胱的重吸收，最终形成食物残渣及代谢产物由二便排出体外。若脾运化失常，浊气入于血脉，致使血液质量异常，譬如水中掺杂泥沙，水道壅塞，甚或不通而致血行受阻。

肝主疏泄，统一身之筋膜，犹如人体气血运行之道路，为机体代谢的中间环节。脾运化之水谷精微全赖肝之条达舒畅，方得以布行全身。《血证论》云："木之性主乎疏泄。食气入胃，全赖肝木之气以疏泄之，则水谷乃化。"盖木生土中，肝性主升，能汲脾土之精达于头面诸窍，四肢百骸。现代医学认为，肝脏能调节三大物质的代谢，且具有较强大的解毒功能，就发病部位而言，本病多发于踇趾。从经络循行方面而言：足厥阴肝经起于大趾丛毛之际，循足跗内廉；足太阴脾经起于大趾之端，循趾内侧白肉际。由此可知痛风的发病与肝脾两经关系较为密切。

肾主骨，司二便，前后二阴为体内浊邪排出的主要途径，正如《素问·阴阳应象大论》云"清阳出上窍，浊阴出下窍"，二窍开阖有度则浊邪随之排出而不致入于血分。

本病基本病机为痰瘀湿毒郁阻脉络，不通则痛；脏腑不足为本，痰瘀湿毒郁阻为标，故为本虚标实之证。病因为痰、湿、热、瘀等相互夹杂；疼痛夜半居多，符合瘀血夜间疼痛尤甚之特点，说明病在血，提示瘀血阻络。临证又须辨病位之在脾、在肝、在肾。肝为罢极之本，藏血而主筋；脾胃为后天之本，气血生化之源，主肌肉四肢；肾为先天之本，主司二便。先天不足或后天失养易致肾精、肝血、脾气不足，外邪乘虚而入，脾不运化，肾失温煦，肝失条达，皆致水湿内生停聚，湿邪阻滞脏腑气机，郁而化热，热灼津液，炼液为痰，痰热互结，阻于脉道，形成瘀血，正如王清任《医林改错》说"血受热则煎熬成块"，终致湿、痰、热、瘀交互为病。急性期多由于风寒湿郁热化毒，形成湿热、痰瘀、浊毒，间歇期以肝、脾、肾亏虚为主。现代医学认为，高尿酸血症和痛风的发病机制为尿酸在细胞外液的浓度，取决于尿酸生成速度和排泄之间的平衡。故任何原因使尿酸生成增多和（或）排泄减少，均可导致高尿酸血症。当血尿酸增高超过其血中的超饱和浓度时，即可在组织内形成尿酸盐沉积，导致痛风发生。

（二）治疗要点

1. 西医治疗

（1）急性期：常表现为四肢远心端关节的急性炎症，其治疗目的在于消炎止痛，终止发作，给药宜早不宜迟，力求于发病之初即予给药。常用药物有秋水仙碱、非甾体抗炎药、糖皮质激素或促肾上腺皮质激素、氨基葡萄糖、IL-1抑制剂等。

（2）慢性期：现代医学治疗主要是降低血尿酸，而降低血尿酸水平的药物有两类：①促尿酸排泄药：丙磺舒、苯溴马隆等；②抑制尿酸生成的药物：别嘌醇、奥昔嘌醇、非布索坦等。

此外研究表明，男性发生痛风的危险性是女性的20倍，发病明显早于女性，主要因为雌激素对尿酸有清除作用；同时尿酸氧化酶、促尿酸肠道排泄药等对痛风的预防与治疗有很大帮助。

2. 中医药治疗

依据病位表浅，偏于表者宜疏散，偏里者宜清利；其次辨痰、热、湿、瘀孰轻孰重，痰者宜化，热者宜清，湿者宜散宜利，瘀者宜行宜破；后期辨明病之虚实，虚者宜补，实者宜泻。根据临床表现可分为以下四个证型：风寒湿痹、湿热闭阻、痰瘀痹阻、肝肾不足。风寒湿痹，治以祛风除湿，蠲痹止痛，方用蠲痹汤加减；湿热闭阻，治以清热除湿，通络止痛，方用四妙散加减；痰瘀痹阻，治以化痰祛瘀，通络止痛，方用桃红饮加减；肝肾不足，治以益气养血，补益肝肾，方用独活寄生汤加减。

痛风的用药，除遵循一般辨证治疗外，还要重视藤类药及虫类药的应用。

（1）藤类药物：《本草汇言》云："凡藤蔓之属，皆可通经入络。"万物皆秉天地之气而生，大凡在上者偏于走表，如叶梢之类；在下者偏于走脏走腑，如根；在中者，如枝茎之属，多走气血经络。藤类之药，纹理交错，性善条达，走窜之性尤强，其象应肝，故多归肝经。大抵通经络药，多归肝经，经络于人体之中四通八达，与肝经之疏泄特性亦相同。痛风之疼痛以夜间尤为明显，从生理角度而言，夜间人体糖皮质激素分泌量较低，现代医学认为糖皮质激素是一类抗炎作用很强的甾体类抗炎药，对缓解全身症状明显的痛风有较好的疗效；不足之处在于糖皮质激素容易出现停药反应。此症应用藤类药能取得较好的疗效，药理研究表明，藤类药有抑制免疫的功效，与此机制一致。

（2）虫类药：清·叶天士于《临证指南医案》中指出，风湿克于经络，且数十年之久，岂区区汤散可效；初则气结在经，久则血伤入络；风寒湿三气合而为痹，经年累月，外邪留着，气血俱伤，化为败瘀凝着，气可宣通。痛风多因体内津液运化障碍，从而聚湿生痰，痰湿内阻，血行不畅，血滞为痰，痰瘀血互阻，内伤于肾，外阻于骨骼、关节，久则渐入于络，非草木之药所能达，须重用虫类方能建功。实验研究表明，虫类药物不仅具有"虫蚁搜剔"之性，而且由于虫类药本身为动物异体蛋白，含有丰富的氨基酸和微量元素，特别是新鲜药物，含有大量生物活性物质，具有消肿止痛、减轻关节滑膜炎症、修复软骨细胞增生、调节机体免疫功能的作用，且无明显激素样不良反应。近代医家朱良春教授认为，痹证日久，邪气久羁，深入经隧骨骱，气血凝滞不行，湿痰瘀浊胶固，经络闭塞不通，非草木之品所能宣达，必借虫蚁之类搜剔窜透，方能使浊去凝开，经行络畅，邪除正复。临证用于因痰浊瘀血阻闭脉络，致关节肿大、变形、疼痛加剧，可伴有皮下结节、肢体僵硬、麻木不仁，症状顽固缠绵难愈者，疗效尤佳。

（3）通腑泄浊法及单味大黄在临床中的应用：中医理论认为，病之来路亦即病之去路，譬如秦汉时期，病以伤寒为主，邪自外来宜从外散，故发汗解表之法应用尤广；至明清时期，瘟疫肆虐，邪自口鼻而入，故通腑法盛行一时；观之当今所见乙型病毒性肝炎、艾滋病等，病邪从体液而入，直入脏腑，非汗、下之法所能及，故治之尤为棘手。

痛风一病，脏腑亏虚为本，加之饮食不慎，二者共同作用而为病。病亦从口而入，《内经》云："清阳出上窍，浊阴出下窍。"浊阴不随腑气下降，反入于血脉，阻滞脉络而致瘀，着于筋骨而为病。凡使邪气排出于体外，通腑、利湿为顺应脏腑通降之性，皆为泄浊之法。浊者降而清者升，脏腑、经络有所养则病不作。若论去腐生新之药，则首推大黄。大黄主通主降，化水谷，且能推陈致新，又可入于血分，泻血中之浊气，《神农本草经》言其"主下瘀血，血闭，寒热，破癥瘕积聚，留饮，宿食，荡涤肠胃，推陈致新，通利水谷，调中化食，安和五脏"。现代研究认为：①大黄的泻下作用对于清除摄入过多嘌呤食物的患者来说，能起到预防痛风发作的作用。②大黄既有降血脂作用，又有降低血尿酸的作用。③大黄的消炎、抗炎作用，一方面是通过抗菌、抑菌作用，抑制炎性反应；另一方面是通过降低毛细血管通透性、减少渗出来实现的。其抗炎作用在痛风发作期用之更为适宜。④大黄素对黄嘌呤氧化酶有较强的竞争性抑制作用，黄嘌呤氧化酶对次黄嘌呤、黄嘌呤都有催化作用，它在尿酸形成过程中起重要作用，大黄素可抑制黄嘌呤氧化酶的活力，也就可影响尿酸的形成。

3. 生活调摄

（1）饮食结构调整：本病多由高嘌呤饮食诱发，避免食用猪肉、牛肉、羊肉、火腿、香肠、鸡、鸭、鹅、兔，以及各种动物内脏（肝、肾、心）等嘌呤含量高的食物。

（2）多饮水：要使每日尿量保持在2 000 mL以上。因尿路结石的发生和尿酸浓度及尿液的酸碱度有关，多饮水的同时加服一些碱性药物，如每日口服适量的碳酸氢钠，可提高血浆pH值，碱化尿液，促进血尿酸的排泄，减少痛风的复发。

（3）加强锻炼：不仅能够促进血液循环，同时还能加速脂肪的利用。研究表明，高血脂、肥胖是高尿酸血症产生的基础。

（4）保持二便通畅：尿酸的排泄有两条途径，1/3排泄到肠道，并经肠内细菌降解排出体外；另外2/3则通过肾脏排出。

4. 展望与思考

（1）从代谢的角度来看，代谢伴随着生命的始终，且无时无刻不在发生，代谢状态是生理与病理过程最直接的、最真实的反映。随着人们生活水平的提高及饮食结构的变化，代谢相关性疾病越来越多，从代谢方面着手研究诸如痛风、糖尿病、高脂血症等相关代谢性疾病，将是今后研究的重要切入点。

（2）中医作为一门自然科学，在数千年的临床实践中积累了丰富的经验。代谢相关性疾病多涉及全身，临床症状及病变部位也有一定的侧重，中医较强的个体化辨证体系及中药的定向靶器官作用，使其在治疗代谢相关性疾病方面具有巨大的优势。此外，现代医学对痛风、糖尿病、高脂血症等代谢相关性疾病的病因多不明确，多予对症治疗，而中医从脏腑着手，标本兼治，将为此类疾病的治疗提供更广阔的思路。

（三）典型病例

张某，男，55岁，2014年10月15日以"右足大趾关节肿热疼痛10天"为主诉就诊。

患者10天前因饮酒后出现右足大趾关节肿热疼痛，触之尤甚，甚至不能行走，痛苦难忍。于当地医院查血尿酸508 μmol/L，血沉43 mm/h，诊为"痛风"，未予特殊治疗。现症见：右足大趾关节肿胀、疼痛，局部皮肤色红，心烦，口黏腻，纳眠一般，口干不欲饮，小便黄，大便黏腻不爽，舌红苔黄腻，脉滑数。此为湿热痹阻，热毒炽盛之痛风证，以清热除湿、通络止痛为法。方用四妙散加减。炒苍术15 g、黄柏12 g、生薏苡仁30 g、土茯苓20 g、络石藤25 g、制乳香15 g、制没药15 g、防风15 g、泽泻15 g、防己15 g、猪苓15 g、茯苓15 g、秦艽15 g、车前子15 g（包煎）、三七粉3 g、延胡索30 g、制土鳖虫12 g、生黄芪30 g、鸡血藤20 g、昆布15 g、海藻15 g、山慈姑15 g、全蝎10 g，7剂，每日1剂，水煎服。

2014年10月21日二诊：患者诉关节疼痛明显减轻，肿胀基本消失，行走无明显不适，舌红苔薄，脉滑。于上方中加穿山甲6 g，续服14剂，每日1剂。

2014年11月4日三诊：趾关节肿痛消失，复查血尿酸330 μmol/L，血沉15 mm/h，余症均可。续服7剂后停药，嘱其调整饮食，半年后随访，未再复发。

按语：痛风是长期嘌呤代谢障碍、血尿酸增高引起组织损伤的一组异质性疾病。本病多与饮食、遗传、年龄、性别、肥胖等因素有关，基本病机为痰瘀湿毒阻于脉络，不通则痛；病位主要在脾，又涉及肝、肾两脏。脾失健运，不能化精而生湿浊，湿浊之邪不能排出体外，入于脉络，阻塞脉道。病理产物为痰、湿、瘀。以健脾化痰、活血通络为主要治法，疏通郁闭之经络为治疗关键。

患者形体偏胖，平素嗜酒、恣食肥甘厚味，酿生痰湿，过多的尿酸则是一种不该有的"痰浊""湿浊"。湿为阴邪，重着黏腻，湿胜则肿，湿热交阻于经络、关节，故关节肿热疼痛；热扰心神而心烦；热邪伤阴，可见口渴；热迫湿邪蒸腾于上，故不欲饮；湿热流注于下，可见小便黄，大便黏腻不爽；舌红苔黄腻、脉滑数均为湿热交阻之象。治以四妙散加减，盖湿与水本为一物，津液气化失常，津不化气而反生湿；盖湿邪弥散而无形，宜燥宜散。苍术，辛香苦温，健脾燥湿以除痹；防风能入脾走表，散一身内外之湿；黄柏味苦性寒，寒以胜热，苦以燥湿，且主入下焦，故善清下焦之湿热；水为有形之邪，治宜通利，然水之代谢与肺脾肾关系密切，药以车前子、防己主入肺以通利上焦之水饮，薏苡仁、茯苓淡渗中焦之湿，以绝痰湿化生之源，实乃治病求本之法，且薏苡仁又有除痹之效；泽泻、猪苓通利下焦之湿；土茯苓，主入肝经，善搜肝经之湿，且能通利关节，《本草正义》云其"利湿去热，能入络，搜剔湿热之蕴毒"；络石藤、鸡血藤、秦艽皆藤蔓之属，取类比象，其性条达，通利关节以止痛；延胡索为止痛要药；湿为有形之邪，阻滞气机，气滞则血瘀，以乳香、没药、三七粉活血化瘀；久病入络，故以制土鳖虫、全蝎通络止痛；湿邪阻滞气机，郁而化热，炼液为痰，以海藻、昆布、山慈姑软坚化痰；正邪胶着日久必伤正气，同时，体内痰浊、湿浊、瘀血的产生，皆因中气不足，无力运行水精，使水聚为饮、为痰、为浊，久之成瘀。过食肥甘厚味，超越了脾运化的能力，困阻脾阳，也致中气不足。故以黄芪补气以驱内邪外达，此外达可通过大小便使浊毒排出。诸药合用则湿邪去，病症除，疾病向愈。

三、胆结石

（一）病因病机

胆结石属中医"胁痛""黄疸""胆胀"范畴。在阴阳五行学说之中，肝属木，为刚脏，体阴而用阳，正是由于肝性刚强，性喜条达而恶抑郁，主升发，主要功能为主疏泄，使气机循行有常。胆为六腑之首，在五脏六腑中是唯一与脏腑功能都不同的器官，既具有五脏的主神志功能，如胆主决断，又具有脏的贮藏精华的功能，同时还具有腑的排泄功能，故以通为顺，因此又称"奇恒之腑"。由于其内贮胆汁，藏情志，而不接受水谷或糟粕，中空呈囊状，又有"中精之府""清净之府"之称，其经脉络肝，故有"泻而不藏、实而不满"的特点，主要功能为贮藏和排泄胆汁，古人云"六腑以通为用，以降为顺"，故胆以通降下行为顺。《脉决》中讲"肝之余气，溢入胆而成精"，说明胆汁由肝之精气所化生，贮藏于胆，胆汁味苦、色黄绿，在肝气疏泄的作用下，汇集于胆、泻于小肠，以助脾胃腐熟水谷，使之纳运有序，脾胃运化功能才得以正常进行。祖国医学认为胆石症的主要病因多由内伤七情、饮食不节、感受湿热、虫积瘀滞及地理水土等因素而导致肝失疏泄、气机郁滞、胆腑失畅、胆汁淤积、湿热内蕴，煎熬成石。

主要临床症状：右上腹部不适，饱闷感，嗳气及腹胀，胁腹隐痛，痛引肩背，伴有感染或结石转动、嵌顿则可见右上腹绞痛，发热，黄疸，纳呆，口苦咽干，大便干结，舌红苔黄腻，脉弦或数。

主要病机分析：

1.肝失疏泄 中医认为肝胆有紧密的联系，从以下三个方面可以看出：①在解剖位置上，胆位于右胁下，附于肝之短叶，空间位置上紧密相连。②经脉络属，《灵枢·经脉》中说："胆足少阳之脉……络肝，属胆……肝足厥阴之脉……属肝，络胆。"说明肝胆经脉互为络属，构成表里关系。肝胆经脉间的络属决定了其生理功能上的联系。③生理功能，首先胆为中精之府，内藏胆汁，《灵枢·本输》云："肝合胆，胆者，中精之府。"又云："肝之余气，泄于胆，聚而成精。"可见胆汁由肝之余气凝聚而成。其次胆为六腑之一，六腑生理功能是传化物而不藏，实而不能满，生理特点是以通为用，以降为顺，胆汁的正常排泄依靠肝气的正常疏泄。肝主谋虑，胆主决断。《素问·灵兰秘典论》云："肝者，将军之官，谋虑出焉。胆者，中正之官，决断出焉。"胆主决断与人的勇怯有关，而决断又来自肝之谋虑，肝胆相互配合，人的情志活动才能正常，遇事才能做出决断。由此可见胆与肝无论在经脉络属还是在生理功能上都关系密切。有关胆病的论述首见于《灵枢·经脉》中，有"胆足少阳之脉……是动则病口苦，善太息，心胁痛"的记载，由于肝胆在生理功能上联系紧密，故肝脏病变均可引起胆腑疾病的发生，肝的主要生理功能是主疏泄，元·朱震亨在《格致余论·阳有余阴不足论》中说"主闭藏者，肾也，司疏泄者，肝也"。肝气疏泄功能影响着胆汁的生成和排泄，肝气疏泄功能正常胆汁才能够正常地生成与排泄，肝气的疏泄功能失常，称为肝失疏泄，肝胆的病理联系主要是肝脏的疏泄功能异常，导致胆病的发生。若情志郁怒可使肝气失疏，胆腑因气机郁滞而失通降，则胆汁排泄不畅，内结淤滞胆腑，日久结而成石，发为本病；胆汁淤滞，内郁而化热生火，湿浊热邪交蒸日久煎熬，亦成砂石。结石阻滞胆道，不通则痛，气属无形，游走不定，可见肝区或胃脘部疼痛。"气行则血行，气滞则血瘀""气为血之帅"，气滞进一步发展可出现血瘀，其痛固定不移，痛甚则如刀绞。肝居胁下，其经脉布于两胁，气机郁结阻于胁络，则胁肋胀痛，其痛可随情志的变化而增减。胆汁外溢，外浸渍于肌肤，下流于膀胱，则见面目、肌肤、小便俱黄。胆为少阳，内藏胆汁，最畏气滞，特别是素体阳热盛，尤易发生胆结石。

2. 湿热蕴结　①外感湿热毒邪，吴鞠通谓"湿温者，长夏初秋，湿中生热，即暑病之偏于湿者也"。夏末秋初之时，气候湿热，天之热气下迫，地之湿气上腾，湿热交蒸，人在气交之中，体弱者无以抵抗湿热入侵，湿热之邪横犯肝胆，使肝失条达，胆失升发，引起胆汁运行不畅，瘀结于内，久而成石。②湿热内生，喜食膏粱厚味、醇酒炙煿或饥饱无常损伤脾胃。脾脏主升清、主运化水湿；胃腑主降浊、主腐熟水谷。脾胃受伤，则脾胃运化功能失职。脾气受阻，失其脾气上升之力；胃气受伤，失其腐熟下降之功，则中焦气化不通，水湿不运化。湿阻中焦，郁而化热，熏蒸肝胆，致使肝失疏泄，胆汁外溢。外浸渍于肌肤，下流于膀胱，使面目小便俱黄；胆汁久经湿热煎熬亦结成砂石；气机不畅，则胁肋胀痛；湿热蕴蒸，胆气上溢则口苦；邪居少阳胆经，枢机不利，正邪相争，则寒热往来。发热、口渴、小便短赤、舌红、苔黄腻、脉弦滑数均为湿热内蕴肝胆之象。湿热为结石形成的条件。

因此任何影响到胆腑"中清不浊""通降下行"的因素，都会导致气机郁滞、湿热蕴结，使胆气郁滞不通而疼痛，湿热熏蒸胆汁不循常道，溢于肌肤而发黄，热积而不散，则肉腐而成脓，湿热熏蒸日久，煎熬有形成分结而成石，导致胆石的产生，结石阻塞胆道更加重肝胆之气不舒，因果之间相互影响。此外久病入络导致血瘀，久病耗伤气血致阴津亏乏，肝肾同源，久病入肾则致肾气受损。胆结石主要病机为肝气郁结、湿热内蕴。胆结石造成病理结果为气机失常、肝失疏泄、湿热蕴结中焦、胆失通降。故从形成原因看，现代医学与祖国医学的观点是一致的。

（二）治疗要点

胆结石病因病机多为外感、情志、饮食、体虚劳负等因素，致使肝胆湿热、胆腑枢机不利、胆汁排泄不畅，多形成湿阻、热郁、气滞的病理变化。胆结石病位在胆，病之源在肝，肝脏疏泄失常，则胆汁的分泌和排泄受到影响，胆汁郁阻排泄不畅，亦可影响肝的疏泄，所以胆病应从肝治。肝胆五行属木，脾胃五行属土，同居中焦，木克土，肝胆有疾必横逆犯于脾胃，致使脾胃与肝胆同病，故治肝胆病必先安抚脾胃，即所谓的"见肝之病，知肝传脾，当先实脾"。本病主要治则为疏肝利胆，理气止痛，清热利湿，通腑排石。常用药物分析如下：

1.金钱草、栀子　金钱草味甘咸，性微寒，归肝、胆经。本品甘淡渗利、性寒清热，既清肝胆之火，又能除下焦湿热，有清热利湿退黄之功效。且尚能利尿通淋、排出结石，《四川中药志》谓其治肾结石、胆结石，是历代治疗胆囊炎和胆石症的首选药物。栀子味苦，性寒，泻火除烦，清利下焦肝胆湿热，可治疗肝胆湿热郁蒸之黄疸，清泄三焦，通调水道，利湿热从小便而出。二者合用，大大增加清热利湿之效果。

2.延胡索、枳壳　气机郁滞则无以推动血液循环，久病必瘀，延胡索"行血中之气滞，气中血滞，故能专治一身上下诸痛"，为止痛要药，选用此药，既可行气止痛，又可活血化瘀，有治未病之意。枳壳主行气开胸，宽中除胀，可使气机活泼，运行速捷，推动结石下行，排出体外。二者合用，一入血分一入气分，互补为用，气血并行，疏肝止痛效果显著。

3.柴胡　气味轻清，善于宣透，能疏解少阳郁滞，助少阳之气外达以疏解外邪，启少阳升转之机，柴胡味苦辛，气平微寒，为肝、胆经之专药，能疏能散，善条达肝气而疏肝解郁，是解肝郁、疏肝气要药。刘渡舟认为"非柴胡本身具有上升的作用，而通过其疏肝的功能使气机上行，从而产生升发作用"。故柴胡能疏肝以达之。总之，柴胡外而清宣通达，内而疏利肝胆，内外间和解少阳，上能升举清阳，下可开郁降浊。柴胡疏肝胆之郁滞，则胆汁排泄通畅无阻滞。

4.大黄、芒硝　《血证论》中讲"大黄一味，逆折而下，兼能破瘀逐陈……盖其气最盛，凡人身气血凝聚，彼皆能以其药气克而治之，使气之逆者，不敢不顺"。《神农本草经》讲大黄荡涤肠胃、推陈出新、通利水谷、调中化食、安和五脏。本病主要病机为气机郁滞、湿热内蕴，生大黄味苦，性寒，用于此寓意有二：其一大黄苦峻下走，能泄热破结，荡涤气分邪热，使阻滞之气机通畅，蕴结之邪热消除，功在气分；其二六腑以降为顺，以通为用，生大黄其性走而不守，能通腑，通过泻下胃肠积滞，因势利导将湿热之邪排出胆道，达到解除梗阻、胆汁流畅的功效。芒硝味咸、苦，性寒，咸能软坚润燥，寒能胜热，能逐六腑积聚、结固、留瘀，化七十二种石，且能通经脉，利大小便，推陈出新。二者合用能通胆腑、降湿浊，使邪有出路，无留寇之患。

5.威灵仙　味辛、咸，性温，辛散温痛，通络止痛，性猛善走，通行十二经，既能祛风湿又能通经络，咸能软坚而消骨鲠，亦能消石。

6.乌梅 味酸涩，性平，此用取其生津增液之意，既能补充湿热之邪耗伤机体之津液，又防热毒伤阴耗津。

7.甘草 调和诸药。

诸药配伍，疏肝解郁、理气止痛、清热化湿、利胆通下，使气血运行，诸症自除。

据现代药理研究，金钱草可利胆排石，促进肝细胞分泌胆汁，增加胆酸的生成和排泄，还可使胆道括约肌松弛。柴胡根含 α 菠菜甾醇、春福寿草醇及柴胡皂苷、挥发油等，其中皂苷有抗炎及降低血浆胆固醇的作用，还有较好的利胆降酶作用，能扩张胆管。枳壳收缩胆管，收扩配合协调，增加胆管蠕动，则能加快结石排出。一般柴胡用量大于枳壳，才能使结石排出顺利。栀子水煎液能使胆囊收缩，加速其排空作用，有抗炎、抗病原体的作用。茵陈具有利胆、保肝作用，有明显抗菌、抗病毒、杀蛔、抗钩端螺旋体及明显的解热作用。延胡索有明显的镇痛作用。乌梅有促进胆汁分泌、收缩胆囊和排胆石作用，减少和防止胆道的感染，减少胆石症的发生，还具有抗病原微生物、抑制蛔虫、抗炎、抗过敏的作用。大黄能促进胆汁分泌，并使胆汁中胆红素和胆汁酸含量增加，且有广谱抗菌作用。芒硝能引起胆囊收缩，胆囊括约肌松弛，利于胆汁排出。威灵仙中的原白头翁素能降低血清胆固醇的浓度，从而预防胆囊结石的形成，具有镇痛及松弛平滑肌的作用。

（三）典型病例

张某，女，45岁，2015年11月以"右胁连及后背疼痛半年余，加重1周"为主诉就诊。半年前患者因事业不顺，郁郁寡欢，出现右胁疼痛，痛处不定，生气则加重，现形体略肥胖，神疲乏力，全身皮肤、右眼巩膜轻度黄染，胁窜痛连及后背，常恶心欲吐，咽干口苦，善叹息，纳差，大便干结，小便色黄，月经不规律，痛经有血块，舌红，苔黄腻，脉弦滑数。

查体：体温39.5 ℃，腹胀明显，右上腹有压痛，肌紧张，墨菲征阳性，听诊肠鸣音减弱。

辅助检查：超声示胆囊壁增厚，胆囊内可见结石大者0.5 cm×0.7 cm，小者0.4 cm×0.4 cm。肝功能示：谷丙转氨酶（ALT）21 U/L，谷草转氨酶（AST）18 U/L，总胆红素（TBIL）21.7 μmol/L。

西医诊断：胆结石合并胆囊炎。

中医诊断：胁痛（肝气郁结，湿热内蕴）。

方药：柴胡15 g、枳壳12 g、生大黄10 g（后下）、茵陈30 g、甘草6 g、威灵仙20 g、金钱草50 g、栀子15 g、延胡索15 g，7剂，每日1剂，水煎服。禁肥甘厚腻之品，多食用黑木耳，不放盐。

二诊：右胁痛症状缓解，右胁部稍有疼痛，原方去茵陈、延胡索继续服用。嘱服药期间，慎起居，避风寒，调情志，节饮食，后多次电话回访诸症好转。彩超显示胆囊壁稍有毛糙，胆囊结石消失。

按语：胆结石是临床最常见的消化系统疾病之一，我国胆结石患病率平均为5.6%，女性多于男性，胆结石分胆红素结石和胆固醇结石，我国的胆结石以胆固醇结石为多，包括胆囊和胆管内发生结石，其临床表现取决于结石发生的部位，是否阻塞胆管及阻塞程度，是否继发胆管感染以及感染程度和范围。主要表现为右上腹疼痛，食油腻后疼痛明显，有时出现呕吐，并发梗阻或感染时可有黄疸，寒战高热；胆囊管被结石梗阻，使胆囊内压升高，胆囊平滑肌收缩及痉挛，将胆结石排出时会发生剧烈的胆绞痛。如果结石进入胆总管后可出现下列并发症，如黄疸、胆管炎和胰腺炎等，但大部分患者可无任何症状。该患者口服清热利胆、通腑泄热之中药，使结石排出，肠道通畅，热有出路，疾病向愈。

四、肾结石

（一）病因病机

肾结石属于中医"石淋""砂淋"范畴，《诸病源候论·石淋候》云："石淋者，淋而出石也。肾主水，水结则化为石，故肾客砂石。肾虚为热所乘，热则成淋。"阐述石淋的病因病机及详细症状特征。《太平惠民和剂局方》言："肾气不足，膀胱有热，水道不通，淋沥不宣……"对石淋的病机进行了高度概括。由此可见，淋证的基本病理变化为湿热蕴结下焦，肾虚则膀胱气化不利，若湿热久蕴，熬尿成石，遂致石淋。

肾结石病位在肾与膀胱，与脾脏密切相关。肾为主水之脏，开窍于二阴而司二便，机体新陈代谢后产生的浊液（废水）由肺脏的肃降运动运输到肾或膀胱，再经过肾脏的蒸化作用，泌别清浊，清者重新吸收利用，浊者化为尿液，在肾气和膀胱之气的推动下排出体外。肾的主水功能，由肾气对膀胱中的水液蒸化作用来体现。膀胱为水腑，《素问·灵兰秘典论》说"膀胱者，州都之官，津液藏焉"，膀胱的生理功能是贮尿、排尿。其贮尿、排尿功能取决于肾气的盛衰，必须依赖肾气的蒸化作用才能开阖有度。肾气充足，蒸化功能正常发挥，则尿液正常生成，贮于膀胱并有度排泄。肾气虚则膀胱气化不利，排泄功能失常。《素问·至真要大论》曰："诸湿肿满，皆属于脾。"湿热的产生，多因脾虚不运而来。脾气虚衰，运化水液的功能出现障碍，则水湿内生，蕴久则化热。肾虚则气化失司，湿热乘肾虚之危，蕴结下焦而产生结石。又因脾主肌肉，人体筋骨肌肉，均需脾输精微濡养，才能维持正常生理功能，否则精微不布，气血不足，则肌肉痿软不用。脾虚失健运，致其收缩排泄功能失常，则无力推动与净化，使尿中杂质沉积，最终形成砂石。脾不运化，肾失温煦，皆致水湿内生停聚，湿邪阻滞脏腑气机，则会造成血瘀，最终而致气滞血瘀之证。气滞血瘀致使尿液排泄不畅，尿液积聚日久亦成砂石。砂石形成之后，可阻塞尿道，又会致使气机郁滞，血停湿聚，形成恶性循环。

（二）治疗要点

肾结石为本虚标实之证，肾虚、脾虚为本，湿热蕴结、气滞血瘀为标，湿、热、瘀等相互夹杂。急性期当以清热利湿、通淋排石为主，慢性期则以补益脾肾为法，活血化瘀之法贯穿整个治疗过程。主方用石韦散加减，重用排石之品，本方中金钱草、鸡内金、海金沙共用为君药，三者均入肾、膀胱经，可清热利湿、通淋排石，用于溶石、排石，亦有防石护肾之功效。张锡纯在《医学衷中参西录》中谓鸡内金"鸡之脾胃也，其中原含有稀盐酸，故其味酸而性微温，中有瓷、石、铜、铁皆能消化，其善化瘀积可知"。现代药理研究表明，金钱草通过增加输尿管压力增加尿量，促进输尿管的蠕动，推动结石排出；抑制草酸钙的形成；降低血尿酸含量；消炎抗菌，修复受损肾细胞，防止结石生成。海金沙甘寒，能起到抗菌消炎的作用，能明显增加尿量，起到冲刷结石和消石的作用。三者皆为历代医家公认的化石良药。根据通可以去滞，选用石韦以通淋、涤小肠之结热；冬葵子滑窍，利膀胱之壅塞；瞿麦清心通淋；滑石通窍化砂石；车前子、车前草清热利水，乃滑窍通淋之剂，为石淋胀闷涩痛之首选。火硝攻坚破结以消石，牛膝、三棱、郁金以活血软石，结合王不留行的通利、化瘀之性，解除输尿管痉挛，促进排尿增多增快，相须为用增强通淋排石之功。佐以辛温之半夏、白矾燥湿，防止寒凉药用之太过。古云"肾中有火，始能治水"，则选用温补命门之附子，一则温补肾中元阳助膀胱气化，二则阳药可推动结石下行，促进结石外排。疾病后期重用枸杞子、胡桃肉以滋补肾精，黄芪以补气健脾。气滞明显者加沉香、赤芍以活血行气。

日常注意事项：多饮水，避免长时间暴晒，清淡饮食。

（三）典型病例

胡某，男，39岁，2015年3月10日以"间断性右侧腰痛半年余，加重2日"为主诉初诊。

患者诉半年前体检发现右肾结石，未予诊治。现右侧腰痛明显，遂来就诊。症见：右肾区绞痛不适，腰腹胀痛，时有刺痛，小便淋漓不畅，肉眼血尿，舌红、舌体胖大、苔黄腻，脉弦数。查体：右肾区叩击痛（+），左肾区叩击痛（+）。辅助检查：尿常规示隐血（+++），红细胞1 931个/μL，白细胞845个/μL；泌尿系彩超示：右肾结石约0.8 cm×0.5 cm，左肾、膀胱未见异常。

西医诊断：右肾结石。

中医诊断：石淋（证属湿热蕴结）。

治以清热利湿，通淋排石，方剂选用石韦散加减。石韦60 g、冬葵子30 g、郁金15 g、车前子30 g（包煎）、车前草30 g、瞿麦30 g、萹蓄30 g、金钱草80 g、海金沙30 g、滑石10 g、鸡内金15 g、火硝12 g、白矾10 g、胡桃仁40 g、三棱15 g、川牛膝15 g、制半夏12 g、熟附子12 g（先煎30分钟），每日1剂，水煎服，分早、晚2次温服。并嘱其多饮水，日需饮水2 500～4 000 mL，适当跳跃运动，清淡饮食，忌肥腻辛辣酒醇之品，并保持心情舒畅。

2015年3月17日二诊：腰痛明显好转，小便通畅，涩痛消除，肉眼血尿消失，复查尿常规未见明显异常。上方加黄芪30 g、郁金15 g，继服7剂。

2015年3月24日三诊：诉腰痛消除，小便时见绿豆大小结石经尿道口排出。复查泌尿系彩超示：双肾未见结石。后随访复查2次泌尿系彩超，均未见结石。

按语：肾结石形成的主要机制还尚未明确，公认的主要病理为尿液中成石物质浓度过高导致尿液过度饱和，则易析出结晶而成石。主要病因有体内某些物质代谢异常（高钙尿、高草酸尿、高尿酸尿、低枸橼酸、高胱氨酸尿等）、尿路感染、尿潴留、饮水过少、长时间日晒等。西医治疗主要为手术治疗和非手术治疗。祖国医学治疗本病有极好的疗效，结合现代医学对肾结石的临床表现、病因和病理机制研究，可知肾结石属祖国医学"淋证""石淋"范畴。

该患者既往有肾结石病史，以肾区绞痛、小便淋漓不畅、肉眼血尿为主，结合超声检查，西医诊断为肾结石，中医诊断为石淋，结合舌红、舌体胖大、苔黄腻，脉弦数，辨证属湿热蕴结，治以清热利湿，排石通淋，方选用经验方石韦散加减。本方中瞿麦、萹蓄、车前子、车前草、滑石清热利湿通淋；金钱草、海金沙、鸡内金、石韦排石化石；火硝攻坚破结以消石；胡桃仁补肾，且有排石去淋之效；牛膝、三棱、郁金以活血软石；冬葵子利膀胱之壅塞；佐以辛温之半夏、白矾燥湿，以防止寒凉药用之太过；重用附片，其为温补命门之品，用以温补肾中元阳助膀胱气化，达温肾行水之功。本方中遵循石淋实则清利，虚则补益的原则，既以通淋排石又能补益肾阳，体现标本兼顾治病法则，故疗效显著。

五、突发性耳聋

突发性耳聋指在72小时内突然出现的、原因不明的听力下降。患者一般没有耳部传音结构的明显破坏。在纯音测听检查中表现为至少相邻的两个频率的听力下降程度≥20分贝。近年来发病年龄趋于年轻化。

（一）病因病机

本病病位在耳，处于头面部两侧位置，为手足少阳经脉所主，内应五脏，基本病机为清阳不升，浊阴不降，清窍为邪气阻滞不通而致。

其病因有二：其一，外感风寒或风邪温毒所致。外感风寒，肺失宣肃，闭阻耳窍，致听力障碍；外感风邪，温毒上犯清窍，循少阳经脉至耳，痹阻耳窍，暴聋耳鸣。其二，暴怒伤肝，气郁化火，上扰清窍，功能失司，致听力障碍；或外感风邪入里，内传肝胆，以致肝胆热盛，火热循经上扰，清窍闭塞；或因饮食不节，过食醇酒、膏粱厚味，致脾胃蕴热，痰火内生，上犯而痹阻窍络，功能失司，致听力障碍。病机变化如下：

1.肺失宣降，痹阻耳窍 窍者，人体气机之端口，宜开而不宜闭，耳居上窍，《内经》云："清阳出上窍，浊阴出下窍。"若气机郁而不畅，痹阻耳窍，则为耳聋。《吕氏春秋·尽数》曰："郁处头则为肿为风，处耳则为挶为聋。"因而气行不畅、郁结可致耳聋的发生。《景岳全书·耳证》曰："耳聋证，总因气闭不通耳。"肺主气而司呼吸，与天气相通，外邪克肺，肺气闭郁而清阳不得宣发，耳窍闭郁而致耳聋。肝性条达而主疏泄，气机不达，结而不散，耳窍不通而发耳聋。《景岳全书·耳证》曰："气闭者，多因肝胆气逆，其证非虚非火，或因恚怒，或因忧郁，气有所结而然。"

2.清阳不升，浊阴不降 人身之脏腑经络皮毛皆赖脾胃运化之气血濡养，且脾胃居于中焦，为气机升降之枢纽。脾主升清，将饮食物中水谷精微输送到肺，再由肺的宣肃作用布散到全身；胃主降浊，将饮食物中的糟粕排出体外，由此清升浊降，邪气不得为害。《嵩崖尊生全书》亦谓"脾胃一虚，耳目九窍不利，故治脾为耳症第一要义"。若脾胃虚弱或湿邪困脾，其清阳不得上升，反下陷，致使耳窍不得濡养，浊气不得降，浊邪随气机上注于清窍，阻滞于耳窍而为耳聋。《内经》云："阳气者闭塞，地气者冒明。"邪害空窍，令人耳目不明。

3. 肾阴不足，浮阳上越 中医认为肾主一身之阴阳，为先天之本，肾藏精，开窍于耳，肾气通于耳，肾之精气输注于耳则听力聪敏。《灵枢·脉度》说："肾气通于耳，肾和则耳能闻五音矣。"《灵枢·决气》说："精脱者，耳聋。"肝为肾之子，肾者，主蛰而守位，肝主疏泄，故肾精之上承及肾阳之上越皆赖于肝之疏泄；若肾经不足，肝无所养以资耳窍，抑或肾阳循肝经上扰于耳，皆可致耳聋无所听。

4. 心肾不交，火热上泛 心脏为人体最重要的脏器，其生理功能有藏神、主血脉、开窍于舌。有记载称"心血不足，脑为之不满，耳为之苦鸣"。耳窍需心血之濡养才能发挥正常的生理功能，《古今医统大全·耳病》曰："忧愁思虑则伤心，心血亏耗必致耳鸣耳聋。"火性炎上，心五行属火，肾主水，心肾不交，水火不济，火热上扰，上泛于耳窍而发耳聋。《干祖望五官科经验集》论及心火内炽，上犯耳窍可致暴聋，表现为耳鸣耳聋，受惊恐时益甚。

5. 气郁络阻，清窍失养 耳位于头部两侧，居于上焦，喜通达，恶瘀滞，以"通"为用。耳属清窍，"清能感音，空可纳音"。肾开窍于耳，属五官九窍之一，司听觉。耳作为听觉器官，听觉的敏感与肾精和肾气的充沛、心血的濡养、心肾相交、肝胆之气的通达、肝血的奉养、肺气的宣降及脾之升清降浊等生理功能健旺密切相关。脏腑功能充沛，濡养于耳，则听力聪敏，各种原因导致的脏腑功能失调均可致耳聋。

（二）治疗要点

1. 中药治疗

（1）活血化瘀，贯穿其中：《诸病源候论》曰："劳动经血……与气相击，故为耳鸣。"其认为本体羸弱，又得贼风，或虚或瘀，血脉停滞，更何况肝郁脾弱，血虚内停者，暴聋各证，虽病因、病位、病势各不相同，总有瘀血作祟；血气不足，宗脉虚，外邪乘虚随脉入耳，或火气上冲，气血上逆，血不循经，或肾元不足，中气不足皆可致瘀。邪气上泛，阻滞耳窍亦可致聋。《医林改错》云："两耳通脑，所听之声归于脑……耳窍通脑之道路中，若有阻滞，故耳实聋。"无论因瘀致聋，抑或因聋致瘀，皆当活血化瘀，宜佐一二味养血化瘀之品，如当归、川芎、丹参等。当归者，其味甘而重，其气轻而辛，既能补血，又能行血，为血中之气药也。川芎味辛，性温，虽入血分，又能祛一切风，二者配伍，一养血和血，一行血散血，共奏养血和血之功。

（2）引经用药，注重升提：李东垣有言：饮食入胃，先行阳道，而阳气升浮也。浮者，阳气散满皮毛；升者，充塞头顶，则九窍通利也。此所谓"清阳出上窍"，若脾虚湿滞，则清阳不升，九窍不通，耳鸣阵阵发作，耳聋不充不闻。脾虚湿困之证，总因脾气不及所致，用药时既有补脾益气、化湿通窍之类，又常佐几味升提之药，如升麻、柴胡之品。升麻者，性味辛甘，能升能散，能补能缓，善升阳明清气；柴胡者，性苦平，气味轻，能升能清，善升少阳清气。二者一升阳明，一升少阳，共行阳道，清气通于巅顶，九窍得利，故耳窍清宁而听力聪敏。

（3）开窍聪耳，疏通气机：耳为七窍之一，位居至上，为人体清阳所发之处；除需水谷精微的荣养，又需赖清气的宣达。《灵枢·邪气脏腑病形》曰："十二经脉，三百六十五络，其血气皆上于面而走空窍。其精阳气上走于目而为睛。其别气走于耳而为听。其宗气上出于鼻而为嗅。其浊气出于胃，走唇舌而为味。"开窍之药，性善走窜，引药力以达病所。研究表明，开窍醒神药能开放血脑屏障，促进其他药物通过，与此同时，此类开窍药不仅自身能够迅速透过血脑屏障入脑，而且也能促使其他药物通过血脑屏障，为中药归经提供了客观理论依据。

（4）通经活络，搜风剔邪：耳位居上，为清阳升发之处，为细小络脉分布密集之处，故治疗中须佐以通络之法；邪入于络，非草木之药所能达，须重用虫类方能建功。实验研究表明，虫类药物不仅具有"虫蚁搜剔"之性，同时能够引诸药入细小络脉，共同搜剔络中浊邪，浊邪去则络脉通，络脉通则经气得行，耳窍得其濡养而可闻五音。

2. 针灸治疗　针灸不仅能明显降低突发性耳聋患者的血浆黏度、血细胞比容、纤维蛋白原含量和不同切变率下的全血黏度，而且能明显改善红细胞聚集状态，提高红细胞变形能力，从而有效地预防局部缺血缺氧的状态，促进局部血液循环和组织细胞的恢复。同时，针灸可以改善局部血液循环状态，对于全血高黏状态有着明显的改善作用。

3. 生活调摄　中医注重治未病的思想，对于耳聋的预防生活调摄，主要可从以下几个方面入手：

（1）增强体质：六淫之邪外袭是导致耳鸣、耳聋的原因之一，因此加强体育锻炼，增强自身正气，有助于防御外邪，预防该病的发生。

（2）调畅情志：肝经病变在耳聋的发病中具有重要作用，同时也是病情反复加重的重要因素，临床工作中应加强对患者的心理疏导，以此提高临床疗效。

（3）减少噪声危害：耳的主要功能是听，同时长期接触噪声对耳的听力损伤也是最严重的，因而避免长时间暴露于噪声环境中，避免儿童长时间用耳机听音，对耳聋的预防也很重要。

（4）避免应用耳毒性药物：许多药物都有耳毒性（如氨基糖苷类抗生素），应用不当极易发生耳聋，因而避免此类药物的应用，能够从很大程度上预防耳聋的发生。

（三）典型病例

病例一

张某，女，30岁。2016年10月12日初诊。

患者7天前因受凉后出现右耳听力下降，时伴耳鸣，似"嗡嗡"声，不分昼夜，对外界噪声不能接受，右耳时有憋气，用力鼓气后耳闭闷感减轻，右侧枕颞部疼痛，无咳嗽、流涕、恶寒、发热，胃纳可，二便调，舌质淡红、稍暗，苔薄白，脉浮紧。检查：双耳鼓膜完整，右耳鼓膜内陷，光锥存在。实验室检查：纯音听阈测定提示右耳中度神经性听力下降。辨证为风邪上扰兼血瘀阻窍。急则治其标，拟宣肺解表，活血通窍。药物如下：荆芥10 g、防风6 g、辛夷10 g（包煎）、苍术12 g、川芎10 g、赤芍10 g、葛根15 g、细辛3 g、石菖蒲12 g、丹参10 g、甘草6 g，7剂，每日1剂，水煎服。

2016年12月20日二诊：服上药后右耳听力较前明显好转，无明显耳鸣，右侧枕颞部时有疼痛，余症基本同前。上方加柴胡18 g，7剂，每日1剂，水煎服。

2016年12月27日三诊：服药后右耳听力恢复正常，给予上方5剂巩固治疗，1个月后随访，耳聋未再出现。

按语：突发性耳鸣、耳聋作为耳鼻喉科多发病，在临床常表现为数分钟、数小时或3天以内突然发生的、明显的听力下降，可伴耳堵塞感、眩晕、恶心、呕吐，但无眩晕反复发作史，多为单耳发病，少数亦可双耳发病。中医认为其基本病机为清阳之气不升，浊阴之邪不降，致使窍道不通，临证常见病因为外邪犯肺，窍道郁闭，气虚清阳不能上达，痰瘀等有形之邪阻滞窍道所致。

患者系受凉后而发，耳居于头，为诸阳经阳气汇聚之处，巅顶之上唯风可到；《内经》云"清阳出上窍"，清阳之上达，有赖于肺之宣发布散，肺之络会于耳中，风寒外袭，肺气失宣降，寒性凝滞收引，阻滞气机，致耳窍闭塞，故见耳聋。方以荆芥、防风辛温发散，祛在表之风邪；细辛辛香走窜，性善搜寒邪，开通气机；辛夷通鼻窍；石菖蒲开耳窍兼以化痰；葛根升发清阳，清阳升则浊阴降；苍术芳香醒脾以燥湿，使邪不上达；丹参、川芎、赤芍活血，血行则气亦行，在上之清窍亦得濡养；甘草以护中。诸药合用，风寒之邪散，耳窍得通，故病向愈。

病例二

患者，女，37岁。2015年4月20日以"耳聋1周"为主诉初诊。

1周前患者因劳累后出现耳聋，在省内某三甲医院系统检查，纯音测听检查提示听力下降，口服中西药均未见明显疗效。此次来诊自诉双耳听力下降，劳累后尤甚，白天汗出较多，动则加重，乏力，胸闷，时心烦急躁，纳可，大便偏干，2日一行，舌淡红，苔薄白，脉涩。中医诊断：耳聋。辨证为气虚血瘀兼阴虚上亢，治宜益气活血，潜阳开窍。方药：黄芪30 g、丹参12 g、当归10 g、赤芍10 g、川芎10 g、熟地黄15 g、骨碎补12 g、水蛭8 g、石菖蒲15 g、磁石30 g、泽泻10 g、淫羊藿12 g，7剂，每日1剂，水煎服。

2015年4月27日二诊：服药后双耳听力较前明显好转，汗出减少，时有乏力，胸闷，大便偏干。上方黄芪改为60 g，加生龙牡各30 g、瓜蒌15 g，7剂，每日1剂，水煎服。

2015年5月4日三诊：服药后双耳听力基本恢复正常，汗出明显减少，继予上方7剂巩固治疗，药后2个月随访病情未再反复。

按语：患者耳聋劳累后加重，《内经》云"劳则气耗"，气虚则全身之气机不得运转，气行则血行，气滞则血瘀，以致清阳之气不得上升，浊邪犯于上而发病。方以补阳还五汤化裁，以补气活血通络。重用黄芪以升提中气，气行则血亦行；丹参、当归、赤芍、川芎补血兼活血，共同促进气血上达以荣养于耳。肾为先天之本、阴阳之根，且肾藏精，开窍于耳，肾气通于耳，肾的精气输注于耳则听力聪敏。《仁斋直指附遗方论·耳》曰："肾通乎耳，所主者精，精气调和，肾气充足，则耳闻而聪。"熟地黄、骨碎补、淫羊藿以补肾填精，精气足则耳窍得养；石菖蒲化痰开窍；水蛭活血搜邪通络；泽泻利湿，使邪从下窍而出；阴血不足，阳气不能下潜，故予磁石潜上越之阳。

病例三

患者，女，52岁，2016年5月16日以"双耳听力突降4天，伴耳鸣3天"为主诉初诊。现症见：双耳听力差，耳鸣如潮，两侧太阳穴处刺痛，夜尤甚，二便调，舌质暗红，苔薄白，脉弦涩。查体：双外耳无畸形，外耳道清洁，鼓膜标志清，色灰白，完整，无充血，中耳未见渗出、积液。考虑患者为瘀血阻络，致耳之经气闭塞，气滞血凝，耳窍失宣而发为突发性耳聋。西医诊断：突发性耳聋。中医诊断：耳聋。治疗以活血化瘀、理气通络为法。方药：远志10 g、石菖蒲15 g、三棱10 g、莪术10 g、当归15 g、川芎10 g、赤芍10 g、桃仁10 g、红花10 g、葛根20 g、地龙10 g、郁金10 g、路路通10 g、制香附10 g，3剂，每日1剂，水煎服。

2016年5月19日二诊：患者听力有改善，两侧太阳穴处刺痛明显减少，二便调，舌质暗红，苔薄白，脉弦涩。电测听显示：双耳听力提高5个分贝。上方去三棱、莪术，加水蛭6 g、三七粉10 g（冲服），再进7剂。

2016年5月26日三诊：患者诉听力明显提高，余未见明显不适。电测听显示：双耳听力提高30～40分贝。嘱患者上方再进12剂，患者未再诊。后于电话随访，患者听力恢复如常，耳鸣消除，生活如常。

按语：患者以耳聋为主症，双侧太阳穴刺痛，夜间明显，结合舌脉，故考虑瘀血为患。方以三棱、莪术、川芎、赤芍、桃仁、红花、郁金等大剂量活血之品，血行则气亦行；香附善行全身之气，气血得运，全身之气机得通；当归通十二经脉，养血以活血；路路通性善通经活络，同时可祛上泛之水湿；远志、石菖蒲化痰以开窍；葛根以升脾胃之清阳，清阳升则浊阴自降；地龙以通耳络，逐在络之郁滞。

病例四

患者，男，40岁，2015年7月11日以"双耳听力下降3天"为主诉初诊。

患者3天前无明显诱因出现两耳不聪，头目不清，自行服用中成药及西药无效，继而耳聋，对面大声讲话也不能听到。现症见：耳聋，面色晦滞，头目昏沉，口干，不甚饮水，睡眠多梦，舌质淡暗，苔白厚，脉滑。西医诊断：神经性耳聋。中医诊断：耳聋。证属清阳不升，瘀血阻络，治以升举清阳、活血开窍为主。方药：葛根20 g、升麻6 g、僵蚕10 g、川芎6 g、桃仁10 g、地龙10 g、路路通10 g、香附12 g、夏枯草6 g、前胡9 g、紫菀12 g、款冬花12 g、紫苏子10 g、辛夷10 g（包煎）、苍耳子6 g、猪苓10 g、板蓝根10 g、石菖蒲15 g、远志10 g，7剂，每日1剂，水煎服。

2015年7月18日二诊：患者耳聋大减，心情舒畅，饮食、二便正常，耳鸣消失，无其他不适。又以上方加减服用10余剂而告痊愈。1个月后随访未再复发。

按语：《医碥·耳》曰："若气虚下陷则亦聋。以清气自下，浊气自上，清不升则浊不降也。"清阳不得上升，浊邪必代之而上犯，阻滞清窍，耳窍失养，故耳聋；头面为诸阳经所汇，气血不得上荣，而发头目昏沉。方中升麻、葛根升脾胃之清阳，清阳升则浊阴自降；石菖蒲、远志祛痰以开窍，窍开则耳闭自通；辛夷、苍耳子辛温走窜，性善开鼻窍，鼻窍通则耳窍亦通；前胡、紫菀、款冬花、紫苏子降气以化痰，与升麻、葛根相伍，一升一降，使气机复归于常；桃仁、川芎以活血，血行则气亦行；猪苓、路路通疏利水道，使水邪从小便而出；痰饮壅郁而化火，僵蚕、夏枯草化痰散结兼以降火，地龙以通络；香附以顺气；板蓝根直折在上之火邪。

六、周围性面神经麻痹

周围性面神经麻痹又称周围性面瘫，多为急性发病，常表现为表情肌瘫痪，如额纹变浅或消失，眼睑不能闭合或闭合不全，伴自然流泪或遇风流泪，患侧耳听力下降、听觉过敏、舌麻木、味觉减退，以及耳内、下颌角或耳后颈枕部疼痛等症状。在中医文献中称为"口㖞""卒口僻""吊线风"等。《灵枢·经筋》论述足阳明之筋："其病……卒口僻；急者，目不合，热则筋纵，目不开，颊筋有寒，则急，引颊移口，有热则筋弛纵，缓不胜收，故僻。"金·张子和在《儒门事亲》中提出："目虽斜，而目之眶骨未尝斜；口虽㖞，而口之辅车未尝㖞，此经之受病而非窍病明矣。"所谓经之受病，包括有关循行于面颊部的经脉和经筋。故本病核心在于面部经络阻滞不通，功能失用。现代医学认为本病主要是由于面神经水肿和骨管限制面神经肿胀的范围，使面神经受骨管的反作用力，出现面神经变性，从而表现出其所支配的面肌的运动与感觉功能障碍。

（一）病因病机

中医认为面瘫的发病，始于外邪，成于痰瘀，本于正虚，是外邪、痰瘀、正虚等因素相互兼夹为患的结果，基本病理为正虚邪实。一因外邪，主要以风邪为主，常兼寒热，其中风寒多于风热。早在《诸病源候论》中记载："风邪入于足阳明、手太阳之经，遇寒则筋急引颊，故使口㖞僻，言语不正，而目不能平视。"二因本虚，主要责于气血两虚。《金匮要略》曰："脉络空虚，贼邪不泻，或左或右，邪气反缓，正气即急，正气引邪，㖞僻不遂。"清·林珮琴《类证治裁》说："口眼㖞斜，血液衰涸，不能荣润筋脉。"这与面神经在解剖上的位置相关，因面神经进入内听道后便一直在曲折而狭窄的骨管内走行，血运较差，易引起缺血性损伤。三因痰、湿、瘀，三者互为影响，最终导致经脉气血不畅。明·楼英《医学纲目》指出："故口目㖞斜者，多属胃土有痰，治法宜辛温，泻金气之短缩，平土之湿痰也。"喻嘉言《医门法律》中亦曰："口眼㖞斜，面部之气不顺也。"以上说明内外相合，客于面部经络，滞而不通，导致本病。现代医学认为由于自主神经功能紊乱，引起面神经的营养血管出现痉挛和血栓形成，继而引起局部的微循环障碍，最终面神经发生缺血和水肿，肿胀的神经在面神经骨管内受压而发生麻痹。这与中医正虚、邪实、痰湿瘀阻的病因病机相合。

就病变脏腑经络而言，周围性面瘫与肝脏及足阳明胃经紧密相关。肝气升发，藏血，主疏泄，对气血运行起着重要的调控作用，而面瘫的病理改变包括血黏度升高、血液流动缓慢、微循环障碍，显然肝脏条达疏泄能够改善血液循环。养血祛风作为治疗面瘫的大法，《内经》云"诸风掉眩，皆属于肝"，所选用的药物亦主归肝经。至于足阳明胃经，为多气、多血之经，是循行于面颊部最长的经脉，早在《灵枢》就指出："胃足阳明之脉……是动则病……口㖞，唇胗。"《医部全录》提到，凡半身不遂者必口眼㖞斜，亦有无半身不遂而口眼㖞斜者，多属阳明经病，不仅区别开了中枢性面瘫与周围性面瘫，也指出阳明经与周围性面瘫的相关性。同时其余阳经亦上行至头面，与眼、耳、口、鼻等器官相关联，故三阳经均可能受邪而致面瘫。周围性面瘫的治疗以手足阳经为主，其中足阳明胃经最为重要，这对针灸治疗面瘫有很大的指导意义。

（二）治疗要点

治疗面瘫，首先注意分期治疗，初起1～2周内为急性期，风邪客于络脉，病邪在表，病位轻浅，应重辨寒热，证属风寒则选用黄芪桂枝五物汤、葛根汤、荆防败毒散等方；风热型则应用银翘散、桑菊饮化裁。验之临床，面瘫属风寒类型居多，临证之时应当仔细辨别。3周至6个月内为恢复期，重辨虚实，"实则泻之，虚则补之"乃治疗大法。"邪之所在，皆为不足。"气虚甚者宜补阳还五汤，血虚宜四物汤加减。6个月以上为后遗症期，重在养血通络祛风。正虚邪实，虚风内动，致面瘫，甚或眼睑口角不自主跳动。治宜补益气血、疏风通络，方选补阳还五汤合五虎追风散、牵正散加减。

由于病位总在经络，祛风通络又需贯穿始终，不拘阶段。周围性面瘫早期治疗效果较好，迁延日久形成难治性面瘫，则很难恢复。

1. 中医药治疗

（1）络以通为用，虫药首功：周围性面瘫发病较急，实为本虚标实，内外相合而成。邪风从皮毛而入，病发于经络，如《素问·缪刺论》所言："夫邪之客于形也，必先舍于皮毛，留而不去，入舍于孙脉，留而不去，入舍于络脉，留而不去，入舍于经脉，内连五脏，散于肠胃，阴阳俱感，五脏乃伤，此邪之从皮毛而入，极于五脏之次也。"本病病初即表现入络，实则是里虚的结果，早期发病急，病程短，病位浅，通常病情亦较轻。若失治误治，迁延不愈，病情增重。叶天士提出"络以通为用""络病须治血"的治疗法则。总之，凡络病者，当应以通和血脉为大法，治疗须注重通络，至于通络之法，又以虫药首功。

虫药性或寒或热，味多咸、辛，《内外伤辨惑论》有云："辛味下咽，先攻泻肺之五气。"说明辛有行气破气，可散可行的作用。缪希雍道："五味之中，唯辛通四气，复兼四味。"可见风药以其畅血脉、无所不达之性，可谓百药之长，百药借风行，无所不到，引百药达病所。又因动物皆血肉之品，入血分者多，皆主攻血。叶天士有言："每取虫蚁迅速飞走诸灵，俾飞者升，走者降，血无凝着，气可宣通。"搜剔经络之风湿痰瘀莫如虫类。现代药理研究表明，虫类药除了具有与草木药相同的抑制血小板，改善血流变性等作用外，还具有很强的抗凝血、促纤溶作用。故虫类药在经络的治疗上有得天独厚的优势，常用药物如蜈蚣、全蝎、小白花蛇、僵蚕、蝉蜕等，根据力道不同，驱风搜风共举，络通病渐愈。

（2）以"痿"治面瘫：筋脉痿软弛长，发为面瘫。其因有二：①肺为五脏之长，住居于上。肺热叶焦，津液无以敷布，筋脉痿软则弛长。②阳明为水谷之海，气血津液乃生化之源，阳明脉荣面，挟口环唇，主润宗筋，宗筋主束骨而利机关。张锡纯曾云，人之胸中之大气，能斡旋全身，故司运动，能保合神明，故司知觉。面瘫者感觉及运动功能出现障碍，兼有中气虚。阳明经脉化源不足，津液亏伤，宗筋失于濡养，因而弛长不收，发为面瘫。故治疗当清肺胃热，补中气，滋肺胃阴津，生其化源，以足筋脉之濡养，复其宗筋之束利，而面口得正。

2. 针灸治疗　以就近取穴结合循经取穴为原则，取穴以阳明经为主，激发经络之气，鼓舞阳明经气，促进气血运行，通经活络，直达病所。辨证分期治疗，病之初期，邪气盛，正气足，以实证为主，治宜用泻法，以祛其邪；病之后期，外邪已祛大半，正气亦损，酌情施以补法或平补平泻法。无论急性期、恢复期，还是后遗症期，面部穴位手法总以轻灵为好。尤应注意在急性期面部腧穴宜浅刺、弱刺激，不宜用透刺、强刺激，刺激量要小。针灸治疗愈早，治愈率就愈高，需要严格掌握最佳适量刺激。针灸方法包括电针、火针、穴位注射、耳针、艾灸等。

针灸治疗，辨证选穴是关键，抓住时机是条件，及早治疗。穴位不宜多选，手法宜轻，平补平泻，刺激量合适为要，针刺及透刺时以浅刺、斜刺为主，才能收到理想疗效。

3. 生活调摄

（1）心理疏导：关心体贴患者，多与其交谈，多谈成功案例，增强其治疗信心。

（2）起居饮食：多休息、减少外出，注意保暖、避免受凉吹风及感冒，外出戴口罩，可咀嚼口香糖。合理安排饮食结构，多食高蛋白、高热量、富含维生素、易消化饮食，禁烟、酒，忌生冷及辛辣食物，嘱餐后温开水漱口，注意口腔卫生。

（3）脸部护理：注意面部清洁及按摩护理，动作轻柔，恢复期还应时时鼓励患者练习患侧的各种随意运动，如皱眉、闭眼、张口、鼓腮、吹气等锻炼。

（三）典型病例

吴某，女，47岁，2010年4月20日以"左侧面瘫1个月余"为主诉就诊。

患者1个月前晨起后出现左侧面瘫，间断输液治疗效果不佳。现症见：额纹、鼻唇沟消失，鼓腮漏气，不能吹口哨，左眼不能闭合，嘴角向右侧歪斜，左侧面颊咀嚼无力。纳眠可，二便调，舌淡、苔白，脉细缓。

西医诊断：左侧面神经麻痹。

中医诊断：左侧面瘫（气血不足，风寒阻络）。

治法：益气补血，祛风散寒，活血通络。

方药：补阳还五汤合五虎追风散加减。黄芪50 g、当归15 g、赤芍12 g、川芎15 g、丹参30 g、鸡血藤30 g、白附子12 g（先煎30分钟）、僵蚕30 g、全蝎10 g、蝉蜕12 g、天麻15 g、胆南星12 g、白芷15 g、防风15 g、蜈蚣3条、牛膝15 g、小白花蛇1条、制马钱子0.7 g，10剂，每日1剂，水煎服，同时皂角刺研面热醋调敷患处。

2010年5月3日二诊：左眼闭合较前改善，嘴角向右侧歪斜，进餐时饭团容易停留在左侧口腔内。上方减黄芪至40 g、减蜈蚣至2条，如上法煎服。

2010年5月5日三诊：左眼已经能完全闭合，唯嘴角右歪，鼓腮漏气，守上方减制马钱子、小白花蛇继服。

2010年5月17日四诊：嘴角已居中，鼓腮少许漏气。上方减黄芪至30 g，继服善后。

按语：周围性面神经麻痹，又称周围性面瘫，是一侧或双侧面部表情肌瘫痪，导致病侧不能皱眉、蹙额、闭目、露齿、鼓腮的一种疾病。多与病毒感染、免疫异常、颅脑外伤、肿瘤压迫或手术牵拉引起的面神经主干或分支的病变有关，其中以茎乳孔内外急性非化脓性面神经炎最为常见。西医分阶段和病因治疗，具体主要包括糖皮质激素、抗病毒、营养神经、改善血循环、理疗等。中医认为，本病总体为本虚标实，以风、痰、虚为病理基础，经云"风为百病之长"，故又以风邪为主；病位在经络，与肝胃有关，因肝藏血，主疏泄、主筋脉，面瘫的经络分布主要以足阳明经为主。基本病机为贼风侵袭面部经络，经气阻滞，血流不畅致经筋失养，弛缓不收而发病。治疗以散外邪，行气血，通经络为法。

患者为年近50岁的女性，症见面颊咀嚼无力，舌淡脉细缓，正是气血两亏之象，适逢贼邪，内外相合，由皮肤渐次入里，中于经络，筋脉失濡而痿软驰长，发为面瘫。正如《灵枢·百病始生》所云："故邪不能独伤人。此必因虚邪之风，与其身形，两虚相得，乃客其形。"患者至今病程已逾1个月，邪气由表渐入里，额纹、鼻唇沟消失，鼓腮漏气，左眼不能闭合，嘴角向右侧歪斜，为经络筋脉为邪所困而致失用的表现，治宜扶正祛邪，用药当以益气养血、祛风通络为主，方用补阳还五汤合五虎追风散、牵正散加减。

方中黄芪补益中气，使气旺血行络通，筋脉所养有源；当归补血行血，为血中之气药；川芎善散，为气中之血药；丹参、鸡血藤、牛膝养血活血，助芎归之力，升降有调。血流畅通，病变部位亦可达，筋脉可充。五虎追风散由僵蚕、蝉蜕、天南星、天麻、全蝎五种药物组成，为山西史全恩家传验方，亦含牵正散之义。僵蚕祛风缓肌肤筋脉之急，故可止痒、痉、痛。蝉蜕饮风吸露，蜕壳于地，疏散风热，息风止痉。白附子、胆南星燥湿化痰，镇惊定痫，祛风止痉，合用治风痰入络最相宜。《本草求真》："南星专走经络，故中风麻痹亦得以之为向导。"天麻形质厚重坚实，且明净光润，富于汁液，故可平痉镇定，养液息风，故有定风草之名。全蝎、蜈蚣辛散善走善窜，张锡纯称蜈蚣"走窜之力最速，内而脏腑，外而经络，凡气血凝聚之处，皆能开之"，与全蝎配伍，其力相得益彰。另有防风为风药之润剂，《本草经百种录》称"防风治周身之风，乃风药之统领也"。白芷辛温，走头面祛风，与防风共奏祛外风之功。凡蛇走窜，善行而无处不到，故能引诸风药致病所，自脏腑而外达于皮毛。皂角刺具有消肿托毒、破坚消积、活血祛瘀之功，《本草问答》曰："用刺者有两义，攻破降利用皂刺、白棘刺是矣。二物锐长，故主攻破。"《本草纲目》记载："皂荚刺治风杀虫，功与荚同，但其锐利直达病所为异耳。"醋能散结消肿，活血散瘀，外敷增强皂角刺功效。

马钱子性温味苦，有大毒，通络止痛，解毒散结，其主要成分为士的宁，其次是马钱子碱，二者既是有效成分也是有毒成分，且用量相近，故须谨慎使用。现代药理研究认为，士的宁可选择性阻断脊髓运动神经元和中间神经元的突触后抑制及闰绍细胞（Renshaw cell），对运动神经元和中间神经元的突触后抑制，从而减弱或消除对抗肌间的交互抑制，兴奋脊髓，加快神经冲动在脊髓中的传导，增加肌张力；马钱子碱对感觉神经末梢有麻痹作用，有较好的镇痛作用。总之，马钱子可兴奋整个中枢神经系统，以兴奋脊髓的反射功能见长。其次，兴奋延髓呼吸中枢及血管运动中枢，并提高大脑皮质感觉中枢功能。古有《串雅补》曰："能钻筋透骨，活络搜风，治风痹……遍身骨节疼痛，类风不仁等证。"张锡纯有云："用制过马钱子者，取其能瞤动脑髓神经使之灵活也。"其"振颓丸"正是以马钱子为主要成分，治疗肢体痿废不用。赤芍清热凉血，散瘀止痛，现代药理研究表明，赤芍对马钱子具有显著的减毒作用，并可防止其对脊髓兴奋作用引起的强直性惊厥，且二药合用有止痛、抗炎作用。

总之，面瘫为风中经络，重点在于经络不通。综观本方诸药，从经到络，祛风搜风并用，通经活络共举，内服外敷，虚实同治，使虚风、贼风从体内驱除，面瘫得治。

七、腰痛

（一）病因病机

1. 主要病因

（1）脊柱病变引起的腰痛：此类腰痛病变在脊柱本身，它可依据发病原因，分为创伤、炎症、肿瘤、畸形、退行性变与其他六类，例如肌劳损、急性腰扭伤、肌筋膜炎、脊柱炎症（结核或类风湿等）、脊柱肿瘤等；依据病变部位，分为骨关节病变、软组织病变、椎管内病变三类。因脊柱或椎旁肌筋膜急性或慢性损伤或退变引起的腰痛，约占腰痛的90%以上，临床上以腰肌劳损、腰肌筋膜炎、腰椎间盘突出症为多。

（2）内脏疾病引起的腰痛：此类腰痛病变不在脊柱，腰痛只是内脏疾病的症状之一，例如肾结石、盆腔炎、胰腺癌、肝癌、前列腺炎等，这类腰痛又称"症候性腰痛"或"内脏牵涉性腰痛"，此类疼痛多由于内脏疾病引起的牵涉性疼痛，属于牵涉性腰痛。

（3）腰痛诱发因素：有潮湿、寒冷、体位不良、疲劳、精神过度紧张、体力不足、肥胖症等。潮湿与寒冷更加促使腰背肌肉痉挛，毛细血管收缩，局部组织血液供给不足，而使代谢产物蓄积，发生疼痛。

2. 祖国医学对腰痛的认识 中医"腰痛"病名，早在《内经》中即有记载，《素问·六元正纪大论》称本病为"腰脽痛"，并有"刺腰痛论"专篇。《脉经》称"腰脊痛"。《诸病源候论》又称"腰背痛""腰脚痛"等。腰痛属中医"痹证""腰痹"范畴。《内经》云："腰者，肾之府，转摇不能，肾将惫矣。"足少阴肾经"贯脊，属肾"，又腰为肾之府，故腰痛与肾脏的关系极为密切；足太阳膀胱经"挟脊，抵腰中，入循膂，络肾"，肾与膀胱相表里，经连腰处则属太阳，经连脏处属肾；然带脉环绕腰部；督脉"并于脊里，络肾"。因此，腰痛亦与足太阳膀胱经、督脉、带脉关系密切。

（1）经络辨证：依据腰痛部位、疼痛特点及伴随症状，进行经络辨证，如《素问·刺腰痛》中的"足太阳脉令人腰痛，引项脊尻背如重状""少阳令人腰痛，如以针刺其皮中，循循然不可以俯仰，不可以顾""阳明令人腰痛，不可以顾，顾如有见者，善悲""足少阴令人腰痛，痛引脊内廉""厥阴之脉令人腰痛，腰中如张弓弩弦"等。

（2）虚实辨证：《七松岩集·腰痛》指出："然痛有虚实之分。所谓虚者，是两肾之精神气血虚也，凡言虚证，皆两肾自病耳。所谓实者，非肾家自实，是两腰经络血脉之中，为风寒湿热之所侵，闪肭挫气之所碍，腰内空腔之中，为湿痰瘀血凝滞不通而为痛。"指出腰痛有虚实之分，因禀赋不足、房事不节而致肾虚或久病体虚、年老肾亏，肾气不足或气血虚弱，无力濡养腰部所致腰痛则为虚，故称为"不荣则痛"。另外尚有以下原因：①因久在冷湿之地或外感、身劳汗出衣着湿冷，感受寒湿之邪，寒主收引，湿性重着，经脉受阻，气血不畅而引起腰痛。②感受湿热者，由长夏之际，湿热交蒸，或寒湿蕴积日久而化热，阻遏静脉引起腰痛。③因腰椎扭伤、用力不当引起腰肌拉伤，跌仆损伤等外伤，形成瘀血肿胀，造成气滞血瘀，经脉阻塞，气血失和，亦可致腰痛；风寒痹阻、湿浊凝聚、气滞血瘀阻滞腰部经络气血运行不通，故称为"不通则痛"。一般腰痛骤发，痛处拒按，多由风寒湿瘀所致的实证腰痛。腰部反复隐痛，喜按，多由过度疲劳、房劳、早婚肾亏所致，此多为虚证腰痛。

（3）脏腑辨证：脏腑、经络是一个有机整体，通过五行生克关系，五脏六腑紧密联系，通过五行间的相互资生、相互制约维持机体的协调平衡。按照中医"三焦辨证理论"，腰痛部位在下焦，病位为肾脏，肾脏左右各一，其功能是藏精、主骨生髓、主纳气、主五液以维持体内水液代谢平衡。腰痛的成因有寒湿、湿热、瘀血、肾精亏损等方面，但肾亏为其主要因素。龚廷贤在《万病回春》书中曰："大抵腰痛新久总属肾虚，补肾兼补气血。"故腰痛与肾虚关系最为密切，这是历代医家共识，肾精不足则骨髓空虚，腰脊失养而疼痛。腰痛不仅仅局限于肾脏本身病变，而且与心、肺、肝、脾等脏腑关系亦密切，因肾阳为一身阳气之本，"五脏之阳气，非此不能发"；肾阴为一身阴气之源，"五脏之阴气，非此不能滋"，肾阳的温煦、肾阴之化生是各脏腑经络生理功能与血液化生、循环及津液输布的重要保证。肾中精气虚衰，精不足则化气无源，无力温煦、激发、推动脏气，精不化血或阴血不充，可致阴亏血少，诸脏、四肢百骸失其濡养，三焦气化不利，气机升降失常，则造成多脏器功能损害及气血阴阳亏损，"五脏之伤、穷必及肾"，正如许叔微所述："肾经虚则乃至五脏六腑衰极而渐至肾。"因此，肾虚是致病之本，而多脏器虚损亦是腰痛的重要因素。

（二）治疗要点

1.中医治疗　腰痛的原因很多，如上所述，肾结石、胰腺癌、肝癌、脊柱肿瘤、前列腺疾病等也可引起腰痛，此当治疗原发病。在此重点叙述功能性病变引起的腰痛，其病因总不外外感、内伤两大类，肾虚为此病的主要内在因素，因病变部位属于肾区，外邪侵袭经久不愈，亦能伤肾，故其本虚而标实。故治疗当以补肾壮腰，行气活血，祛风除湿，通痹止痛为主。

（1）方药1：骨碎补15g、狗脊30g、续断15g、川牛膝15g、桃仁12g、乌药15g、延胡索30g、杜仲15g、补骨脂15g、当归15g、白芍15g、益母草15g、七叶莲30g、接骨木60g、制乳香15g、制没药15g，气虚加党参15g、黄芪15g，血虚加鸡血藤15 g。

此方主肾虚腰痛。药物分析如下：杜仲早在《神农本草经》中就有"主腰脊痛，补中，益精气，坚筋骨"之记载。《本草汇言》："凡下焦之虚，非杜仲不补；下焦之湿，非杜仲不利；足胫之酸，非杜仲不去；腰膝之痛，非杜仲不除……补肝益肾，诚为要剂。"杜仲补肝肾、强筋骨、补中气、益精气。川牛膝强壮腰脊、活血祛瘀、通利经脉、除湿止痛，引药达病，续伤止痛。续断补益肝肾兼以活血疗伤，气血同治。杜仲、牛膝、续断，诸药辛甘性平，具补益肾虚、强健筋骨之功用，常用于腰腿酸软、足膝无力、痹痛痿弱诸症，因其性味功能相近，故临证常相伍应用。《药品化义》言牛膝主下部血分，杜仲主下部气分。《扶寿精方》之续断丸治腰痛并脚酸腿软，即以续断、牛膝、杜仲相伍，配以木瓜、萆薢、补骨脂组成。由于本类药寒热之性不著，故常用于肾虚而寒热之象不显者，亦可配伍于各类补肾药中。补骨脂，性温而不燥烈，补命门真火，温肾壮阳，使之瘀滞得通，盛衰得补，标本兼治，疼痛自除，杜仲与补骨脂同用，寓以著名方剂"青娥丸"之意，合用起振奋下焦肾阳之力。狗脊性甘温，祛风湿，补肝肾，强腰膝。乌药性辛温，能温肾散寒，行气止痛，常用于寒凝气滞，胸腹胀痛，气逆喘急，膀胱虚冷，寒疝，经寒腹痛等症的治疗。骨碎补其味苦温，具有疗伤止痛，补肾强骨，消风祛斑的功效，临床用于跌仆闪挫、筋骨折伤、肾虚腰痛、筋骨痿软、耳鸣耳聋、牙齿松动等症。以上诸药均归肝、肾经，具有益精髓、坚筋骨之作用，共同起到益肾生髓止痛之功效。当归甘、温，具有养血活血之效，其善补肝血，血充足则能养筋以缓筋急，又可活血以消瘀滞，其补而不滞，行而不伤。桃仁能活血祛瘀，与当归相须为用增加活血之功效。制乳香、制没药二者味辛、苦，归心、肝、脾经，均有活血止痛、消肿生肌之功，常相须为用，用于瘀血阻滞诸痛之症，如跌打损伤、痈疽疼痛、风湿痹痛、心腹瘀痛及痛经等。重用白芍缓急止痛，延胡索行气活血止痛，制乳香、制没药消肿止痛。

经验用药：七叶莲性温，味微苦，有祛风止痛、舒筋活络、活血止痛等功效，为壮族等少数民族民间常用草药，在镇痛、抗炎、抗细菌等方面有显著的临床疗效。临床上主要用于止痛，对三叉神经痛、坐骨神经痛等有明显的缓解作用。益母草味辛、微苦，性微寒，归心、肝、膀胱经，具有活血调经、利水消肿、清热解毒之功效，现代医学研究表明，益母草总生物碱具有明显的抗炎镇痛作用。接骨木性味甘、苦、平，无毒，具有接骨续筋、活血止痛、祛风利湿之功效，主要用于治疗跌打肿痛、骨折及创伤出血。

此方以杜仲、川牛膝、骨碎补、补骨脂、续断、狗脊、乌药补益肾脏为主药。方中当归、桃仁、白芍、制乳香、制没药、延胡索活血化瘀，通络止痛，为辅药；七叶莲、益母草、接骨木为很好的消肿止痛药，为经验用药。气虚加入黄芪，血虚加鸡血藤，能更好促进血运，更快康复。全方扶正不碍祛邪，祛邪而不忘扶正，诸药共用则肾虚得补、经络可通，荣而不痛则病瘥。

（2）方药2：党参30 g、生黄芪30 g、三棱12 g、莪术12 g、延胡索20 g、当归15 g、红花10 g、威灵仙30 g、蜈蚣2条、乌梢蛇15 g、青风藤15 g、炒五灵脂30 g（布包）、川牛膝15 g、桂枝12 g、淫羊藿30 g。

主治气血瘀滞型腰痛。行气活血法是气滞血瘀证的重要治法之一。在《杂病源流犀烛·跌扑闪挫源流》记载：气滞血瘀，则作肿作痛，诸变百出。气滞血瘀引起气血运行失调，血脉不通，经脉失养，则不通则痛，故气滞血瘀证以疼痛为主要症状。《医林改错》提到"周身之气，通而不滞，血活而不瘀，气通血活，何患疾病不除"，提出治疗气滞血瘀证选方用药重视气血流通，可见行气活血法是气滞血瘀证的常用治法。本方中三棱性平，莪术性温，两药味均辛、苦，皆归肝、脾经，具有破血行气、消积止痛的功效。《本草经疏》云："三棱，从血药则治血，从气药则治气。老癖癥瘕积聚结块……此所以能治一切凝结停滞有形之坚积也。"《日华子本草》记载莪术："治一切血气，开胃消食，通月经，消瘀血。"《医学衷中参西录》言三棱、莪术性皆微温，为化瘀血之要药。三棱、莪术均为活血化瘀之峻药，临床往往用之较慎，但只要辨证准确，可广泛用于瘀血之不同病症。《本草纲目》云："五灵脂，足厥阴肝经药也，气味俱厚，阴中之阴，故入血分。肝主血，故药能治血病，散血和血而止诸痛。"五灵脂味甘，性温而气浊，入肝经血分，能活血祛瘀，散结止痛，对一切气滞血瘀作痛之证，皆有良效。红花主要归心、肝二经，有破血、活血、行血、养血等活血通经、祛瘀止痛功效。延胡索行气活血止痛，当归养血活血，则血瘀可通，气滞可行，通而不痛则病瘥。

经验用药：蜈蚣味辛，性微温，有小毒，归肝经，能息风止痉，通络止痛，张锡纯认为蜈蚣"走窜之力最速，内而脏腑，外而经络，凡一切疮疡诸毒皆能消之"。乌梢蛇性甘、平，能祛风、通络、止痉。威灵仙味辛、咸，性温，辛散温痛，通络止痛，性猛善走，通行十二经，既能祛风湿又能通经络。蜈蚣、乌梢蛇、威灵仙联用，既疏通经络，又能祛风除湿、逐瘀定痛，可用治各种痹证。青风藤性温、味苦、气平，具有祛风散寒、舒筋利脉、活血化瘀、通经络、除湿止痛等功效。现代药理实验证明，青风藤所含成分青藤碱具有镇痛、抗炎等作用。以上四药合用符合中医治疗痹证的原则。

临床中，导致气滞血瘀形成的原因很多，正如王清任所说，无论外感内伤，要知初病伤人何物，不能伤脏腑，不能伤筋骨，不能伤皮肉，所伤者无非气血。故治疗上单一使用行气活血的治疗方法效果欠佳。《医宗必读》曰："有因气病而及血者，先治其气；因血病而及气者，先治其血。"因此，在临床上治疗气滞血瘀证，以行气活血为基本治法，重视活血化瘀药物的应用，同时也注重针对不同病因予以辨证施治。

因本病病变部位属于肾区，外邪侵袭经久不愈，亦能伤肾，故其本虚标实，所以此证为因虚致瘀，本方中选用党参、黄芪以补益中气，气盛则血行，行则瘀滞可通。《景岳全书》曰："五脏六腑之辨，而总唯血气为之用，然血无气不行，血非气不化。""寒邪客于经络……以邪气乱营气，血脉不利也。"因此，在组方选药时，不仅以行气活血的中药为主，同时配以温中散寒之药，故本方中选用桂枝以温通经脉。《神农本草经》谓之"利关节"。《本草思辨录》："桂枝所优，在温经通脉，内外证咸宜。"本方中选用桂枝取其可温通经脉、散寒止痛之意。腰痛的病因总以肾虚为主要内在因素，故亦选用补肾类药物，其中淫羊藿功效为温肾壮阳，强筋骨，祛风湿，为补肾壮阳要药；川牛膝强壮腰脊、活血祛瘀、通利经脉、除湿止痛，引药达病，续伤止痛。诸药共用则气血得行、经络可通、肾气得补，通而不痛，则病瘥。

2. 西医治疗

（1）药物治疗：目前西医治疗腰痛，常采用口服非甾体抗炎药物，如吲哚美辛、复方阿司匹林或配合镇静剂地西泮；重者采用封闭治疗，如 0.5% 普鲁卡因加入醋酸泼尼松龙，或 0.5%～1% 利多卡因 4～8 mL 加入地塞米松于痛点肌内注射，虽有良好的镇痛作用，但不能从根本上治疗，疗效也不持久，而且存在一定的不良反应。

（2）非药物手段治疗：临床上常采用综合疗法，中医的针灸、拔罐、按摩等，配合现代医学的特定电磁波（TDP）治疗仪、频谱治疗仪等治疗该病，每每取得满意疗效。

（三）典型病例

王某，女，52岁，主诉：腰腿疼痛4年余，加重半年。

患者4年前因腰部外伤，出现腰及右下肢放射性疼痛，伴活动受限，弯腰行走困难，曾入住当地医院，行X线检查示"腰椎滑脱"，给予相关药物治疗后，症状稍有好转。出院后不间断寻求中西药、针灸推拿等治疗，但症状改善不明显。近半年来，病情逐渐加重，腰腿疼痛难忍，刺痛为主，痛有定处、拒按，活动受限明显，无法继续工作，甚至生活不能完全自理。医生建议手术，患者拒绝，前来诊治。查体：精神欠佳，舌紫暗、苔薄白，舌底脉络瘀紫，脉涩。专科检查：腰背部局部肿胀，压痛（+），腰椎屈伸活动受限。中医诊断：腰痛（气滞血瘀）。治法：行气活血、祛瘀止痛。方选用自拟腰痛方，药物如下：党参30g、黄芪30g、三棱12g、莪术12g、延胡索20g、当归15g、红花10g、威灵仙30g、蜈蚣2条、乌梢蛇15g、青风藤15g、炒五灵脂30g（布包）、川牛膝15g、桂枝12g、淫羊藿10g，连服7剂。

复诊：患者诉腰痛明显缓解，继续服用上方7剂。嘱其注意保暖，避外力、劳伤，清淡饮食，适当锻炼腰背部肌肉。随访2年无复发。

按语：腰痛是一个临床症候群，是以腰部一侧或两侧疼痛为主要症状的一类病症，是指因外感、内伤或挫闪导致腰部气血运行不畅，或失于濡养，引起腰脊或脊旁部位疼痛为主要症状的一种病症。

因气为血之帅，血为气之母，气滞则血瘀，血瘀也能造成气机不畅。患者因外伤致腰部损伤，血溢脉外，气机不畅，瘀而血不通，"不通则痛"，故觉腰痛；瘀血停滞，故疼痛拒按，痛有定处；外力致筋络受损，血瘀气阻，故腰部活动受限；舌紫暗，舌底脉络瘀紫，脉涩为气滞血瘀之象。方中重用三棱、莪术、五灵脂活血化瘀；辅以当归、红花、延胡索行气活血，党参、黄芪益气养血，威灵仙、蜈蚣、乌梢蛇疏通经络，淫羊藿、川牛膝补益肝肾，强筋骨。全方祛邪而不忘扶正，扶正不碍祛邪，故药效显著。

八、足跟痛

（一）病因病机

足跟痛属于中医学"伤筋""筋痹"范畴，病因多为年迈体弱，肾精不足，气血运行不畅，经脉痹阻，肌肉筋骨失养，不通则痛或不荣则痛；或因过度肥胖，或产后失于调理，损伤了肌肉筋脉甚至筋骨而发为本病。足跟痛是骨伤科临床的一种常见病、多发病，包括西医足跟部的多种伤病，如跟腱滑囊炎、跟腱止点裂伤、足底腱膜炎、跟下滑囊炎、跟骨下脂肪垫炎、跟骨骨骺炎及跟骨骨刺。

主要症状为跟骨跖侧痛，不红不肿，行走不便，足跟疼痛、肿胀和压痛，晨起下床行走时症状尤甚，跟前骨内侧有明显压痛点，X线检查常见跟骨骨刺形成。病因多与慢性劳损有关。

中医认为本病多为肝肾亏虚所致。肝主疏泄，藏血，主筋，肝阴血亏虚，无以养筋，以致足跟部筋脉失养；肾为先天之本，乙癸同源。肝阴亏虚日久及肾，肝肾同亏，肾主骨生髓，肝肾阴亏无以充骨，以致出现退行性变而产生骨刺（骨质增生）。随着年龄的增长，气血渐衰，肝肾不足，筋骨失养而发生跟痛症。足跟痛多发于中老年形体肥胖之人，随着年龄的增长，机体功能下降，跟部组织经过长期慢性劳损，局部组织脱水、萎缩、退变，弹性降低，维持足弓的肌肉和韧带持续紧张疲劳而发生松弛，使跖腱膜分担的应力增加而不断地发生微损伤，日久激化成骨发生骨质增生并产生骨刺。当骨刺生长到一定程度，一旦有外因激惹时，则在骨刺周围的软组织中形成无菌性炎症包块，而引起足跟疼痛。中医认为老年人肾气渐亏，骨痿筋弛，气血不能濡于足部，外邪趁机痹阻经脉而致疼痛。本病以肝肾亏虚为本，外邪侵袭、瘀血阻滞为标，涉及肝、肾、脾三脏。《素问·宣明五气》说"肾主骨"，《素问·阴阳应象大论》说"肾生骨髓"，《素问·脉要精微论》说"骨者髓之府，不能久立，行则振掉，骨将惫矣"，皆云肾主骨生髓，由于肾藏精、生髓、养骨的作用，肾中精气起到推动、滋养骨的成长、发育以及修复作用。《张氏医通》中说"肾脏阴虚者，则足胫时热而足跟痛""阳虚者，则不能久立而足跟痛"。现代研究表明，肾虚者有下丘脑-垂体-性腺轴功能的减退。性腺激素分泌下降，导致骨功能的下降。当人至中老年阶段，肾虚而天癸枯竭，肾中精气虚衰，髓虚骨枯，骨瘦筋弛，血脉滞涩，循行不利，营卫不得贯通，从而引发肾虚性足跟痛。《素问·五脏生成》曰："肝受血而能视，足受血而能步，掌受血而能握，指受血而能摄。"肝主藏血，肾主藏精，乙癸同源，精血彼此滋长相生，肾中精气的气化促进了血液的化生，而血液的滋长亦促进肾中精气的充沛。二者在生理上彼此调和，病理上相互影响。中老年处于天癸竭绝的阶段，肾水渐亏，水不涵木，肝木失养，导致肝阴缺乏，肝血亏虚，肝主筋，筋脉失养，则筋骨失于濡润，不荣则痛。

脾为后天之根本，气血生化之源，具有运化、升清、布散水谷精微、掌管人体的消化与吸收、奉养四肢百骸的作用。脾气主升，胃气主降，二者共为气机升降的中间环节，其溉濡四旁，交通上下，从而维持精、气、血、津的彼此转化。若脾胃功能失于健运，水液谷物、营养物质化生缺乏，则导致肌肉、骨髓失于濡养，四肢不消。晋·皇甫谧《针灸甲乙经》记载："足太阴之下，血气盛则跟肉满，踵坚；气少血多则瘦，跟空；血气皆少则善转筋，踵下痛。"张景岳《类经》云："阳明者，五脏六腑之海，主润宗筋，宗筋束骨而利机关也。"同时，肾脾两脏先天生后天，后天济先天，相互资生。脾胃腐熟运化水气谷物等营养物质需依靠肾中真阳的蒸腾。若肾阳虚引发脾阳虚，饮食不化，气血营养生化乏源，后天之精匮乏，骨骼失养，则足跟空痛。

肾精化生元气，肾精充足，元气推动血行，若肾精不充，元气生化缺乏，无力运血，必会导致血瘀。脾主气，脾虚气化乏源则导致气虚，气虚无力推动血行，则血必瘀滞。肝的疏泄功能正常，全身气机条达，血液流通，若疏泄失常，气机不利，影响血行，则气滞血瘀。正如《素问·调经论》所云"血气不和，百病乃变化而生"。加之中老年天癸枯竭，脏腑功能低下，气血运行不畅，血液瘀滞，阻于足跟部，不通则痛。血液维持机体的生命活动，是组成人体的基础，现代医学认为，跟部组织长期慢性劳损，局部组织脱水，致静脉瘀滞，骨内压增高，引起骨髓组织缺血、缺氧、代谢紊乱和水肿，产生继发性骨内压增高，进一步加重缺血、缺氧，形成恶性循环，骨髓微循环障碍瘀滞是足跟痛的病理本质。

久居寒湿之地、汗出当风，风寒侵袭、受雨湿所淋等感受风寒湿邪是足跟痛产生的另一重要原因。清·吴谦《医宗金鉴》曰："此症生于足跟，顽硬疼痛不能步履，始着地更甚，由脚跟着冷或遇风侵袭于血脉，气血瘀滞而生成。"足位于人体最低处，易受外邪侵扰，外感风寒凝滞血脉致气血运行不畅，气滞血瘀，不通则痛。

（二）治疗要点

本病基本病机以肝肾不足为本，外邪侵袭为标，最终导致气血瘀滞，经脉痹阻，属本虚标实证。故治疗以滋补肝肾、益气活血、通络除痹为主，标本同治，既补肝肾之不足，又使局部气血流畅，筋脉荣通，则疼痛自消。辨证首辨虚实，虚证以肝肾亏虚为主，实证以瘀血阻络为主，一般标本同治。

若足跟部酸痛，覆地加重，或腰膝酸软，动作牵强，或发落齿摇，手足不温，舌红或淡，脉弦细数。此为肝肾亏虚型，治宜滋补肝肾、通络止痛，予赵坤教授自拟柔筋止痛方加减；若见足跟部隐隐作痛，伴腰部、膝部酸软无力，眩晕耳鸣，舌淡，苔白，脉沉细涩，此为肾虚髓亏型，治宜蠲痹通络、补肾益髓，方予独活寄生汤加减；若见疼痛拒按，感寒加重，遇热痛减，伴纳差，乏力，畏寒肢冷，面青白，舌淡胖，苔白腻，脉弦滑，此为寒湿阻络型，治宜祛寒除湿，方选乌头汤加减；若见痛处固定，痛如针刺，拒按，舌质暗，脉弦涩，此为瘀血阻滞型，治宜活血化瘀、理气止痛，方选桃红四物汤加减。

跟痛症的病因复杂，可由非感染性骨膜炎、消耗性疾病并发症及风湿或类风湿性骨炎、骨刺以及外伤等多种原因引起。目前西医缺乏较为有效的治疗措施，临床治疗多以口服非甾体抗炎药及激素治疗为主，但效果欠佳，不良反应大且易复发。临床常用皮质类固醇等药物如丙酮酸去炎松，其具长效抗炎作用，能明显改善疼痛症状，但不能根治。

1. 中药治疗

（1）川牛膝：《神农本草经》："主寒湿痿痹，四肢拘挛。"《本经逢原》云："丹溪言：牛膝能引诸药下行，筋骨痛风在下者宜加用之。"可见川牛膝活血化瘀，强筋益肾，功善下行，入肝肾经。"肾足少阴之脉，起于小趾之下，邪走足心，出于然骨之下，循内踝之后，别入跟中，以上踹内，出腘内廉，上股内后廉，贯脊，属肾，络膀胱。"可见足跟部为足少阴肾经直接循行部位，肾主骨生髓，肾精气虚损则筋脉失养，骨失所主，骨痿筋弛，不荣则痛。川牛膝强筋益肾，化瘀止痛，对于足跟痛可谓标本兼治。现代药理研究表明，川牛膝有抗血小板聚集、改善微循环、促进蛋白质合成、延缓衰老等作用。

（2）中药血肉有情之品的运用：《韩氏医通》云："血气有情，各从其类，非金石草木例也。"清·叶天士云："夫精血皆有形，以草木无情之物为补益，声气必不相应。桂附刚愎，气质雄烈……血肉有情，栽培身内之精血……多用自有益。"血肉有情之品主入肝、肾二经，主要用于治疗虚损至极之疾病，如虚劳、血枯等。其中性味咸、温者，功效重在壮阳助火；甘、寒者，重在滋阴生津。盖虚劳一病乃是"积虚成损，积损成劳，经年不愈"。又因"邪气盛则实，精气夺则虚""五脏之伤，穷必及肾"，选用益精填髓、温阳补气的血肉有情之品以填补肾脏所亏之真阴真阳，此即《内经》所言"形不足者，温之以气；精不足者，补之以味"。相较于"无情"之草木类补益中药，血肉有情之品与有形之精血有"声气相应"之优点，且不似草木之品药效峻烈，正如戴元礼说："治劳之法……不当用峻烈之剂，唯当温养滋补，以久取效。天雄附子之类，投之太多，适足以发其虚阳。缘内无精血，不足当此猛剂。"而其直入肾经，填髓生精之功用亦是草木类补益药物所不能及的。如穿山甲，咸寒善窜，通经达络，无处不到，通络除痹，行血散结，功善走窜，通络力强，助诸药改善局部血液循环，促进新陈代谢及局部炎症、骨刺的软化吸收，从而达到治疗之目的。现代药理研究发现其具有降低血液黏度、延长凝血时间、升高白细胞、消肿等药理作用，对乳腺疾病、前列腺疾病、血栓性疾病均有较好的治疗作用。鹿角胶，《本经逢原》有言："鹿角……茸有交通阳维之功，胶有缘合冲任之用……非龟鹿二胶并用，不能达任而治羸瘦、腰痛。"

2. 生活调摄

（1）尽量参加一些户外活动：如慢跑、散步、骑车、打乒乓球等体育活动，有利于保持足跟部关节、韧带良好的弹性和韧性。

（2）避免过度挤压：旅游、爬山时，最好选择穿软底、弹性较好的胶鞋或专业的登山鞋、运动鞋。

（3）自我按摩：足跟痛患者可以经常做自我按摩。患者盘腿而坐，用手掌推按脚底板，从跟部向趾骨方向推进，多做几次，即能起到一定的效果。

（4）改善足部血液循环：可以脚踏圆棒，前后搓动圆棒，使其滚动并以此来促进足底血液循环，使紧张、疲劳的跖肌组织得到充分的放松。坚持睡前用温水泡脚的良好习惯。

（5）补充骨质营养：多吃可以补充骨质营养、含钙量高的食物。如牛奶（乳制品）、鸡蛋、豆制品等。

3. 展望与思考　西医对跟痛症缺乏有效的治疗措施，通常只能暂缓疼痛。中医药治疗疾病的精髓就在于整体观念、辨证论治、标本兼治，把患者作为一个有机的整体，症状只是疾病在人体的某一部位的反应，运用阴阳五行、脏腑、经络、病因等理论来进行辨证分析，审症求因，同时达到治病求本、标本兼治的效果，充分发挥中医药整体调控的优势，且中药具有多途径、多靶向的整体调节作用，在治疗足跟痛方面有较大的优越性。

（三）典型病例

病例一

李某，男，18岁，2016年10月10日以"左侧足跟部疼痛1个月，加重2天"为主诉就诊。

自诉1个月前参加军事训练后出现左侧足跟部疼痛，曾至当地医院予小针刀治疗2个疗程，疼痛稍缓解，但劳累后加重。曾查X线片示：左足骨质正常。2日前越障训练后落地即痛，甚至左足不能触地，疼痛难忍。就诊时患者搀扶入诊室，表情痛苦，面色苍白，左足无红肿，按压疼痛异常，纳差，入睡困难，眠后易醒，二便调。舌质暗，苔薄白，脉浮紧。

中医诊断：左足跟痛症。

辨证：阴血亏虚，瘀滞络阻。

治法：养血柔肝，散瘀通络，缓急止痛。

方药：芍药甘草汤加减。生甘草30 g、炙甘草30 g、生白芍30 g、炒白芍30 g、生赤芍30 g、炒赤芍30 g、川牛膝30 g、延胡索30 g、木瓜30 g、生地黄30 g、熟地黄30 g，7剂，每日1剂，水煎服。

2016年10月17日二诊：患者诉服上药3剂后疼痛明显减轻，服7剂后疼痛消失，纳眠可，二便调，舌质红，苔薄白，脉浮。继予上方7剂后停药，嘱服药期间忌食辛辣、刺激等食物，清淡饮食，避免劳累，半年后随访，未再复发。

病例二

李某，女，58岁，2016年3月10日以"右侧足跟痛8年余，加重6天"为主诉就诊。

自诉8年来因足跟痛反复予"布洛芬缓释片""泼尼松"等药物口服治疗，足跟痛稍减轻，但停药后易反复，每遇劳累加重，甚则右足跟不能触地，须扶杖而行，苦不堪言。6天前因劳累过度，右足跟疼痛加重。查体：右足跟部压痛阳性，无红肿，踝关节活动受限，着地用力后疼痛加剧，伴腰膝酸软，头晕耳鸣，心烦，纳眠欠佳，二便尚可，舌质淡，苔白，脉细弱。X线片示：右侧跟骨骨质增生。

中医诊断：右足跟痛症。

辨证：瘀血阻络，肾精亏虚。

治法：活血通络，祛风除湿，补肾益精。

方药：自拟方加减。川乌12 g、骨碎补30 g、川牛膝20 g、鹿角胶10 g、石见穿15 g、威灵仙50 g、穿山甲10 g、何首乌15 g、寻骨风30 g，7剂，每日1剂，水煎服。

2016年3月17日复诊：患者诉足跟痛明显减轻，行走无明显不适，腰酸、耳鸣减轻，舌质淡红，苔白，脉细弱。继服14剂后，足跟痛基本消失，复查X线片示：跟骨骨刺较前减小。后继服2个疗程后停药，虽骨刺未尽消，但停药1年后未曾复发。

按语：足跟痛，是由于足跟的骨质、关节、滑囊、筋膜等处病变引起的疾病。多与足跟部的慢性劳损和退变有密切关系，本病多见于老年形体肥胖之人。足跟痛属中医的"痹证"范畴，多由肝肾亏虚、气血不足，或风寒湿邪侵袭，经络阻滞引起。肾主骨生髓，人至老年，天癸逐渐枯竭，肾精虚少；或脏腑功能衰退，无力推动气血运行，因虚致瘀，阻滞经络；或正气亏虚，攻其不备，风寒湿邪乘虚而入，瘀阻经络，闭阻气血，引起足跟痛。其病位在足之筋骨，主要涉及肝肾两脏，为本虚标实之证。

病例一中患者因急性损伤致血络闭阻，不通则痛；肝藏血，主筋，经络瘀阻，气血失和，筋脉失于濡养，不荣则痛。瘀血阻络，夜间尤甚，故患者入睡困难，眠后易醒；气行则血行，瘀血致气机郁滞，脾胃升降失调，脾失健运致纳差；舌质暗，苔薄白，脉浮紧均为瘀血阻络之象。本病以实证为主，病理产物为瘀血，以养血柔肝、散瘀通络、缓急止痛为治法，方以芍药甘草汤加减。方中芍药补血养阴而柔肝安脾，行血散瘀；甘草缓解足跟挛急，通经脉，利关节。芍药之酸配甘草之甘，酸甘化阴，既能滋补阴血，又能舒挛缓急。白芍养血敛阴，柔肝镇痛，能于土中泻木；赤芍清热凉血，祛瘀镇痛，能于血中活滞。白补而赤泻，白收而赤散，两药生炒共用以避过于酸寒攻伐伤筋之嫌，一补一泻，一散一收，既可养血益肝肾之阴，充养筋骨，又可破坚积，除血痹，缓急止痛。甘草生寒熟热，生通熟补，生炙共用既可清除瘀热，除寒热之邪气，又可补脾益气，强骨充肌。川牛膝引药下行，活血通经，配伍甘草、芍药，缓急止痛，破瘀消肿，直达病所。熟地黄，性温，滋阴养血；生地黄，性寒，凉血消瘀。两药配伍，一温一寒，养血凉血，瘀滞自除。延胡索，入足厥阴肝经，能行血中气滞，气中血滞，不论是气是血，积而不散者，服此力能通达，理一身上下诸痛。足跟部为筋骨聚集之处，肝主筋，筋骨劳损，气血凝滞，不通则痛，木瓜入肝经，舒筋缓急以止痹痛。诸药合用，瘀去络通而疼痛除。

病例二中患者因长期慢性劳损致骨质增生，劳则伤肾，长期劳累致肝肾不足，筋骨衰弱；气血不足，无以推动血行，致血瘀闭阻，脉络不通；人至中老年，肝肾渐衰，气血亏虚，肾虚无以主骨，肝虚无以养筋，体虚易感外邪，每致风寒湿邪乘虚而入致气血瘀滞，脉络受阻，气血痹阻不能达四末，气血不通则痛。《诸病源候论》曰："夫劳伤之人，肾气虚损，而肾主腰脚。"肾精亏虚致腰膝酸软、头晕耳鸣；肾虚水液代谢失常，脾失健运，纳食欠佳；肾虚致肾水无以上济于心，心肾不交，失眠心烦；舌质淡，苔白，脉细弱为肾精亏虚之象。本病以虚证为主，以活血通络、祛风除湿、补肾益精为治法，方以赵坤教授自拟方加减。方中何首乌禀春气以生，而为风木之化，入通于肝，故专入肝经为益血祛风之用，不寒不燥，苦补肾，温补肝，养血益肝，固精益肾，强健筋骨，平补肾中之阴；牛膝补肝肾，强筋骨，平补肾中之阳，具有通痹止痛之功，与何首乌合用，平补肾中阴阳；骨碎补，功专入肾补骨，破瘀生新；鹿角胶，通督脉，补命门，补阳益阴，强精活血；穿山甲，通络除痹，行血散结；川乌，祛风湿，温经止痛（现代医学研究表明，附子所含乌头碱与乌头原碱有镇痛和镇静功效，并有消炎功效）；正气亏虚，风寒湿邪易于侵袭，乘虚而入，威灵仙、寻骨风祛风湿，通络止痛；石见穿，活血化瘀，清热利湿，散结消肿。若兼见面色无华，口唇淡白，神疲、健忘等血虚症候，加黄芪以补气生血，加当归补血活血止痛，瘀阻通而新血生；若兼见头重如裹，身体困重，胸闷脘痞，口腻不渴，纳呆，恶心，苔厚腻，脉濡缓等湿邪偏盛者，加苍术燥湿健脾，香附燥湿行气；若兼见口苦口黏，心烦，小便黄，大便黏腻不爽，舌红苔黄腻，脉滑数等湿热偏盛者，去川乌之大热之药，加黄柏清热燥湿，泻火解毒，薏苡仁清热利水渗湿，防己祛风湿利水消肿，使湿热从小便而泄；若兼见午后或夜间汗出，五心烦热，口燥咽干，舌质红，苔光剥，脉细弱等虚热证候，去川乌以防助邪生热，加生地黄凉血养阴生津，丹参活血祛瘀止痛，旱莲草滋补肝肾，凉血止血。诸药合用，肾精充，风湿祛，经络通，疾病向愈。

九、顽固性荨麻疹

顽固性荨麻疹指荨麻疹反复出现经久不愈大于3个月的皮肤过敏性疾病，病程长达数月甚至数十年。临床上主要表现为突发突止的风团及难忍的痛痒，坐卧不安，用抗组胺药及中药祛风、活血补气、调和营卫等多种方法起效甚微。临床医生倍感棘手。临床以当归四逆汤加减治疗取得神奇疗效，辨析如下。

（一）病因病机

荨麻疹多因内伤情志，郁而化热，外感风邪，营卫不和，脉络不通，或饮食不节，过食肥甘厚味，郁热外发所致。风邪是荨麻疹发病的重要外在因素，《内经》说"风为百病之长""无风不作痒"，风邪导致荨麻疹时发时止，缠绵难愈，发病时风邪或夹寒夹热，袭人之所虚，体虚邪侵，伏于浮络，再次感受外邪，则同气相求引动伏邪而发病，故正虚体质为发病基础，邪伏浮络是发病条件。正如《诸病源候论》说："小儿因汗，解脱衣裳，风入腠理，与血气相搏，结聚起相连，成隐胗。风气止在腠理，浮浅，其势微，故不肿不痛，但成隐胗瘙痒耳。"顽固性荨麻疹发病初期也有以上原因，但由于治疗不当或不断为外邪所侵，内生致热源头不断，致风邪由肌表入经络，由络脉不通发展到经脉阻塞，风邪由经络而发，而非由皮肤而发。病机要点为郁热与风邪相搏，内生风性数动，易与其他病邪合而伤人，易袭阳位，郁热与风邪相兼，早期侵及阳经，经久入络，络脉经久瘀滞，瘀而化热，热易伤津耗气。《内经》有云，"久病多瘀""久病多虚"，久则阳气不足，可见气血运行迟滞，经络阻塞在本病发病中是重要环节。

湿邪是荨麻疹发病的外在因素。荨麻疹虽全年均可发病，但以长夏、初秋季节多发。夏秋之季，为一年湿气最盛的季节，再加之久居湿地，外湿易侵袭肌肤或湿邪困脾，致使水湿停聚而发本病。同时脾虚湿盛是荨麻疹发病的内在因素，食物是荨麻疹的另一个重要致病因素，若患儿平素饮食不节，嗜食肥甘腥膻厚腻之物，劳伤脾胃，脾不能正常运化水湿，则生动风，易发荨麻疹，同时湿邪为阴邪，易损伤阳气，阻遏气机，久病也伤及阳气，正如清·叶天士《温热论》说："湿胜则阳微。"《素问·六元正纪大论》说："湿胜则濡泄，甚则水闭胕肿。"可见湿邪与阳气不足相互影响，贯穿荨麻疹发病的始终。

从脏腑论治辨证，荨麻疹病变特点与肝肺脾密切相关，病久及肾。肝为刚脏，主藏血，属春木而主风，喜生发而恶抑郁，体阴用阳；肺为娇脏，主气主卫，其位在首，外合皮毛，不耐寒热，外邪入侵，首当其冲；脾脏主肌肉，开窍于口。慢性荨麻疹致敏原主要是通过吸入、食入、注射和皮肤接触等方式进入人体，这些部位均为肺脾所主区域，从而肺脾成为外邪首犯之脏。病邪犯肺，则影响全身之气的生成和气血的治理和调节，因此久病致气虚，气虚则腠理疏松，卫外不固，病邪易犯。肾脏为一身真阴、真阳之本，久病则伤及真阴、真阳，阳虚则无力抗邪外出，阴虚则经脉失养，运行不畅，以致慢性荨麻疹缠绵难愈，反复发生。

人体的十二经脉起于手太阴肺经，终于足厥阴肝经，形成一个相对封闭的大环，这个大环套住的是五脏六腑、奇恒之腑、皮毛骨筋，几乎囊括了人体的全部。通过经气的运行，协调、平衡、营养着五脏六腑及皮毛筋骨等，是个复杂的运行环路。经络也是藏象系统信息传导的通道，经气通过穴位到达身体各部及肌表，穴位像信息端口，当外邪由肌表进入时，人体通过自身的正气驱邪外出，或通过外力作用驱邪外出，如药物、热敷、针灸等。不及时清除，则邪气通过穴位影响络脉、十二经脉，最终影响到脏腑。

人体通过皮肤肌肉七窍等来反映脏腑的功能，五脏六腑通过十二经脉与皮肤相连，相互配合而协同发挥作用。邪气从肌表而入，由表及里，由腑及脏，最终深入骨髓。每深入一步都有相应部位的正气与之抗争，这是人类最严谨的保护机制，这种保护机制让人类最重要的器官免受伤害。十二经脉是经络系统的主体，络脉是由经脉分出行于浅层的支脉。就本病而言，皮肤出现荨麻疹，病在皮肤，但经久不愈，邪由络脉入经脉，入经脉先从太阳经逐渐入里最终到达阴经，病久经络不通致阳气不足，肾阳为一身阳气之本，所以在治疗时补阳通阳、活血祛风为治疗根本。

荨麻疹之发，多有先决条件，如人体内有郁热或阳气不足，晨起受风或夜半受风而发。这与人体阳气在不同时间的开阖有关。《素问·生气通天论》曰："阳气者，一日而主外，平旦人气生，日中而阳气隆，日西而阳气已虚，气门乃闭。"晨起阳气初生尚未达肌表覆盖全身，突感风寒，不能驱邪外出，风寒闭于肌表；或夜半阳气入里，气门未闭，风寒乘虚而入阻于肌表。这也说明本病的发病时段与人体阳气的盛衰有关。

平旦为寅时即凌晨3～5点，气血流注于肺经，日西为下午5～7点，气血流注于肾经。此时阳气不足，易感外邪，病邪通过经络影响到脏腑，所以顽固性荨麻疹病位于肌表，病根却影响到肾经，属于肾经阳气不足，不能荣养卫阳，阳气不足，无力驱邪外出，则使气血阻滞，经络不通，故久发不愈。

（二）治疗要点

主方：当归、生黄芪、细辛、桂枝、白芍、通草、附子、地肤子、蛇床子、乌梢蛇、生地黄、浮萍、白鲜皮、防风、乌梅、徐长卿、蝉蜕、刘寄奴。本方由当归四逆汤加减而成。当归四逆汤本治疗厥阴寒热错杂证，有温通经脉的作用，加减治疗使本方具有三大特点：祛风、补阳、通络。

祛风：既祛在表之风，又祛在经之风。浮萍、地肤子、徐长卿祛在皮之风，乌梢蛇祛在经之风，使风邪由里达表、由经达络，驱出体外。

补阳：既要补卫阳，又要补肾阳。方中黄芪补卫阳，通行全身；附子补肾阳，使邪气从内驱赶于外。

通络：用通草通在皮之络，乌梢蛇通在里之经，当归贯行十二经脉。

细辛入少阴经，祛在表之寒邪，搜在阴经之寒结；白芍敛肝经之急；当归养血活血，通十二经脉。

其他药物均为佐药，辅助主药共同发挥作用。

所以风邪侵入有深浅不同，治疗依归经不同，由浅入深依次选用除风之品。

在表之风用浮萍、防风；在络之风用地肤子、白鲜皮等；在经之风用乌梢蛇；在脏之风用地龙。使风邪无处安身，则疾病痊愈。

（三）典型病例

郑某，女，39岁，2017年7月6日初诊。

患者半年前出现风团样皮疹，融合成片，瘙痒难忍，晨起重，在当地多家医院治疗，使用激素、抗组胺药无效。就诊时使用长效激素，症状加重且全身出现荨麻疹，辞去工作后间断至外院治疗，予激素治疗后可减轻，停药即加重。院外口服地塞米松片（0.5 mg、3日1次长期维持）仍反复。现症见：满月脸，水牛背，全身遍布红色风团样皮疹，瘙痒，头晕，头痛，肢体肿胀感，咽部不适，心烦，纳眠可，大便干，2日1次，月经正常。查甲状腺功能、肝功能基本正常；皮质醇（早8点）：2.32 mg（↓）。

西医诊断：顽固性荨麻疹。

中医诊断：瘾疹（真阳不足，风邪稽留，虚火上浮）。

方药：制附子10 g（先煎30分钟）、生黄芪30 g、浮萍30 g、防风20 g、当归15 g、桂枝10 g、白芍15 g、通草15 g、细辛3 g、生地黄20 g、乌梅15 g、乌梢蛇20 g、地肤子30 g、白鲜皮30 g、徐长卿15 g、刘寄奴12 g、蛇床子30 g、紫荆皮15 g、蝉蜕10 g、赤芍10 g、红花6 g、甘草6 g、火麻仁15 g，3剂，2日1剂，水煎服。

2017年7月11日二诊：服上药风团样皮疹明显消退，瘙痒减轻，肢体肿胀感消失，纳眠可，二便调。拟上方制附子加至15 g、生地黄加至30 g，继服5剂。

2017年7月21日三诊：皮疹未再发，伴有体重下降，守上方继服3剂以善后。

按语：本方可补阳、通络、祛风。方中黄芪、附子、当归，既能温补脾肾之阳，通利全身，使邪气从内驱赶于外，又能补血活血，通行十二经脉；在皮则选浮萍、防风；在肌选地肤子、白鲜皮、徐长卿；乌梢蛇，味甘性平，有搜风通络作用，能祛在络之风；通草味甘、淡，通十二经脉；细辛性温，既祛在表之寒邪，又可搜在阴经之寒结；白芍柔肝缓急。诸药合用，使邪气由里达表，由经达络，由血至气，环环相扣，使邪气无处安身，驱出体外，使疾病向愈。

本例患者虚热之证显而易见，根本病因为真阳不足，邪气久留。且本例患者长期服用激素制剂，皮质醇功能已明显受到抑制，外在表现为虚热，其实为阳气功能低下。肾上腺皮质自身分泌的激素相当于少火，乃生生之气，妄用激素，实为壮火，暗伤元气。治疗需以附子温补命门，细辛除寒结，使阳气蕴蕴以生。

十、顽固性耳鸣

耳鸣是指在无外界声源的情况下，主观上感觉耳内或颅内有响声。据统计，耳鸣、耳聋发病呈逐年上升的趋势，老年人发病率最高可达28%，成年人中约有20%患有耳鸣、耳聋，学龄儿童约有15%患病。西医治疗多采用营养神经、改善循环的方法，但效果并不十分令人满意。耳鸣在中医上早有记载，属中医"聊啾""蝉鸣""脑鸣""蝉鸣"等范畴，《医学入门》指出"耳鸣乃是聋之渐也"，《素问·阴阳应象大论》提出"肾主耳"，因此诸多医家根据这一理论多从肾论治，很多耳鸣患者也盲目服用补肾之品，然而效果也不十分理想。

《内经》对耳鸣的记载中着重强调其与脾胃之间的关系，《素问·玉机真脏论》提出"脾不及则令人九窍不通"，说明脾可以影响九窍的通利，耳属于九窍之一。有研究者通过对200例耳鸣患者的临床观察发现，患有脾胃系器质性病变者占52.5%，也说明脾胃与耳鸣关系密切。九窍及经络皆赖脾胃之气的滋养，临床上重视从脾胃论治耳鸣，重用升提药取得满意的疗效。

1. 从脾胃论治耳鸣的理论依据　李东垣提出"内伤脾胃，百病由生"，指出脾胃正常生理功能失常会导致人体气血津液和五脏六腑功能失常。《内经》中对耳鸣的病因病机几乎都责之于脾胃功能失常。《素问·通评虚实论》云："头痛耳鸣，九窍不利，肠胃之所生也。"该文中"肠胃"即是脾胃。耳鸣患者以脾胃虚弱者居多。饮食劳倦、起居无常、情志失调是脾胃发病的主要病因。脾胃虚弱所致耳鸣表现为鸣声低沉，劳累后或久蹲骤起症状加重，全身症状表现为神疲乏力，食欲不振，脉弱，舌见齿痕等。

（1）脾胃生化不及与耳鸣：脾胃化生气血，输布水谷精微濡养五脏六腑，耳窍的生理功能依赖五脏六腑的精气滋养，五脏六腑之精气依赖经络为通路输送至耳窍。《灵枢·邪气脏腑病形》亦云："十二经脉，三百六十五络，其血气皆上于面而走空窍……其别气走于耳而为听。"说明耳与多条经脉联系，气血上注于经络才能使耳有正常的听觉功能。脾胃虚弱则气血不足，会导致脉道空虚，水谷不能转化为清阳之气上荣于耳，耳鸣则产生。《内经》也对耳与脾胃的关系进行了记载，《灵枢·口问》云："人之耳中鸣者，何气使然？岐伯曰：耳者，宗脉之所聚也，故胃中空则宗脉虚，虚则下溜，脉有所竭者，故耳鸣。"明确说明耳鸣与脾胃的关系密不可分。耳部是宗脉聚集的地方，这里宗脉是指分布在眼、耳等重要器官，由很多经脉汇聚而成的主脉或者大脉，若脾胃虚弱，脾运化失常，胃受纳失司，水谷不入，则气血生化乏源，水谷精气不足则脉道空虚，导致宗脉虚，经络为运行气血的通路，宗脉虚则清阳之气不能上升，精微不能上奉，经气不足不能上达耳部，会产生耳鸣、耳聋。

（2）脾胃升清降浊失常与耳鸣：脾气散精是指将精微、气血、津液输布于全身，其中最重要的就是升清的功能，清即精微物质。《内经》提出"清阳出上窍，浊阴出下窍"。头为诸阳之会，耳为上窍，为清阳之窍，只有清阳之气上达才能保持"空""清"状态，清阳之气之所以能升达至头面诸窍，主要依靠脾的升清作用。《寿世保元》认为耳鸣乃清气不升所致也。脾胃位于中焦，为人体气机升降出入之枢纽。脾主升清，将水谷精微物质输送至耳窍；胃主降浊，浊阴下降不阻塞耳窍，才能保证耳发挥其正常的听觉功能。如若中气不足，脾阳不振，气机升降失常，则清阳不能上升而下陷，耳不得清阳之温煦，浊阴上犯，湿浊内生，脉络不通则蒙蔽耳窍，引起耳鸣、耳聋的症状。正如《四圣心源》云："清阳上达，则七窍空明；浊阴上逆，则五官晦塞。"

（3）脾为湿困与耳鸣：脾主运化水液，为胃行其津液，脾虚运化失常致水液代谢失常，水湿内停致脾为湿困，运化功能更低，痰湿内生，阻滞脉道，脉络不通，津液不能上行，耳不能得到滋养发为耳鸣、耳聋；耳为水窍，湿邪上犯，易为之所困，若脾虚湿盛，水湿不能运化，清阳不升，浊阴不降，湿淫耳窍，或湿聚成痰，阻塞脉络，脉络不通，血行不畅，痰瘀阻塞耳窍，也可引起耳鸣、耳聋、内耳积水、中耳积液等；若湿蕴化热，上扰清窍，经络之气不能上达于耳，则耳聋、耳鸣、耳疮甚至流脓。《临证指南医案》曰："湿乃重浊之邪，热为熏蒸之气，热处湿中，蒸淫之气，上迫清窍，耳为失聪。"

2. 从脾胃论治耳鸣的临床特点　耳鸣的产生与脾胃失调有一定的相关性。脾胃五行中属土，位于中焦，脾气散精，灌溉四旁，四肢百骸皆得水谷精微的滋养才能发挥正常的功能。《素问·阴阳应象大论》云："清阳上天，浊阴归地，是故天地之动静，神明为之纲纪，故能以生长收藏，终而复始。"对人体而言，只有清阳在上，浊阴归下，才能维持脏腑、肢体、九窍的正常生理功能，清阳的升发依赖于脾的升清功能。《脾胃论·脾胃虚实传变论》曰："九窍者，五脏主之。五脏皆得胃气，乃能通利。"故健脾升清为治疗大法。耳鸣者，多虚实夹杂，实者为痰湿、瘀血阻滞脉络，虚为中气不足，气血虚弱，临床治疗特点如下：

（1）补中气升清阳：《内经》云："水谷皆入于胃，五脏六腑皆禀气于胃。"可见中气的重要性，中气足，脾升胃降正常，则脏腑受其气血，各司其职，发挥正常的生理功能。若感受外邪或饮食、起居无常、情志失畅，脾胃虚弱，中气不足，脾不升清，不能散精于上，滋养耳窍；浊阴上犯，阴浊之邪阻塞耳窍，就会引起耳鸣失聪。治疗本病应治病求本，首重脾胃，治宜补中气，升清阳，选用健脾升清之剂。可用益气聪明汤加减，方中黄芪、人参、甘草补脾，升麻、葛根、蔓荆子升清阳以荣窍。治疗时可配伍防风、柴胡、苍耳子等祛风药，既可引清阳之气上行耳窍，还可以除湿浊之邪，通利耳窍。

（2）除湿化瘀以通窍：湿浊之邪导致脉道与耳窍不通，日久可导致瘀血的产生，壅塞经络脉道，痰湿瘀血阻滞清阳、蒙蔽清窍是导致耳窍闭塞的关键。湿邪由脾胃产生者，也会反过来困扰脾胃，因此祛除水湿、痰浊、瘀血之邪可以开通脉络，使清阳之气上达以滋养耳窍。常用茯苓、猪苓、泽泻等利水以畅通经络；白术、苍术、半夏等健脾燥湿化痰以安中；桃仁、红花、当归等活血化瘀通络，配伍通窍之药，使邪气去、通路开、耳窍利。

（3）理气开郁通窍：脾胃升降失司，则气虚不能运化，气滞则血瘀，气血不能上达，耳窍失养。如《丹溪心法》曰："气血冲和，万病不生，一有怫郁，诸病生焉。故人身诸病，多生于郁。"

耳鸣患者多有失眠、烦躁等症状，这些症状会加重患者的情志不畅，情志因素反过来继续影响本病的发生发展。治疗时多用柴胡、石菖蒲、香附、川芎、葛根、升麻、路路通为主理气通窍开郁。其中石菖蒲辛苦而温，利九窍，明耳目，气味芳香，有通窍的作用，为治疗耳鸣、耳聋之要药；葛根、柴胡、升麻等引药上行，助清阳上升；香附、川芎、柴胡疏肝理气。配伍时可根据辨证的不同进行加减。基本配方如下：黄芪、人参、升麻、葛根、蔓荆子、防风、柴胡、苍耳子、猪苓、泽泻、茯苓、桃仁、红花、当归、石菖蒲、香附、川芎、甘草。在该方基础上辨证治疗，随证加减，多能获效。

跋

人类有太多的未解之谜，中医之谜就是其中之一，中医必学的四大经典，每一部都充满了谜团，尤其是《黄帝内经》，至今依然有不易理解之处。我喜爱中医，痴迷于中医，尤其是《黄帝内经》以一种神秘的力量吸引着我，当我走进《黄帝内经》的殿堂时，其深奥又有序的思想深深打动了我，仿佛穿越了时空隧道，引起我无尽的遐想。

纵观现代医学理论，虽然提倡的是客观科学数据，对人体各组织器官的研究已经达到了分子生物学水平，但仍缺乏对人体有机整体性的深刻理解。现代医学实验及检查技术的不断完善，虽说大大提高了疾病的诊断及人类对疾病的抵抗能力，但有时过度的检查及治疗往往对人体整体功能造成损害，破坏了其完整性，常常出现一病未罢，他病又起的现象。而中医的诊疗强调整体观念、阴阳平衡、天人合一，这体现在对疾病的诊断、治疗、预后判断及治未病等方方面面。这些理论值得借鉴。任何科学都不会十分完美，都需要不断地完善，我们需要思考，需要再次定位，把医学的研究推向更宽的道路。

在我的医学生涯中，孙思邈的大医精诚、希波克拉底的医学生誓言一直引领着我。什么是科学？什么是真理？正如马克思所说：真理是普遍的，它不属于我一个人，而为大家所有。

以上是我内心的一些感受，求教于同道们。最后，感谢参与编写本书的硕士生、博士生。

赵坤

2022年3月

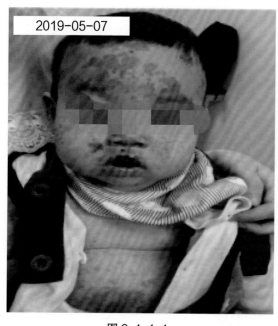

图 2-1-1-1

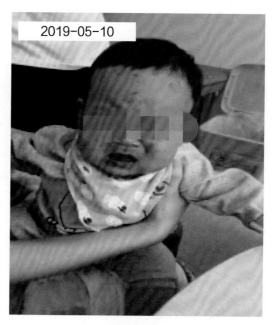

图 2-1-1-2

1

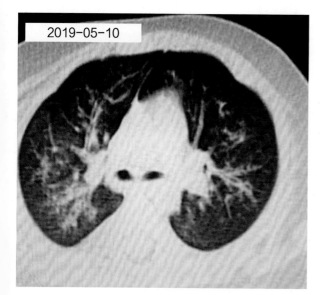

图 2-1-1-3

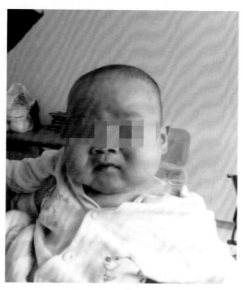

图 2-1-1-4

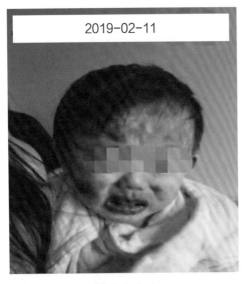

2019-02-11

图 2-1-2-1

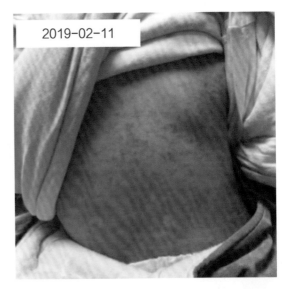

2019-02-11

图 2-1-2-2

2

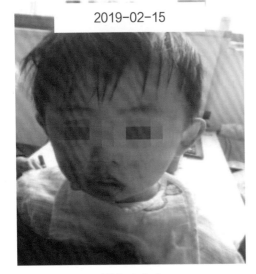

2019-02-15

图 2-1-2-3

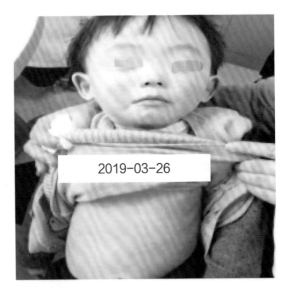

2019-03-26

图 2-1-2-4

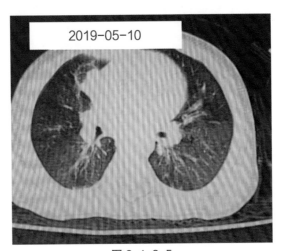

2019-05-10

图 2-1-2-5

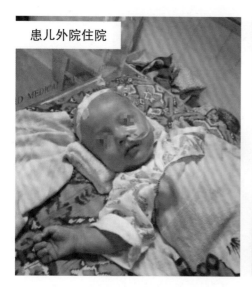

患儿外院住院

图 2-1-3-1

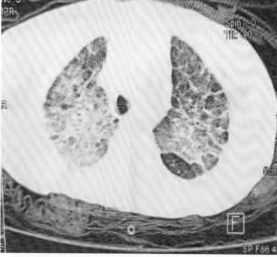

图 2-1-3-2

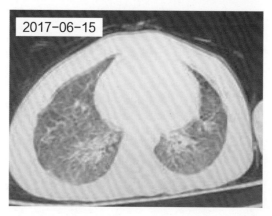

2017-06-15

图 2-1-3-3

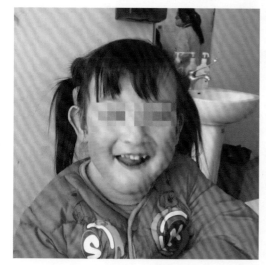

图 2-1-3-4

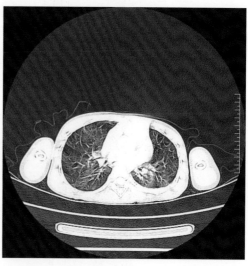

图 2-1-3-5

3

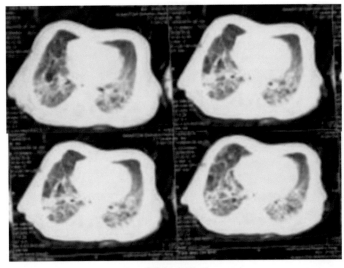

图 2-1-5-1

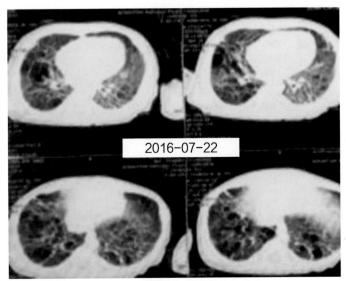

图 2-1-5-2

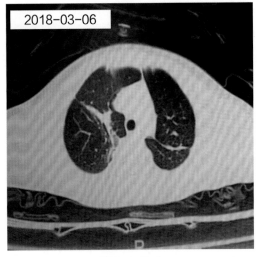

图 2-1-5-3

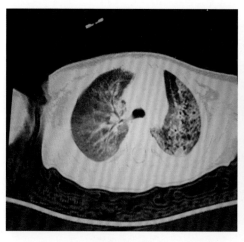
图 2-1-6-1

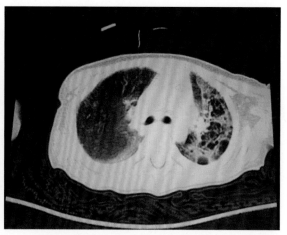
图 2-1-6-2

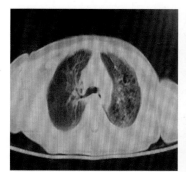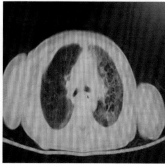

图 2-1-6-3

5

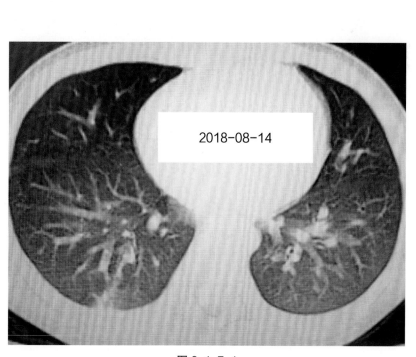

图 2-1-7-1

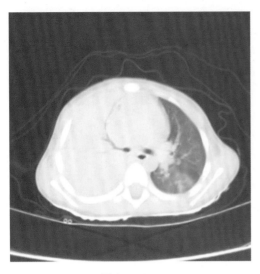

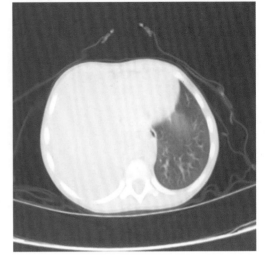

图 2-1-8-1   图 2-1-8-2

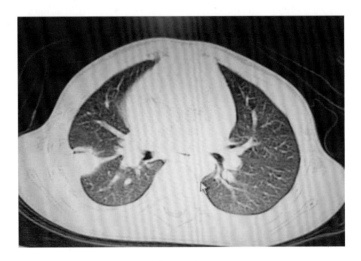

图 2-1-8-3

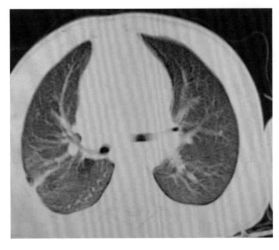

图 2-1-8-4

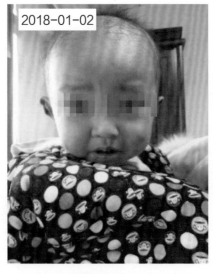

图 2-1-9-1

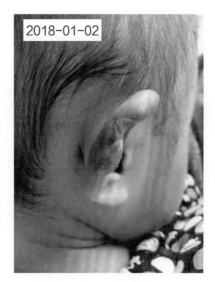

图 2-1-9-2

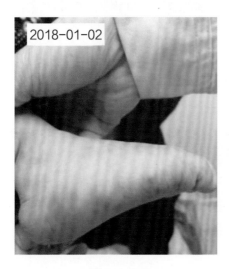

图 2-1-9-3

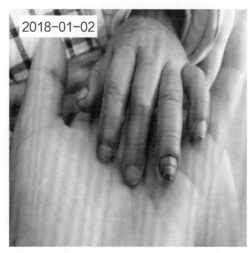

图 2-1-9-4

7

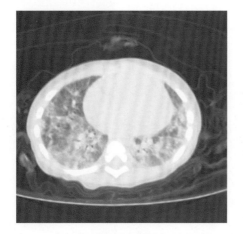

图 2-1-9-5

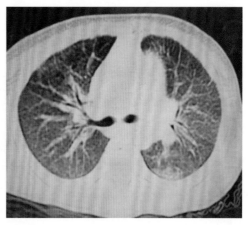

图 2-1-9-6

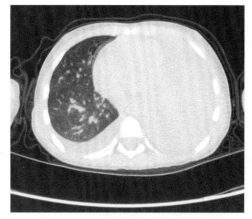

图 2-1-10-1

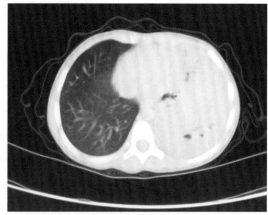

图 2-1-10-2

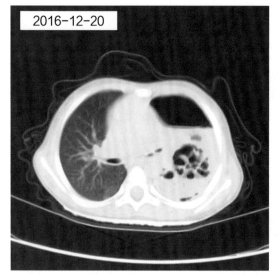

图 2-1-10-3

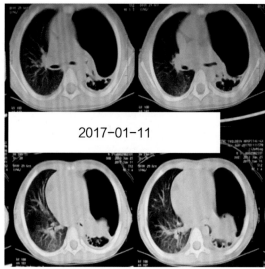

图 2-1-10-4

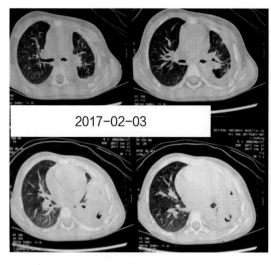

图 2-1-10-5

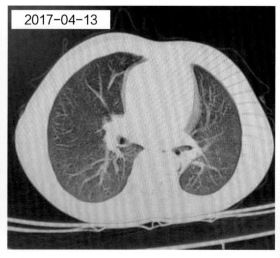

图 2-1-10-6

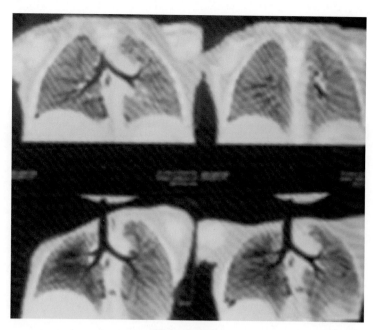

图 2-1-11-1

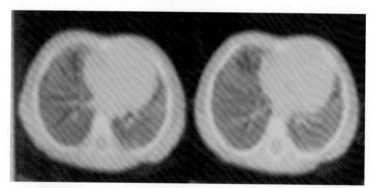

图 2-1-11-2

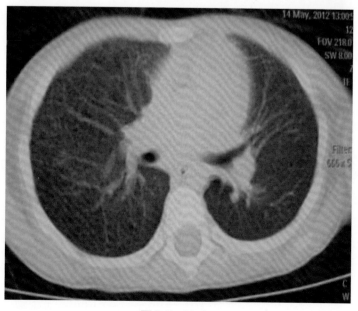

图 2-1-11-3

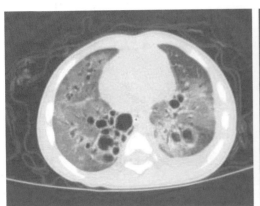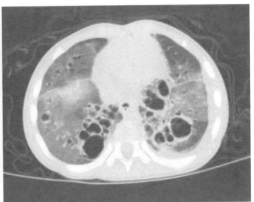

图 2-1-12-1

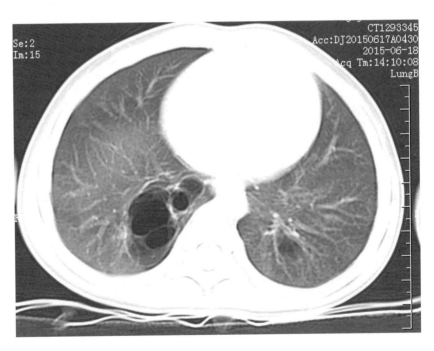

图 2-1-12-2

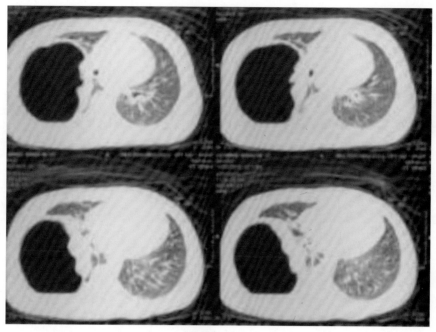

图 2-1-13-1

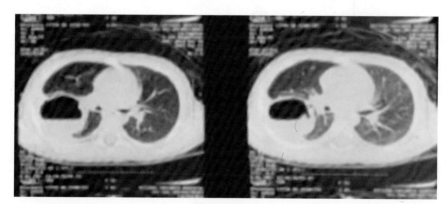

图 2-1-13-2

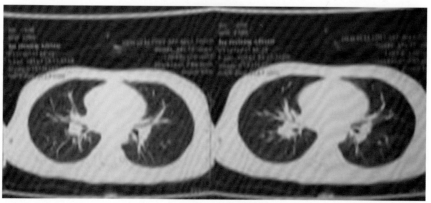

图 2-1-13-3

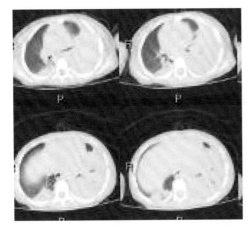

图 2-1-14-1

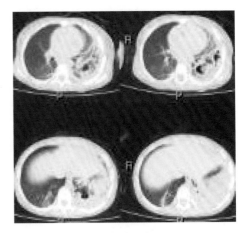

图 2-1-14-2

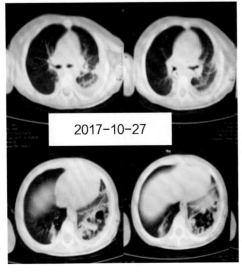

2017-10-27

图 2-1-14-3

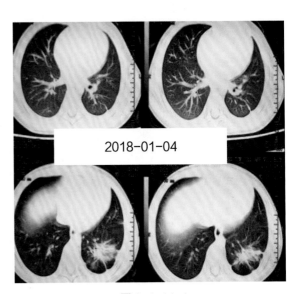

2018-01-04

图 2-1-14-4

12

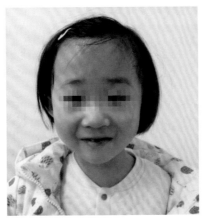

图 2-1-14-5

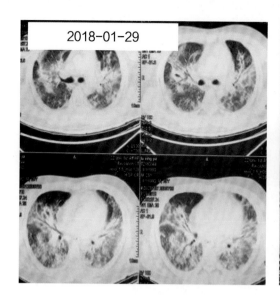

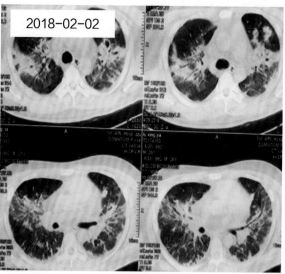

图 2-1-15-1

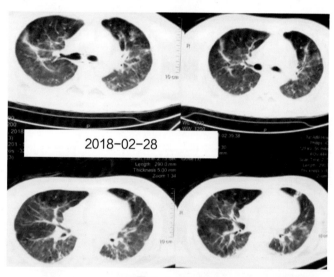

图 2-1-15-2

13

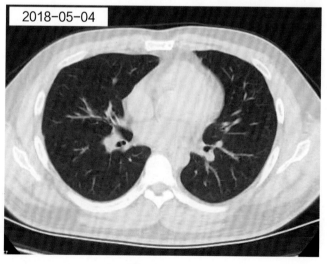

图 2-1-15-3

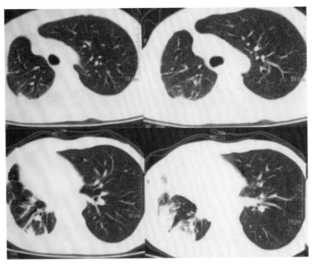

图 2-1-16-1

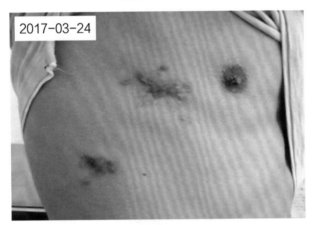

图 2-1-16-2

14

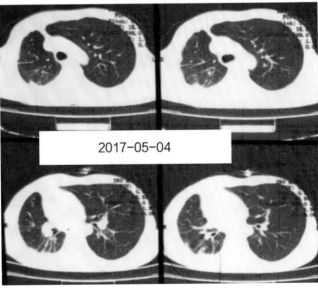

图 2-1-16-3

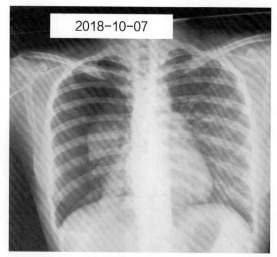

图 2-1-17-1

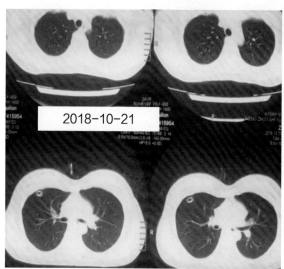

图 2-1-17-2

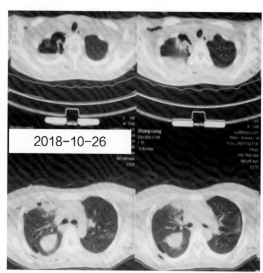

图 2-1-17-3

15

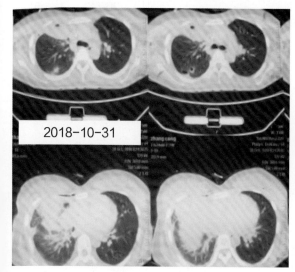

图 2-1-17-4

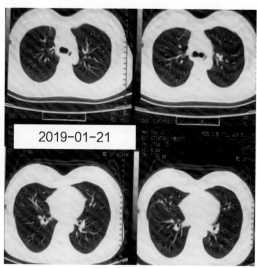

图 2-1-17-5

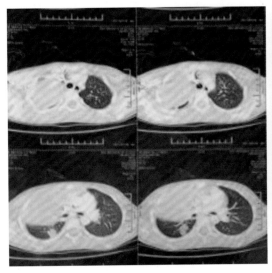

图 2-1-18-1

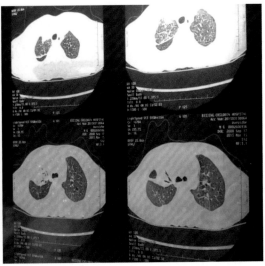

图 2-1-18-2

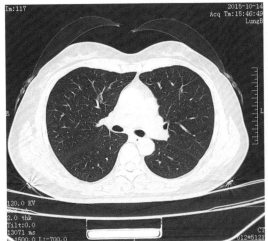

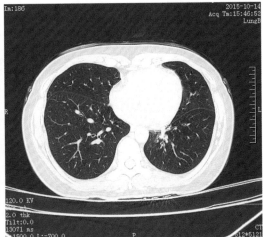

图 2-1-18-3

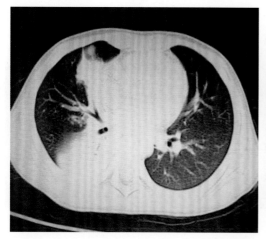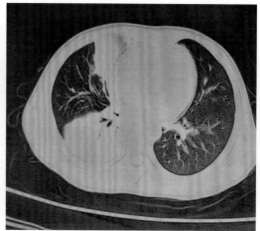

图 2-1-19-1

17

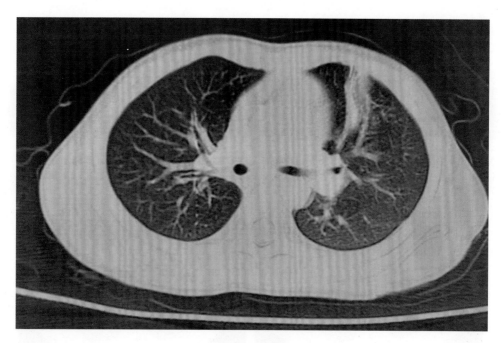

图 2-1-19-2

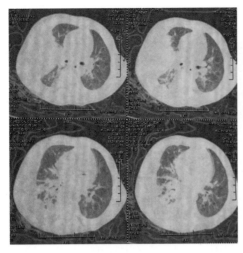

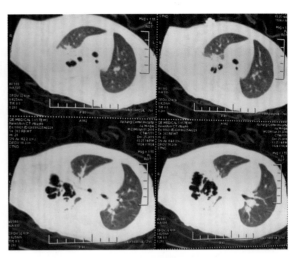

图 2-1-20-1　　　　　　　　　　　　　　图 2-1-20-2

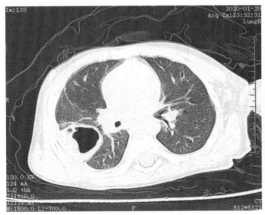

图 2-1-20-3

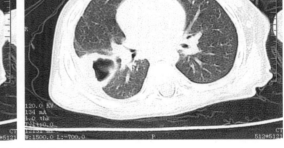

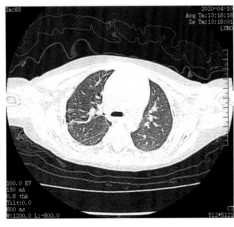

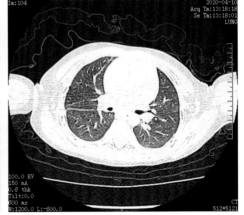

图 2-1-20-4

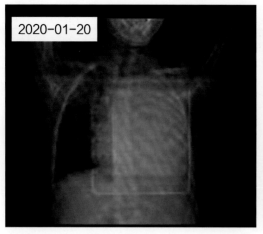

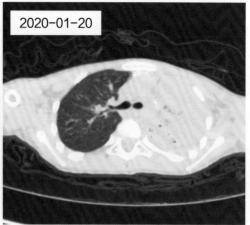

图 2-1-21-1

图 2-1-21-2

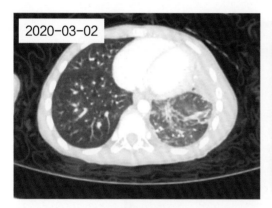

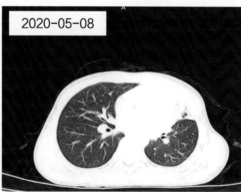

图 2-1-21-3

图 2-1-21-4

19

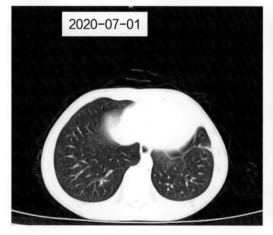

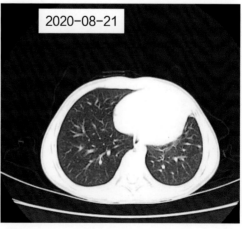

图 2-1-21-5

图 2-1-21-6

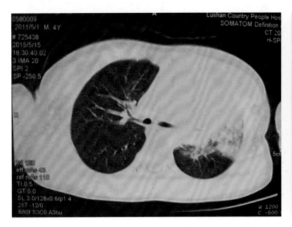
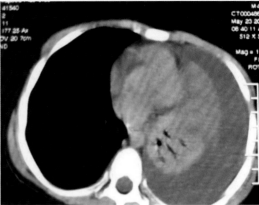

图 2-1-22-1

图 2-1-22-2

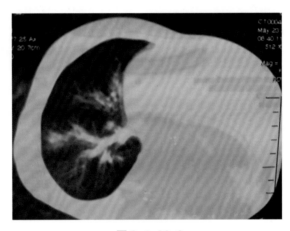

图 2-1-22-3

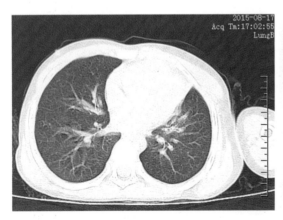
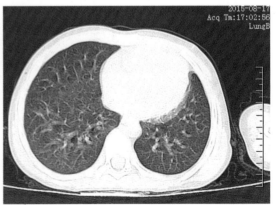

图 2-1-22-4

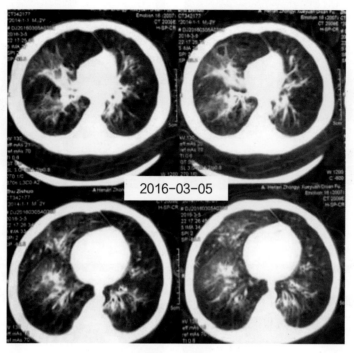

图 2-1-24-1

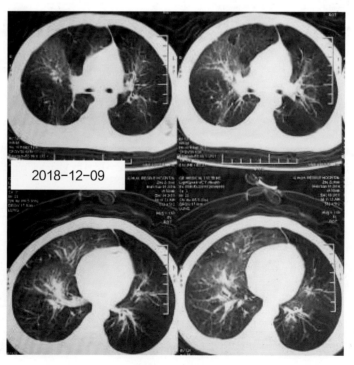

图 2-1-24-2

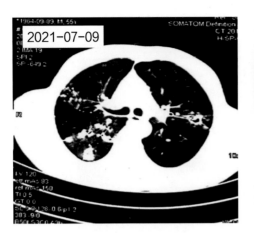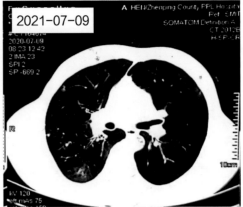

图 2-1-27-1

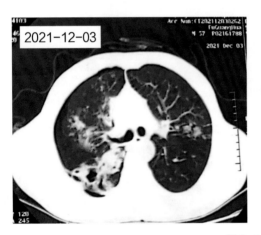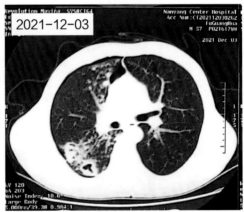

图 2-1-27-2

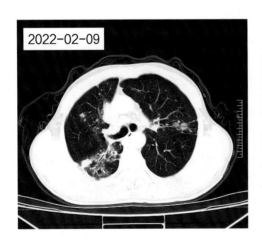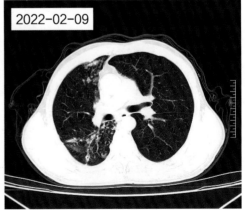

图 2-1-27-3

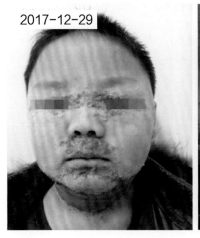

2017-12-29

图 2-2-5-1

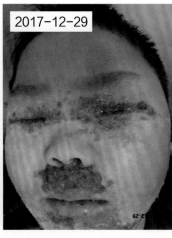

2017-12-29

图 2-2-5-2

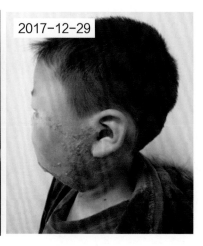

2017-12-29

图 2-2-5-3

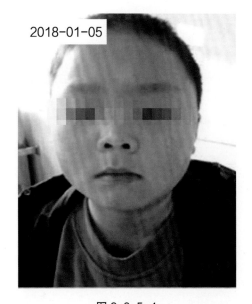

2018-01-05

图 2-2-5-4

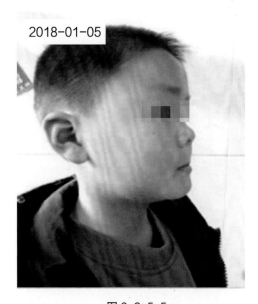

2018-01-05

图 2-2-5-5

23

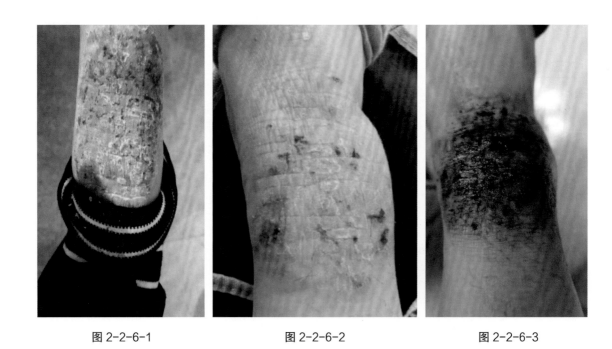

图 2-2-6-1 图 2-2-6-2 图 2-2-6-3

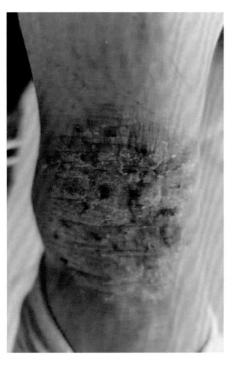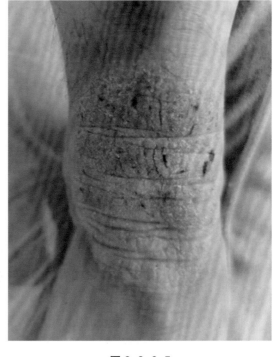

图 2-2-6-4 图 2-2-6-5

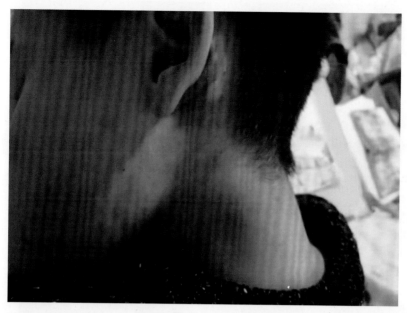

图 2-2-7-1

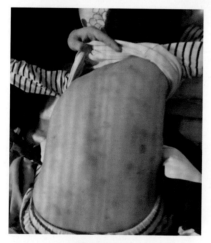

图 2-2-7-2

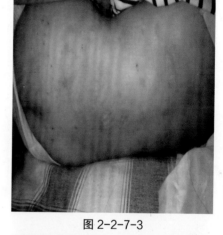

图 2-2-7-3

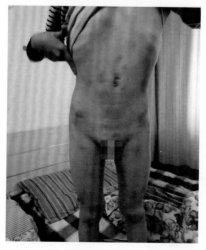

图 2-2-7-4

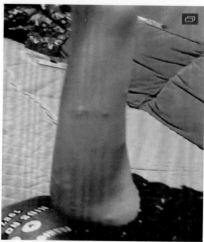

图 2-2-7-5

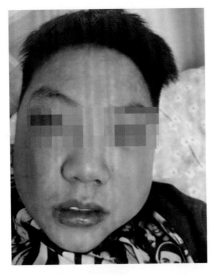

图 2-2-8-1

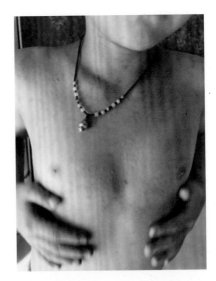

图 2-2-8-2

26

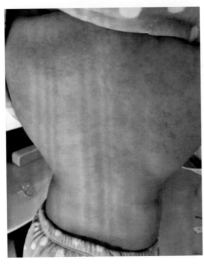

图 2-2-8-3

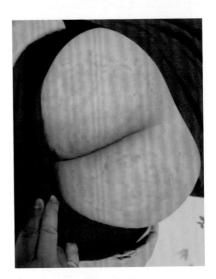

图 2-2-8-4

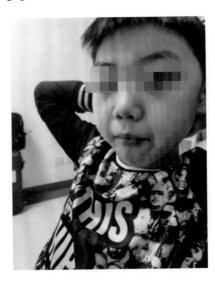

图 2-2-8-5

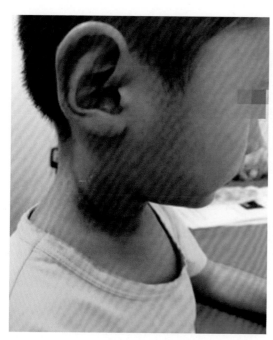

图 2-2-10-1

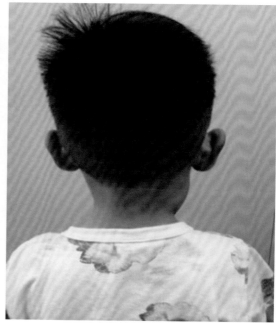

图 2-2-10-2

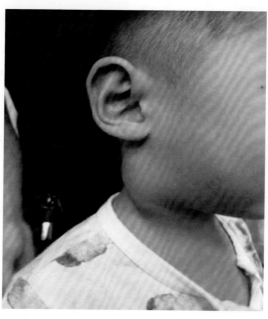

图 2-2-10-3

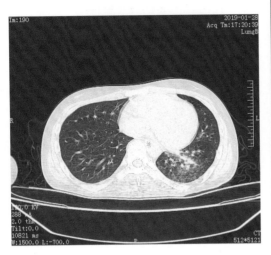

图 2-2-12-1

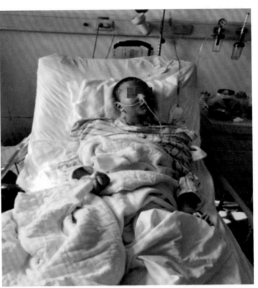

图 2-2-12-2

2019-03-05

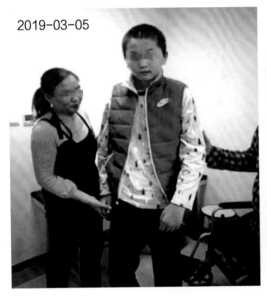

图 2-2-12-3

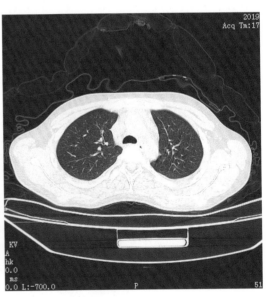

图 2-2-12-4

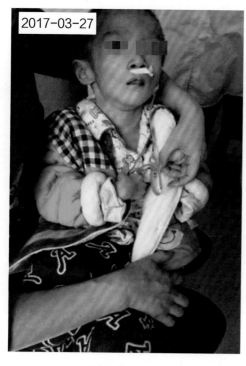
图 2-2-13-1

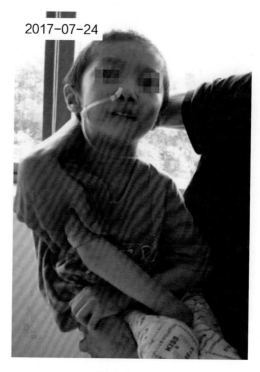
图 2-2-13-2

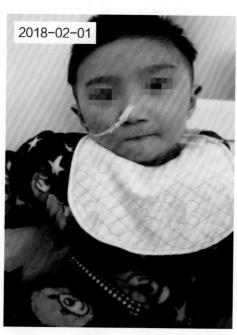
图 2-2-13-3

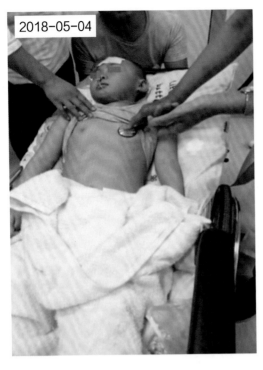

图 2-2-14-1

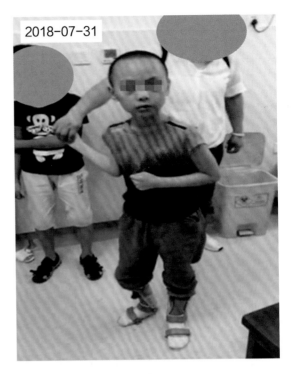

图 2-2-14-2

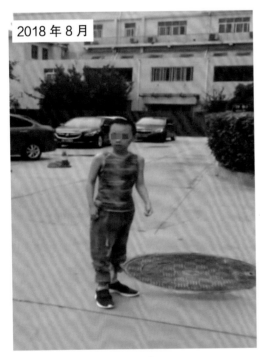

图 2-2-14-3

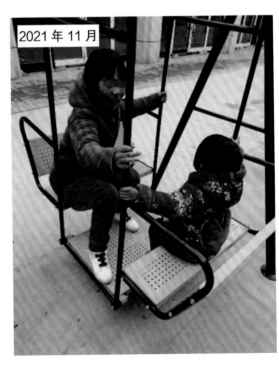

图 2-2-14-4

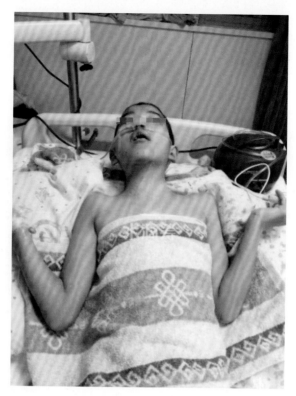

图 2-2-15-1

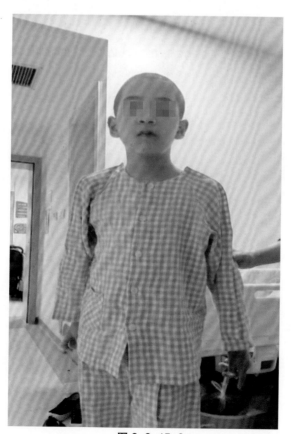

图 2-2-15-2

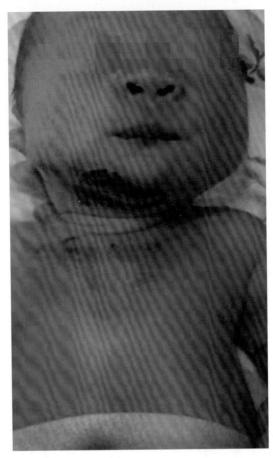

图 2-2-33-1

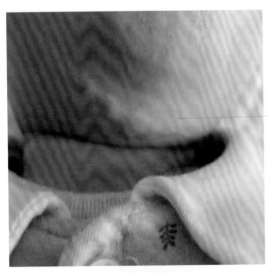

图 2-2-33-2

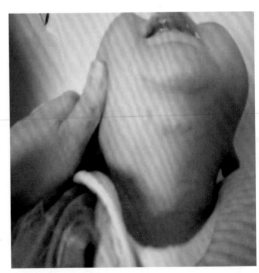

图 2-2-33-3